THINKr
新思

新一代人的思想

DK 医学史

从巫术、针灸到基因编辑

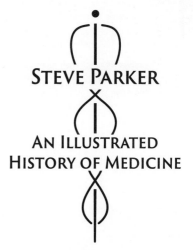

[英]史蒂夫·帕克———著

李虎——译　　林悦桢——审校

STEVE PARKER

AN ILLUSTRATED
HISTORY OF MEDICINE

中信出版集团 | 北京

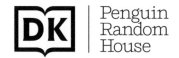

图书在版编目（CIP）数据

DK 医学史：从巫术、针灸到基因编辑 /（英）史蒂
夫·帕克著；李虎译. -- 北京：中信出版社，2019.11（2024.12重印）
　书名原文：Kill or Cure: An Illustrated History
of Medicine
　ISBN 978-7-5217-0063-3

　Ⅰ.①D… Ⅱ.①史…②李… Ⅲ.①医学史—世界—
通俗读物 Ⅳ.① R-091

中国版本图书馆 CIP 数据核字 (2019) 第 025642 号

DK医学史：从巫术、针灸到基因编辑

著　　者：［英］史蒂夫·帕克
译　　者：李虎
审　　校：林悦桢
出版发行：中信出版集团股份有限公司
　　　　　（北京市朝阳区东三环北路27 号嘉铭中心　邮编　100020）
承 印 者：北京顶佳世纪印刷有限公司

开　本：650mm×970mm　1/16　　印　张：24.75　　字　数：287千字
版　次：2019年11月第1版　　　　印　次：2024年12月第 13 次印刷
京权图字：01-2016-1560　　　　　广告经营许可证：京朝工商广字第8087号
书　号：ISBN 978-7-5217-0063-3
定　价：128.00元

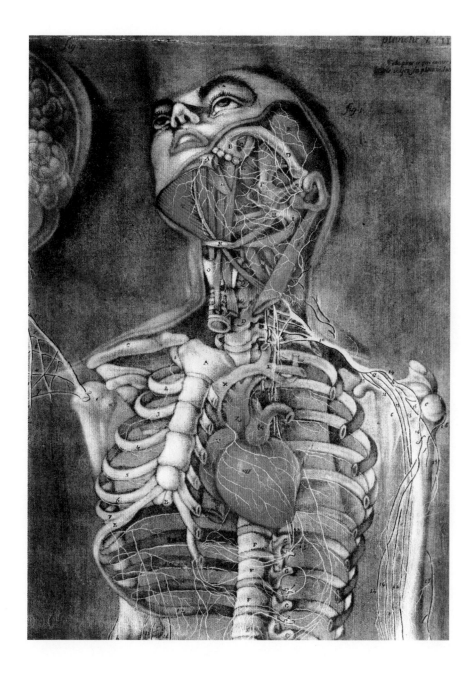

目 录

引 言

医生是什么？在古埃及，治疗是巫师们的特权，而在古希腊，医生们被视为四处游历的怪人，他们更有可能令病情雪上加霜，而非助人康复。到了 16 世纪，富有革新精神的医生们尝试了药物、炼丹术、占星术、草药学、矿物学、心理疗法和信仰疗法的广泛混合；而在现代世界，医学已经发展到能够让医生远隔重洋为病人进行远程手术的地步。

现在，要想检查身体内部情况，可选择一系列复杂的扫描和影像设备；但是在古埃及，这类做法会被认为与治病完全无关：当时，人们认为疾病是神灵所为，检查病患是闻所未闻的。在古希腊行医的希波克拉底（Hippocrates）被众人尊为"西方医学之父"，他因为否认疾病是神明的心血来潮，而被监禁多年。但到他去世的时候，他已经改革了医疗实践，为医生这一角色打下了初步基础。

自然，另外有许多人也做出了贡献——古代有埃及的伊姆霍特普（Imhotep）、印度的遮罗迦（Charaka）、罗马的盖仑（Galen）、中国的张仲景，伊斯兰中世纪的黄金时代有拉齐（al-Rhazi）、伊本·西拿［ibn Sina，又称阿维森纳（Avicenna）］，文艺复兴时代有解剖学家安德烈亚斯·维萨里（Andreas Vesalius）和肇建许多现代医学准则、具有开创性贡献的帕拉塞尔苏斯（Paracelsus）。这些伟人通常都挑战了当时的传统观念，为医学做出了贡献。

当然，当时也存在许多极不准确的医学理论和一些在我们看来十分古怪的偏方——从煮熟的幼犬到焚烧燕子得到的骨灰（用来"治愈"多毛症）。用水蛭放血的疗法一度十分流行，以至于医生们当时实际上作为"蛭者"（leeches）而为人所知。

盖伦的人体解剖学说根深蒂固，以至于千百年来无人质疑其研究结果事实上皆来自解剖狗和猴子的尸体，而非人体本身。无论如何，与这些匪夷所思的"灵丹妙药"同列的，还有为今日检之有效的药物疗法打下基础的草药和矿物药；与许多江湖郎中和骗子为伍的，还有许多不辞劳苦的勤奋开创者。

缜密观察和细微探究工作，在医学发展中发挥了巨大作用。比如，英国医生威廉·哈维（William Harvey）1628 年出版其关于心血循环的巨著之前，花了 20 多年时间，解剖了分属 60 多个物种的，上千只动物的搏动的心脏，进行实验。在可追溯到古代的概念和发现的基础上，哈维将理论结合实践，给循环系统以科学可信的、基于实证的描述。

有了这些知识，医生可以在诊断和治疗疾病的方法上做出巨大改进。当然有时运气也极为重要。举个例子，如果在苏格兰医学研究员亚历山大·弗莱明（Alexander Fleming）离开他乱糟糟的实验室去度假时，天气没有反季节地降温，那他可能就不会发现后来救苦

男性肌肉组织的雕刻作品
安德烈亚斯·维萨里的伟大著作《人体构造论》（De Humani Corporis Fabrica）出版于 1543 年，建立了人体解剖学清晰而准确的新标准。

救难、惠及无数生命的青霉素。不过，是第二次世界大战才唤醒人们去充分认识这第一个抗生素的潜能。

战争和冲突，作为创新和学术的催化剂，推动了医学许多分支的发展。最早的医学文献之一是古埃及的有 3 600 年历史的史密斯纸莎草纸（Smith Papyrus），很可能描述了战场创伤的治疗；在古罗马禁止人体解剖之时，角斗士们的受伤提供了宝贵的医学观察机会。16 世纪，法国外科军医安布鲁瓦兹·帕雷（Ambroise Paré）采用了药膏、绷带等创新性医疗用品，这些又从战场上传播到了普通外科中。另一位法国外科医生，多米尼克·让·拉雷男爵（Baron Dominique Jean Larrey）在 19 世纪率先使用了救护车和治疗类选法（根据紧迫性和救活的可能性等，在战场上决定优先治疗哪些人）。第一次世界大战期间，医生们发现芥子气会影响身体中快速增殖的细胞，医学界据此研发出了抗癌化疗药物。就连最致命的武器原子弹，也令医学受益：其作用间接带来了骨髓移植和医学最新研究领域之一——干细胞疗法——的诞生。

医学科学的发展历程十分惊人。现在，我们理所当然地认为，现代手术室应该具有严格的无菌环境和消毒设备。但是，要记住，晚至 19 世纪，方才出现病菌是传染病的传播者这一概念。同样令我们难以想象的是，数千年前的人们就进行了数量惊人的外科手术，比如从史前时代到 18 世纪一直存在对病人开展的钻颅术。

故意切开皮肤的情况在古希腊十分罕见，但是古罗马的外科医生已经发展出了和现在十分相似的工具、设备、程序。当然，现代外科手术还使用机器人、激光和令人难以置信的技术。就像我们难以想象史前时代的颅脑手术一样，我们同样难以想象现代医学已取得多大的成就。现代医学向霍乱、天花和结核病等古老杀手开战，解码了我们的 DNA，绘制了人类基因组，发掘了纳米技术和组织工程学操作的潜能。医学的未来雄心勃勃，但面临的挑战也不容小觑。

　　最近一百年，营养摄入增加、公共卫生条件改善、安全意识和健康教育的出现，伴随着医学发展，带来了人类生活质量和寿命方面的巨大进步。突出的医学进步包括疫苗接种、抗生素、新的药剂药品、更安全的手术、得到改进的孕期和产后护理，还有对致病因素的认知，如致癌物质、污染物、职业问题，以及导致心脏病、中风和其他主要致死疾病的危险因素。然而，目前医疗是一个巨大的产业，经济差异阻碍了患者平等地享受技术的进步，千百万人很少有机会（甚至没有机会）获得医疗保健。

　　本书安排的章节意在阐明医学的发展经过：从过去天才而专注但往往孤军奋战的个人，演变到现在配备了最先进技术的专家团队。本书更像一册逸事趣闻录，而非一部百科全书，旨在用非技术性的眼光，去解读这个虽然令人偶尔心生惧意，但在本质上始终充满魅力的学科。

信仰与传统

（史前至900年）

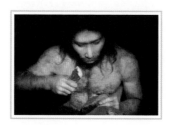

医学和人类一样古老。在 5 万多年前的石器时代，穴居人类最早粉碎、浸泡草药，用它们治疗疾病。传统形式的医学，在各个大洲各自演变传承，包括在非洲的沙漠和丛林、北美的平原、南美洲的热带雨林，以及温暖的太平洋岛屿。遗憾的是，其事不见于史传。

西亚、北非、中国和印度的最早记录，记载了无数的疾病、药草和外科疗法。古埃及人对融入其宗教信仰的药物，有着复杂的、按等级划分的方法。神灵掌管凡人疾病，而巫医能与超自然界沟通，减轻人类的痛苦，其中最早名垂医史的人是伊姆霍特普。

希腊和罗马文明，各有其崇拜的医学巨人——希波克拉底和盖仑。希波克拉底为病人护理、医生态度及理念创立的标准流传至今。盖仑因其著作的广博性和权威性，其理论和实践达到了令欧洲人迷信的地步，实际上却使欧洲医学停滞了 1 400 年。罗马帝国灭亡后，炼丹术、巫术、驱魔和神药等黑暗医术在西欧大行其道。

古代印度和中国也有突出的贡献者，发展出了先进的医疗系统。在希波克拉底前后的数百年中，印度的妙闻（Susruta）和遮罗迦创作了阿育吠陀医学的百科全书式奠基之作。与盖仑同时代的中国医生张仲景，编纂了载有数百种疾病和数千个药方的医书。

史前医学

时间：3 万年前，接近最后一个大冰期的尾声。地点：西欧，伊比利亚半岛，一个山洞旁的空地。当夜幕降临，成群结队的健壮结实的人类，披着粗糙的毛皮制斗篷，聚集在覆盖着蕨类植物、石楠、苔藓的床榻旁。床上躺着族群里最年长的人——一名约 40 岁的男性。他的眼睛闭着，像是睡着了一般，他皮肤苍白，呼吸微弱。围观的人连续发出低沉的声音，用喉音吟唱着，偶尔抬起头对落日比一个手势。在闪烁的火光里，一名较年轻的女性提高她的嗓音，变成一种充满激情的号叫，她跳起来，走上前去，将一种气味苦涩的糊状物灌进床上老人的嘴里。老人慢慢转醒，睁开眼睛，微笑起来。

当然，这个场景是虚构的。但西班牙西北部的艾尔·席卓恩（El Sidron）洞穴中可能曾发生类似的事情。这是一处得到充分研究的考古遗址，在这里发现的数百块骨骼和牙齿化石分别属于 13 个尼安德特人（*Homo neanderthalensis*）——已在 3 万年前至 2.5 万年前灭绝的、我们人属中的一个"姐妹"物种。2012 年，科学家利用被称为热解–气相色谱–质谱法（Py-GC-MS）的一项先进技术，分析了其中 5 个尼安德特人的牙齿。每颗牙齿的硬化牙菌斑层（即"牙结石"）里都有一些牙齿主人所食植物的微型化石和其他残留。科学家在其中发现了木头燃烧的烟尘和熟制淀粉类植物的踪迹，也发现其中一人曾经食用包括蓍草和甘菊在内的苦味植物。这些植物没有真正的营养价值，并且它们的苦涩味道一定令人厌恶。那么人们为什么食用这些植物呢？一种可能性是：当时植物已被用作自然药物。长久以来，蓍草被认为是一种传统的滋补品和止血药，而甘菊则被视为松弛剂和消炎药。

艾尔·席卓恩洞穴中的证据，反映了一些已知最早的人类医学——疾病的预防、诊断、治疗和消除。我们对史前时代的认识，取决于对保存下

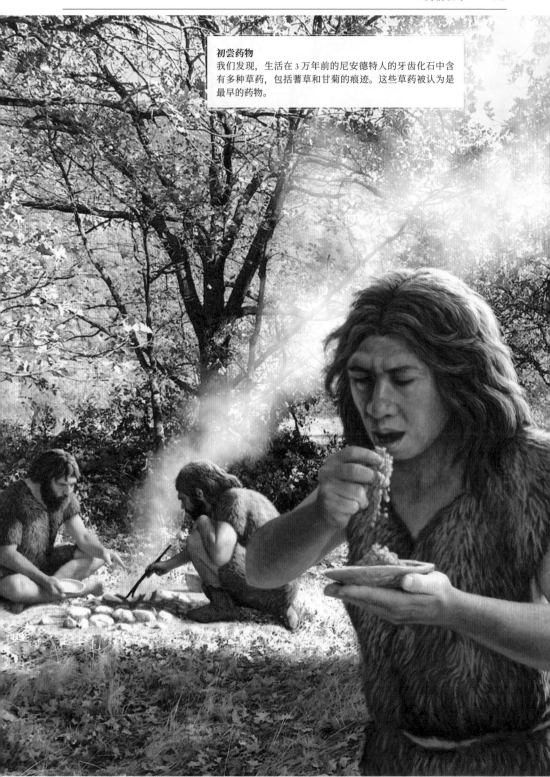

初尝药物

我们发现，生活在 3 万年前的尼安德特人的牙齿化石中含有多种草药，包括蓍草和甘菊的痕迹。这些草药被认为是最早的药物。

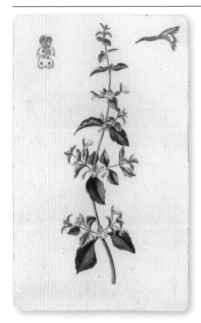

舒缓性草药

拟荆芥（*Nepeta cataria*）俗称猫薄荷，在史前医疗中被用来平胃止吐。

来的人类遗留物（如工具和装饰品之类的人工制品）以及如植物种子和动物化石之类的自然物的研究。洞穴壁画和岩画也有帮助。一些史前绘画表现了具有心脏的人类形象，但似乎没有其他图像证据表明人们对解剖的认识。我们对于史前医学的重要见解，还来自现代人类学搜集的土著文化信息，尤其是来自美洲、非洲、亚洲、大洋洲的土著文化信息。

对这些文化的研究表明：史前人类对于疾病的起因，有一种宗教和精神信仰混合的理解——通常认为疾病生自恶灵附体，或认为其是罪恶行为的报应。为了能够治愈疾病，他们把神秘的、超自然的行为（如献祭给魂灵和神明，恳求其解除诅咒）与实际的治疗方法（如用草药、矿物、血液及磨成粉的动物骨头之类的东西制成泥敷剂、油膏和调制药剂）结合起来。在农业和定居出现之前的狩猎采集时代，有组织的长途贸易非常有限，因此，所有药物都来自当地环境。

人类学家还提出，一个族群中，会有一名成员在医疗事务中占有特殊地位，即所谓治疗者、萨满或巫医（见 88~89 页），其职责包括担任祭司、占卜者、神谕代言人、谋士，甚至统治者。萨满被认为拥有特殊力量，如与神灵沟通的能力，而且精通调配草药，也十分熟稔像按摩之类需要实际动手操作的治疗方法。

通过现代人类学知识和保存下来的证据（如骨骼、人工制品）来推断，人们可以追溯史前时代的一些医疗处理手段：将断裂的骨头推回其自然位置使其康复；把黏土或泥粘到断肢上待其变干变硬（像是打石膏的史前版本），用植物藤蔓和树皮纤维加固的夹板（由木头、骨头、角制成）来固定断肢，在伤口上敷具有治疗功用的草药药膏，并配以兽皮制成的简易绷带；用咀嚼兰花球茎或饮用其提取物的方式缓解胃病和消化问题，咀嚼某些类型的柳树皮（含有乙酰水杨酸，是阿司匹林的最早来源）以止痛、消肿，用金缕梅等多种草木汁液来减轻烧伤和烫伤的痛苦。人们还食用某些类型的黏土或泥土（被称为"土疗"）以中和腐败食品中的有害物质，并补充食物中缺乏的矿物质。

当时已存在牙科医学。在巴基斯坦中西部的梅赫尔格尔（Mehrgarh）史前遗址〔锡比市（Sibi）附近〕发现的数万件物品中，有11颗人类的牙齿（皆为臼齿，大概来自9个人）显然曾被顶部装有尖锐燧石的工具钻过。研究者们重新组装了这一工具，基本上就是一个装在用来使其旋转的弓上的箭状物（见20页），他们还估算出钻洞耗时不超过1分钟。牙齿的状况和这些洞的后续磨损痕迹表明，它们是在牙齿主人活着的时候被钻出来的，但是，怪异的是，它们之中只有四颗显示出蛀牙的症状。

钻头也被用于环锯术（见20~21页）——这是一种激进的手术形式，会破坏头骨，使覆盖大脑的组织膜（脑膜）暴露出来，有时甚至会暴露出脑组织本身。已知最早的环锯术需要

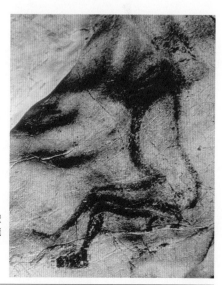

史前的鹿医
这个有着20万年历史的法国阿列日省（Ariège）的山洞壁画上，画着一个被认为具有治疗职能的祭司。他穿着鹿皮，戴着鹿角，可能正在跳驱魔舞。

使用燧石的边缘切割或用凿子来移除骨头，有时是一点儿一点儿地切除，有时是在头骨上凿出一圈细槽以整体摘除骨头。弓锯旋转钻头用到了更多的复杂技术，比梅赫尔格尔的钻头更大。至于环锯术的目的，那些最古老的解释主要源自从病人身上逐出恶灵的观念，病人会将取出的骨头作为护身符保存，以防恶灵回来。

现代的解读是：这些史前患者可能已经因为难以忍受的偏头痛，或癫痫的不自主发作，而丧失了劳动能力。其他疾病可能还包括重度抑郁症和严重双相障碍，或内出血引起颅内压升高，压迫脑组织，导致致命伤害。希波克拉底（见 30~39 页）指出，环锯术作为一种用于头部受伤的极端急救手段也非常有用，通过从头骨下方放血来缓解颅内压增高的情况。

1991 年，在欧洲的阿尔卑斯山接近奥地利和意大利之间边界的地方，发现了一具自然保存的、木乃伊化的冰冻人类男性尸体。他被称为"冰人奥茨"（Ötzi），现在是得到最详尽研究的古人类遗体之一。他去世于 5 300 多年前，死时大约 45 岁。在草编斗篷下，他穿着复杂的皮质衣服和鞋，携带着刀、斧、弓、箭、树皮制成的容器，以及一个可能是简单的史前药箱的物品。奥茨的随身物品中有两块拇指大小的、被称为桦剥管菌（Piptoporus betulinus，又称为桦多孔菌、桦滴孔菌或桦孔菌）的真菌菌块。每块有一个孔，可以用皮条穿过，以便固定到某处，很可能是衣物上。许多传统民间传说中非常注重的这种真菌的药用功能，现在已得到了科学研究的支持。它是一种泻药，吃下可以引起腹泻。它还有抗菌作用，并含有可杀死鞭虫一类肠道寄生虫的物质。对奥茨遗体的细致医学检查表明，他的大肠中有虫卵，这表

史前时代的预期寿命

25~40 岁

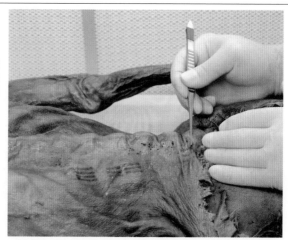

冰期的文身
一名病理学家检查了冰人奥茨的遗体，推测他的文身可能是一种类似于针灸或针压法的史前治疗的一部分。

明奥茨体内有鞭虫。

　　更有趣的也许是奥茨的文身。他的身体上散布超过 50 个文身图案，全部分布在两条平行线上（分别在左手腕、左小腿、右膝、两个脚踝、右脚、腰椎两侧）。这些文身很可能是用木炭涂抹他皮肤的切口而留下的，文身遍布身体，又大多被衣服和鞋子遮盖，所以不可能只是装饰而已。

　　X 射线和 CT 扫描显示，奥茨的背部、膝盖、踝骨遭受着退行性骨关节病的痛苦。有些文身就处于这些可能疼痛的地方。也许它们是某种安慰性、象征性的心理治疗。另一种猜测是，它们是某种针灸或针压法治疗，其走向大致符合中医所说的经络（见 64~73 页）。奥茨在医学方面依然是一个尚待解答的谜团，但他的确证明了史前医学之复杂超出许多现代专家的设想。

环锯术

早在公元前1万年，在从法国、西亚到南美的广大地区，"外科医生"们就已经开展了环锯术——用燧石工具在病人的头骨上切割或钻孔。这种疗法是已知最早的手术，可能是为了减轻颅骨凹陷性骨折导致的压力，或是为了治疗癫痫或精神失常，或是为了从患者脑中驱走恶灵。

史前环锯术

许多原始的环锯术都用到了一把木制的弓钻。为了使钻头旋转，医生把皮带绕在钻轴上，像使用锯子一样横向拉动弓，带动钻头旋转。

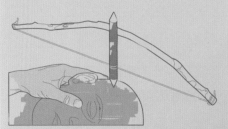

人们在施行过环锯术的史前头骨上发现，钻洞分布在头骨上的不同位置。

头骨的顶骨

青铜时代的头骨

以色列，公元前2200—前2000年

在杰里科（位于西亚的约旦河西岸）出土的这个头骨上有环锯术留下的很多洞。洞是圆形的，这表明医生用的是钻头，而由刀造成的切口，通常是方形或不规则的。

燧石钻头尖

鲨鱼牙钻头尖

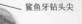

弓

新石器时代弓钻的复制品

英国，1930—1970年

英国学者帕瑞博士（Dr. T. W. Parry）用这个弓钻和其他工具来做实验，以研究古代环锯术的技术。

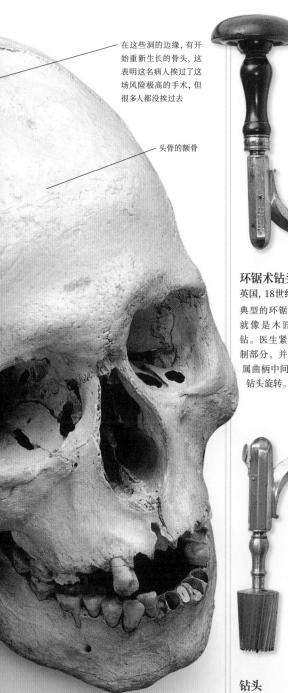

在这些洞的边缘，有开始重新生长的骨头，这表明这名病人挨过了这场风险极高的手术，但很多人都没挨过去

头骨的额骨

近代工具

在18世纪环锯术仍十分普遍，外科医生们用锋利的、金属制的环锯术工具来治疗头部伤口和癫痫症一类的病症。然而，这种手术的死亡率很高，尤其是当医生刺穿头骨下脑组织时的死亡率更高，导致这种做法在19世纪有所减少。

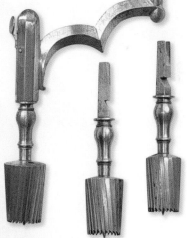

环锯术钻头
英国，18世纪

典型的环锯术钻头，形状就像是木匠的手摇曲柄钻。医生紧握住上端的木制部分，并通过转动在金属曲柄中间的球形柄来使钻头旋转。

钻头
英国，18世纪

不同型号的金属钻头。钻头中心有一个尖，使外科医生能将其精确置于适当位置，四周是为切入骨头而设计的锯齿。

埃及的祭司医生

当史前时代退入历史的尘埃，医学成长壮大，变成了一门更复杂的技艺。西亚"新月沃土"的早期文明体现出了这种发展。"新月沃土"位于底格里斯河和幼发拉底河之间的美索不达米亚平原，现在主要是伊拉克以及土耳其、叙利亚和伊朗的毗邻地区。从约5 300年前开始，苏美尔和之后阿卡德文化、亚述文化和巴比伦文化的楔形文字，使人得以一窥其医生和医术。当时一些被称为"阿施普"（ashipu）的行医者断言疾病由恶灵引起，可以通过魔法治愈。他们会占卜这种疾病具体由哪一个恶灵负责，然后借助咏唱、咒语和诅咒等手段来驱走它。另一类行医者"阿苏"（asu）更多地参与实际治疗，如准备草药制剂、洗浴、按摩以及将镇痛软膏敷在身体感染的部分。阿施普和阿苏经常一起工作，互相帮助，但他们保持着他们的行业差异，并小心保护着自己最珍贵的秘密。

汉穆拉比（Hammurabi，原意为同族的治疗者）是约3 800年前至3 760年前巴比伦的统治者。他著名的法典用楔形文字刻在了闪长岩柱上，上面包括了关于医疗处理的几项条文。这些条文让医生能得到成功的奖励，也要为失败负责。奖惩措施部分取决于病人的地位。"用一把青铜柳叶刀"拯救一名贵族的生命，价值十锡克尔（超过技工一年的工资），而拯救一名

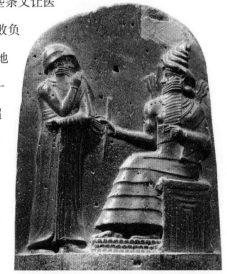

同族的治疗者
古巴比伦国王汉穆拉比（左）接受来自太阳神沙玛什（Shamash）的王室标志。

奴隶只价值两锡克尔。

然而，如果一名富有的病人死于外科医生刀下，那医生可能会失去一只手，而治死一名奴隶，则仅需再赔偿一名奴隶。遗憾的是，法典几乎没有记载当时的手术类型，也没有提及医疗使用的草药或矿物药剂，也许是因为用这种方式处理的疾病被认为出自恶灵或罪愆，所以不是医生的责任。

古拉（Gula）或称尼恩卡拉卡（Ninkarrak），是巴比伦的医疗女神和医生守护神。其形象通常是一名带着狗的女子，或一名狗头女子，甚至是一名狼一般的人物。患者用狗雕像，甚至活狗祭品供奉她，希望祛除疾病，恢复健康。在约 3 600 年前古巴比伦文明的喀西特王朝（Kassites）开始盛行对她的崇拜，其主要寺庙分别在伊辛和尼普尔［现伊拉克境内的伊尚阿巴利亚（Ishan al-Bahriyat）和努法尔伊恩阿法克（Nuffar in-Afak）］。当时药草和其他植物药方数不胜数。愈合药膏的配方包括葡萄酒、李子、松树汁液渣，这些都具有抗菌功能。不过添加蜥蜴粪便，则很难说有道理。

古埃及的神灵信仰，深深地融入了商人和专业工匠的日常生活和工作，所以很难用我们的现代眼光区分埃及医生工作中真正医疗的部分和其宗教、精神活动部分。当我们讨论的医生是伊姆霍特普（也被称为 Imuthes）时，就更难做出这种区分。

埃及古王国早期的人物伊姆霍特普（意为"和平之人"），于约 4 600 年前生活在赫利奥波利斯（Heliopolis），他很快就声名远播，在有生之年即获得了半神的地位。这类荣誉本来是皇家专有的，他在埃及社会的普通人（平

> ## "吃吃喝喝，保持快乐，
> ## 明日死之将至矣。"
>
> **伊姆霍特普**

民）中堪称独一无二。在新王国末期，即 3 000 年前，他已完全被奉为神明，并被认为是宇宙创造者、手工艺人的恩人卜塔（Ptah）之子。

卜塔的伴侣是主管战争和治疗的狮首女神塞赫迈特（Sekhmet，或Sachmes），也是伊姆霍特普的母亲。一些史料把伊姆霍特普描述成一位实际动手操作的医者，善于配置舒缓性药剂，用来治疗如关节炎、痛风等疾病。其他史料则认为，他更多的是作为一个医生团队的管理者，狡猾地窃取了他们成功的荣誉，而没有承担他们失败的惩罚。在古希腊，伊姆霍特普也享有医生的偶像的地位，在那里，他是希腊医神阿斯克勒庇俄斯（Asclepios）的孪生兄弟，有时甚至与其合二为一（见 32 页）。

与伊姆霍特普同时代的另一位伟大医生赫西郎（Hesy-Ra）担任法老左塞（Djoser）的首席牙医、医生职位。他因拔牙和其他口腔科技术而受敬重，此外他注意到一些患者多尿、尿频，似乎已经认识到了我们现在所说的糖尿病。

现代人对古埃及的了解，大部分都来自纸莎草纸文献——记录在尼罗河的一种莎草科植物（"纸莎草"）上的文献。只有少数纸莎草纸文献提及了医疗问题。其中之一是史密斯纸莎草纸，1862 年由美国的埃及古物学家和收藏家埃德温·史密斯（Edwin Smith）在卢克索购得，因此得名。

史密斯纸莎草纸不完整，在中间部分戛然而止。纸上的记载可以追溯到约 3 600 年前，但其象形文字风格和措辞表明，它是从一份更古老的文件——可能是伊姆霍特普亲自口述或书写的文稿——抄写而来的。

神圣的伊姆霍特普
古埃及医生伊姆霍特普在死后被神化，成为医神和造物神卜塔之子。

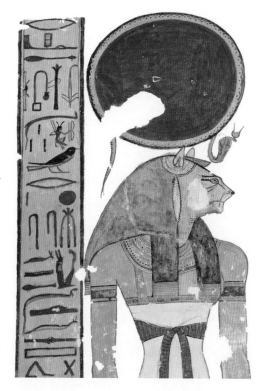

医疗女神
狮首、眼镜蛇冠的塞赫迈特是一位女战神，也是一位女医神。她被认为是伊姆霍特普的母亲。

史密斯纸莎草纸主要涉及了伤口、损伤、一般外伤的处理方式和手术。相比于当时的其他纸莎草文献，它几乎不含超自然或魔法方面的内容，只有一篇向神灵恳求帮助和祝福的祷文。相反，它的内容从头到尾安排合理，组织严密，并且在对肌肉、骨骼、关节和血液供应疾病的治疗上，都展示出了科学性。

　　史密斯纸莎草纸讨论了 48 个案例，每一个都用人们熟悉的、现代的风格展示出来，描述了从检查、诊断到分析、治疗的一整套过程。在今天看来，医生理所当然应该"先检查病人，再做出诊断"，但古埃及人认为：神灵统驭世界，其运动方式神秘莫测，用检查身体的方式做出诊断，是不可思议的。

　　史密斯纸莎草纸病例中有已知最早对颅缝（头骨之间的连接处）、脑膜（包裹大脑的膜）和脑脊液（围绕着大脑，缓和对大脑的冲击的液体）的记载。史密斯纸莎草纸的作者将特定部位的损伤（包括大脑和颈椎）与身体各部分的知觉丧失、麻痹、失禁和四肢瘫痪联系在一起。史密斯纸莎草纸上的治疗案例还包括首次提到用缝线来闭合伤口、用生肉止血、用蜂蜜来预防或治疗感染。例如，案例三陈述道："一个人有一个很大的头部伤口……伤口深入至骨头……于其头骨穿孔……你缝合伤口后，第一天应该在他的伤口上放一块新鲜的肉。不应该将其绑住……随后你应该每一天都用油脂、蜂蜜、纱布处理它，直到他康复……"鉴于其对外伤的着重强调，史密斯纸莎草纸可以被看作是一种手册，用于治疗在战斗中受伤的士兵，或者治疗在建设重要工程（如金字塔）时残废的工人，而且作者们知道其医术的局限性。

史密斯纸莎草纸的 48 个案例中，14 个被归类为"结果不佳，未被治好的疾病……医生无法治愈，仅因为科学兴趣而进行探讨的案例"。

当时另一个有价值的文献是埃贝斯纸莎草纸，它像史密斯纸莎草纸一样，记录材料可以追溯到约 3 500 年前，但可能是由更古老的文献复制而来，很可能起源于伊姆霍特普的时代。1872 年，专门写古埃及、古希腊和古罗马背景历史小说的德国作家和埃及学家乔治·埃贝斯（Georg Ebers）购得了埃贝斯纸莎草纸。埃贝斯纸莎草纸大约有 110 页，超过 66.5 英尺（20 米）长，12 英寸（30 厘米）高，目前收藏于德国莱比锡大学，埃贝斯曾任该校埃及学研究教授。与史密斯纸莎草纸相比，埃贝斯纸莎草纸详细记载了数百条用来从患者身上驱除邪恶力量和疾病的符咒、祷文、咒语，以及许多草药、矿物药药方。此外，埃贝斯纸莎草纸内容组织系统性较差。它以抵御恶灵的魔咒开始，然后描述了许多病症，比如肠道寄生虫侵扰、肠道疾病、皮肤问题、溃疡、肛门问题、心脏疾病、头部功能紊乱、排尿困难、外伤、妇科问题。

卡洪（Kahun）城妇科纸莎草纸是更古老的文献，可以追溯到约 3 800 年前，是已知最早的医学文献之一，现由伦敦大学学院保管。它主要涉及女性的生殖系统，并详述了助产、受孕、妊娠测试、避孕的方法。对于痛经，其疗法为："治疗恋床的女人，若她卧床不起……腹部绞痛或子宫痉挛

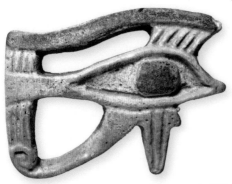

神圣的保护
这个像胸针的彩陶（上过釉的陶器）护身符是古埃及人为抵御恶灵、预防疾病而戴的。

久治不愈……让她喝两赫努（henu，2 赫努≈1 升）的卡里（Khaui），然后马上将它呕吐出来。"文献中还有用蜂蜜、酸奶和鳄鱼粪组成的避孕药方，用药方式是将其插入阴道内。

赫斯特纸莎草纸、布鲁格施纸莎草纸和伦敦医学纸莎草纸略晚于史密斯纸莎草纸和埃贝斯纸莎草纸。连同陵墓雕刻和包括木乃伊制作设备在内的古代器物，所有这些证据精彩地描绘了历史上的第一个医学综合体系。木乃伊的制作（见 29 页）提供给埃及医生零碎的人体内脏知识，以及使用如锯、钩、钻头、镊子等工具的实践经验。然而，除了外伤之外，通过手术进行的治疗非常罕见。

古埃及人非常注重饮食和个人卫生。他们也发明了假眼、假牙和类似的假体。然而治疗中宗教和魔法的一面仍占据核心地位——古埃及人的颈部、上臂、手腕、小腿、脚踝都佩戴着护身符，以击退可能带来疾病和痛苦的恶魔或前来复仇的幽灵。古埃及人一旦认为有恶灵侵体，会首先求助于咒语和祈祷，而非理性的检查和治疗。

古埃及的手术

古埃及的巫医非常受人尊敬。他们主要在治疗外伤时进行手术，其操作包括缝合伤口、以简单的手术修复断骨、截肢、使用有杀菌功能的柳叶绷带等。他们还会切除肿瘤并通过烧灼来消毒，甚至可能已经进行过如气管切开术（开放气道）般复杂精微的操作，他们也使用了种类广泛的工具，包括由燧石或玻璃质的黑曜石（可以用磨刀石磨出锋利的边缘）制成的解剖刀和小刀。

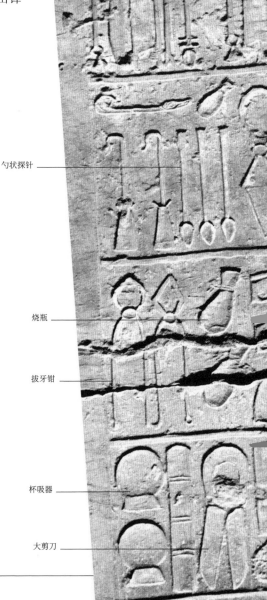

锯片

勺状探针

烧瓶

拔牙钳

杯吸器

大剪刀

古代的假体

考古学家在古埃及发现了人造脚趾——一枚由木头和皮革制成，另一枚由石膏、胶水和亚麻制成。这是已知最古老的假体装置。它们对于那些曾因伤或因糖尿病等疾病造成腐坏而失去脚趾的人而言，是非常珍贵的，它们帮助他们保持平衡，使他们在穿传统埃及凉鞋走路时更容易一些。

公元前 15 世纪，由木头和皮革制成的假大脚趾

展示手术工具的浮雕

埃及, 公元2世纪

这个来自考姆翁布（Kom Ombo）鳄鱼神索贝克（Sobek）神庙的罗马时期浮雕, 展示了一系列手术工具, 还有诊断时和配制药品时使用的物品。

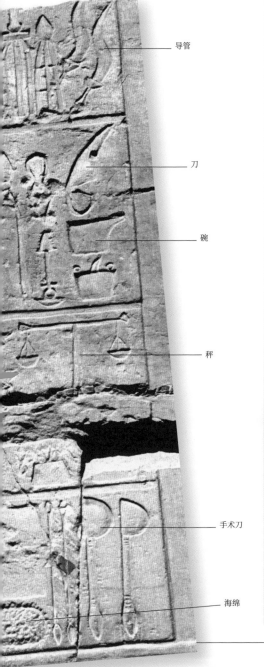

导管

刀

碗

秤

手术刀

海绵

制作木乃伊

埃及要人死亡之后, 尸体会制成木乃伊以保存。在制作木乃伊的过程中, 会去除体内器官并用防腐剂处理尸体——不像一些后来的文化, 埃及人在尸体处理上没有禁忌。然而, 尸体防腐人员只在尸体上切出小切口, 所以他们的工作并没有给予他们解剖学的详细知识。

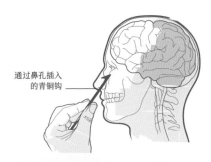

通过鼻孔插入的青铜钩

摘除大脑和内脏器官

大脑被长钩通过鼻子拽出来, 而肠、肝、胃、肺会在它们腐烂之前, 从身体左侧的切口处摘除。心脏——情感和智慧的中心——将会被留在身体里以待来生, 而其他器官都会经过脱水处理。

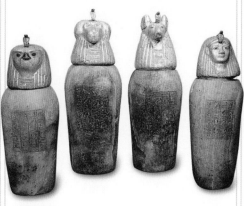

器官容器

尸体防腐人员要么会将死者的脱水器官放回到其身体里, 要么会将它们安置在名为"卡诺皮克罐"（canopic）的容器里。这些罐子的样子像是顶着守护神神首的微型棺材, 它们被放在坟墓里的木乃伊旁边。

希波克拉底和希腊医学

约 2 700 年前，希腊人开始举办古代奥运会，希腊文明及其影响迅速扩散，遍及欧洲大部。希腊自此进入古典时代，在之后的约 200 年里，产生了政治、艺术、哲学和文学上的辉煌成就。在这个古代世界的中心，诞生了科斯岛的希波克拉底（公元前 460—前 370 年）——也许是医学史上最重要的人物。

希腊医学借鉴了许多之前埃及的信仰和做法（见 22~29 页），但它转变了先前对疾病的看法，不再认为疾病是某种来自神明的惩罚。希腊医生开始认为疾病是人体的一种自然现象，是人体内四种被称作"体液"（见 106~107 页）的物质失衡所导致的——该学说在医学上的核心地位保持了 2 000 年。四体液说，可能是从埃及或美索不达米亚平原传入希腊的，也有可能源自早于希波克拉底几十年的哲学家恩培多克勒（Empedocles）完善成形的四元素理论（土、气、火、水）。不论其来源是什么，四体液说认为，人体包含血液、黄胆汁、黑胆汁、黏液这四种体液，或者说是由这四种体液组成的。在健康的身体中，这些体液是稳定、均衡的，但如果碰巧有什么扰乱了它们的平衡，疾病就会接踵而至。特定体液的失衡导致了特定疾病。这是因为每种体液都有其特性，其特性不仅与经典的四种元素相关，而且与身体某一特定部分，甚至一年中的某个季节有关。该学说将血液与气、肝脏、春季、温暖、潮湿关联起来；将黄胆汁与火、脾、夏季、温暖、干燥关联起来；将黑胆汁与土、胆、秋季、寒冷、干燥关联起来；将黏液与水、肺、脑、冬季、寒冷、潮湿关联起来。举例来说，如果体液中的血液变得"过多"，那么疾病很可能有湿、热的特点，有如发红、肿胀、脉搏加速、呼吸急促、排汗、睡眠不适，甚至谵妄等症状——这些是因感染而发热的典型表现。

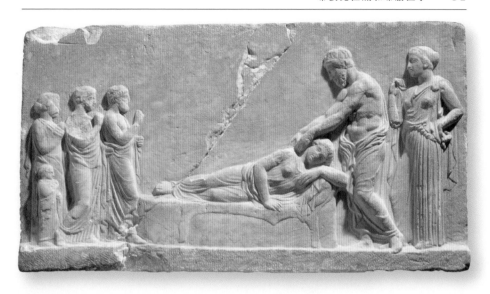

西方医学之父
希波克拉底把医学建立成一门不同于巫术和宗教的学科，这幅图描绘了他医治一位女患者的场景。

　　所以治疗就要放血来减少血量，并治疗其对应的多血质体质。事实上，大量的疾病被认为本质上是由多血质引起的，这就是放血疗法（见132~133 页）在欧洲变得如此普遍的原因。其他平衡体液的方法包括：内服与特定体液相关的草药、食品以增加或减少体液的量和影响，以及使用催吐剂和泻药。

　　《希波克拉底选集》（*Hippocratic Corpus*）包括约 60 份文档，其中有散乱的笔记、随笔和论据充分的长论文、多组病历，在其中希波克拉底记录了大量有关体液的内容。现代观点认为，这些作品并非全由希波克拉底本人所作，而是由其学生、弟子及其四五百年间的追随者逐渐添加而成的，它们不仅风格不同，在观点上也有差异。这的确解释了该著作内容的广泛性，它涵盖了从深入知识本质的哲学探索、医学在各科学学科中的地位，到发烧和流感的诊断、断骨和关节错位的相关问题，以及女性不孕、静脉、牙齿、卫生保健、梦境、痔疮以及癫痫等多方面的内容。其中癫痫被许多希腊人称作"神圣病"，认为其是恶灵附体的产物。

希波克拉底的观点否定了这种想法，他把癫痫看作完全基于身体的问题："人们只是因为无知和惊异，才认为它是一种与神灵有关的病。"

我们对希波克拉底的生活细节了解不多，但知道他和苏格拉底（Socrates）同时代，被各种古希腊名人提及，其中包括比他年轻约 35 岁的柏拉图（Plato），以及他去世时还是少年的亚里士多德（Aristotle）。他的父亲很可能是一名医生，年轻的希波克拉底可能是在他出生的科斯岛上的医神庙接受的教育。医神庙是一座供奉阿斯克勒庇俄斯（古希腊主管治疗和医学的神）的寺庙，也是病人接受治疗的地方。阿斯克勒庇俄斯可能源自埃及众医疗之神中的一位，也许就是从医生化身为神的伊姆霍特普。阿斯克勒庇俄斯的标志被称作阿斯克勒庇俄斯之杖，这是一根盘绕着蛇的权杖——也许是因为在治疗中会小剂量使用可能致命的蛇毒，或是因为爬行动物周期性蜕皮代表了摆脱旧问题和疾病，进入生命的一个新阶段。无论其起源是什么，从古到今，权杖和蛇一直被当作医学和医术的象征。而阿斯克勒庇俄斯的女儿中，有两人的名字也通过医学术语流传下来：与单词"卫生"（hygiene）有关的许葵厄亚（Hygieia），以及被用来命名万灵药的女神帕那刻亚（Panacea）。

纵观其一生，希波克拉底似乎游历了爱琴海海岸和内陆地区，如今这些地区在希腊、保加利亚和土耳其境内。他行医、著书、演讲、辅导学生并倡导他的医学思想和实践。据说他还精通音乐、诗歌、数学甚至体育运动。在某个时期，他因为反对"神灵和精灵是造成疾

医神
阿斯克勒庇俄斯是主管医药、医疗和再生的希腊神，
一旁是盘绕着蛇的权杖。

病的原因", 似乎被监禁了长达 20 年。

宣判他的人是一些达官显贵, 他们认为自己的作用是在人类与诸神之间进行调解, 或发现自己的权力正在被希波克拉底的新学说所侵蚀。可悲的是, 希波克拉底在那之后的行踪和死亡地点目前还不清楚——也许是希腊西北部的拉里萨 (Larissa)。

希波克拉底的医学成就的许多方面至今仍伴随着我们。我们把疾病分为"急性"(突然而短暂的)和"慢性"(长期而持久的), 亦分为"地方性"疾病(经常发生在特定地区或人群中)和"流行性"疾病(迅速蔓延, 突然暴发, 影响很大比例的人口)。希波克拉底医学院还开拓了临床观察、检查、记录和患者问诊分析的方法, 这些都是我们现在视作理所当然的医疗步骤。临床观察当时已经非常重要, 但希波克拉底使其正式成为一个系统化的过程。希波克拉底主张每天至少应当进行一次临床观察, 以便紧跟疾病的诊断及其自然病程, 这将使医生能给出一个预后或评估:"我相信, 进行预测对于医生来说是一件好事。如果他能从目前症状中预先知道之后会发生什么, 他就能采取最好的治疗方法。"病历记录包括如脉搏、呼吸、体温、肤色、眼睛和嘴巴的外观、对内部器官的触诊情况以及排泄物状况等症状或体征的常规记录。

希波克拉底非常重视尿液和粪便, 因为他认为这些为身体运作情况提供了许多线索:"根据一个人吃东西的比例, 他应该每天排便两到三次……早晨排便量较大。"他还说:"应该排出胀气, 而不能存留。"检查下部肠道时使用的工具是直肠镜, 一个用以打开肛门来进行内部检查的钳

"爱医术者, 仁在其中矣。"

科斯岛的希波克拉底

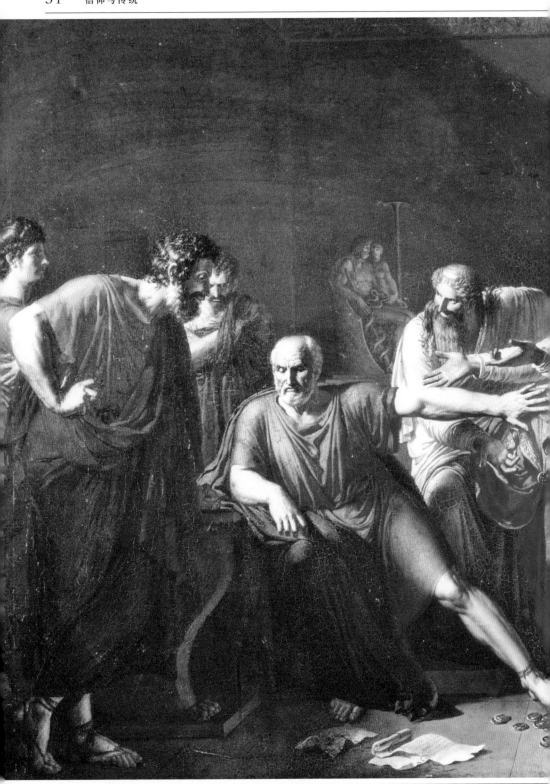

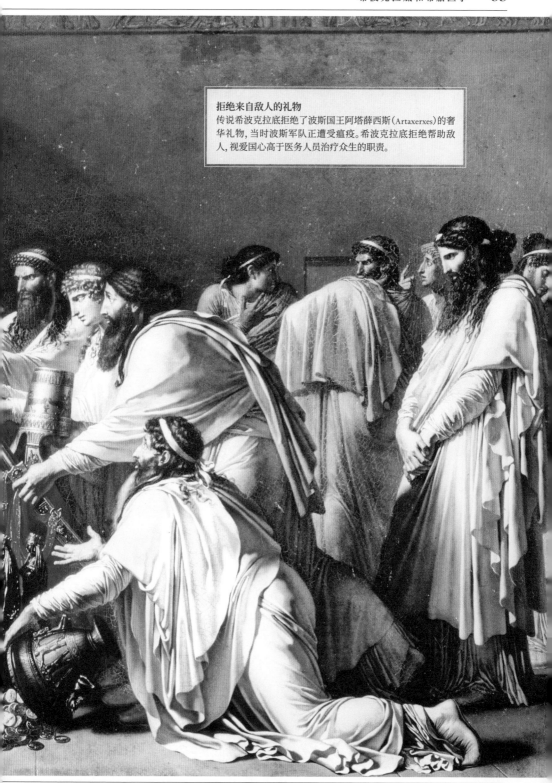

拒绝来自敌人的礼物
传说希波克拉底拒绝了波斯国王阿塔薛西斯(Artaxerxes)的奢华礼物,当时波斯军队正遭受瘟疫。希波克拉底拒绝帮助敌人,视爱国心高于医务人员治疗众生的职责。

状装置。

这是最早形式的内镜检查术之一,通过自然开口或专门打开的切口探查内脏。对于麻烦的痔疮,其治疗方法各异,从软膏或药膏到结扎,不一而足。

希波克拉底建议,应该以清晰、客观、整洁的方式来书写所有医疗记录,以便相关医生进行回顾,并在处理新病人时,借鉴以往的经验。重要的是,其他医生也可以接触这些记录,从这些信息中学习。这是在 21 世纪变得非常重要的"健康和医学大数据库"的源头。

尽管希波克拉底十分注重确诊患者的病情,但可能会令人惊奇的是,他对治疗的态度克制、谨慎甚至谦卑。他认为,最好的疗法是平静的心态、清洁的环境、放松的休息、良好的营养、持续的观察——让身体的天然自愈力量来起作用。有时可能会需要用到包扎、按摩、镇痛软膏,迫不得已的时候,才使用强效药和侵入性技术。对医生的主要规定是:"首先,不能造成伤害。"侵入性技术是罕见的,因为在当时的希腊,像古罗马后期一样(见 40~47 页),明令禁止大多数形式的、为学习解剖或治疗进行的人体解剖。手术仅限于修补伤口。医生很少故意破坏皮肤,因此人体的内脏基本上是个谜。

希波克拉底有一份可信赖的药物列表,这些药物都是温和的、经过实践检验的,如橄榄油、蜂蜜,以及无花果、大蒜、洋葱、香菜、罂粟花、木槿、洋甘菊、茴香、藏红花等超过 200 种蔬菜和草药——要么整个服下,要么采用其提取物。希波克拉底相信一些慢性病是由过度或不良膳食引起的,他信奉"以食为药,以药为食"。

希波克拉底思想的另一个方面是"危险期"的概念,这是疾病发展、恶化后达到的一个临界点,此时要么身体开始反击,病人走向痊愈,要么病情急转直下。在后一种状况下,身体依然可以恢复,病情可能会缓解,也可能复发。"缓解""复发"这些理念起源于希波克拉底的时代,很可

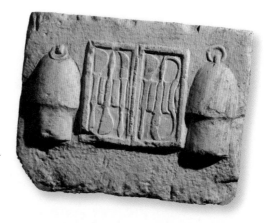

古希腊手术工具
这一大理石浮雕展示的医疗箱内，有小刀、柳叶刀、骨杠杆和一对用于放血的杯吸器。

能就源于希波克拉底本人。

希波克拉底及其追随者，是最早描述了许多疾病和症状的医生。其中之一，是指甲和手指的杵状指，一种有时称作"希波克拉底手指"的症状。这是一些疾病的重要迹象，例如肺脓肿或肺癌等肺部疾病、心内膜炎等心脏疾病和各种先天性不足。

希波克拉底影响力之大，往往掩盖了其他希腊医生所取得的成就。希罗菲卢斯（Herophilus，公元前335—前280年）就是其中的一位，他在亚历山大里亚行医，在那里他可能开创了解剖人类尸体以供研究的传统。他研究心脏、血管、脑、眼、神经系统，并被认为是最早的真正的解剖学家之一。同时代比他晚一辈的埃拉西斯特拉图斯（Erasistratus，公元前304—前250年）也曾在亚历山大里亚居住一段时间，在那里帮助建立了医学院，他在心脏的功能和血液系统（见135页）方面的想法也非常有影响力。

渐渐地，希波克拉底运动改变了公众对医生的看法，之前人们把医生看作四处游走的、没有什么社会地位（医生引发的新问题可能还要多于他解决的问题）的怪人，在此之后，人们把医生看作正直的社会成员。对这种转变至关重要的，是希波克拉底伟大的医疗服务号召，这是一个行为准则。如今我们都已知道，它被称为"希波克拉底誓词"。古往今来，其要求与患者及广大民众产生共鸣。毕竟，谁也不想要一个不修边幅、邋里邋遢、卑鄙无耻、缺乏职业道德、不知谨言慎行且不与时俱进的医生。

希波克拉底著作中的《论医师》及其历史上衍生的文本，为理想的医生应该是什么样子设定了规范。医生应该正直、诚信、沉稳、无可指摘、远离腐败，必须礼貌体贴地照顾病人，注意病人的状态，并悉心记录

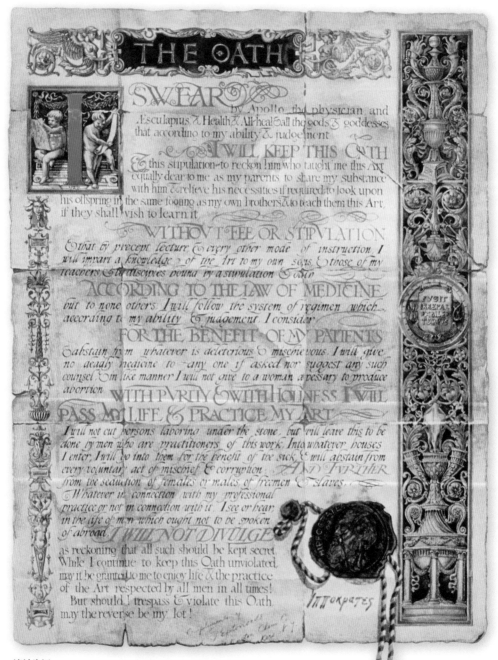

诸神为证

希波克拉底誓词，要求医生发誓，他/她将遵守包括保密在内的各种道德原则。展示在这里的是一个用英文书写的后世版本。

病人的症状。

医生诊室也应该干净、整洁、光线充足、有条不紊，每件器具都按次序摆放，以增强病人的信任感。希波克拉底的另一个理念是应当对病人的疾病信息保密，如果其他人也参与了会诊，则他们也必须尊重这一隐私权。希波克拉底甚至建议医生应该穿什么、应该怎么站立和行动。希波克拉底对理想医生的设想，令潜在的患者感到安心，它在希波克拉底誓词的演化过程中存续着。从誓词各种译本中大致可提取如下内容：

"我以医疗之神阿波罗（Apollo）、阿斯克勒庇俄斯、许癸厄亚和帕那刻亚之名义起誓……诸神为证，我愿以自身能力和判断力所及，遵守此约……我愿尽余之能力与判断力所及，遵守为病人谋利益之信条……我永不伤害任何人……即使有人求取，我亦不得将致命药品给予他人……我将保护我生活及行业的纯洁……当我进入他人屋室，我唯一目的是为病人谋幸福，并检点吾身，不有意作恶或引诱他人，尤其避免男女之事，无论其为自由人还是奴隶……凡在我职业生涯或日常事务中所见闻……我将保守秘密，对于不宜谈论、不体面之事严格保密，永不泄密……"

世界各地的医学院学生，可以选择用他们医疗管理部门规定的希波克拉底誓词宣誓。虽然人们很少使用其最初的版本，但其现代改编同样表现了正直、守信、道德、认真、纯净、富有同情心的大医精神。

盖仑和罗马统治

如果要给对西方医学影响最深远的人颁发一个大奖，那么帕加马的盖仑，也许将和科斯的希波克拉底一样（见 30~39 页）在候选人名单中名列前茅。盖仑 30 多岁时游历地中海东部地区，此后，他定居在帝国文明的中心——罗马，而帝国版图覆盖着大西洋以东，直到红海、黑海和里海。在罗马，盖仑建立了一个庞大的知识体系，主要涵盖人体解剖学、生理学、医药学，并在长达 1 400 多年里享有极高名望，在某些方面甚至还要长出几百年。

克劳狄·盖仑（Claudius Galen，129—216 年）在帕加马（现在是土耳其西部的城市贝尔加马）的一个富有家庭中长大并接受教育。帕加马在古希腊和古罗马时代都是贸易和学术的中心城市，有一座藏书约 20 万部的图书馆，吸引了来自地中海沿岸和西亚的哲学家和其他知识分子。据说盖仑小时候，其父夜有所梦，梦中希腊的医疗之神阿斯克勒庇俄斯（见 32 页）谕令其子学习医学。于是盖仑从 16 岁开始学医，直到 20 岁出外游历，此后，他的足迹遍布希腊大陆、今天的土耳其，以及克里特岛、塞浦路斯岛等岛屿。他甚至来到了埃及的圣城亚历山大里亚，这里有古代世界最大的图书馆和最卓越的医学院。盖仑吸收了医学和哲学的各个领域的知识和经验，并在约 157 年回到帕加马。在这里，他担任了受人

帕加马的盖仑
克劳狄·盖仑也许是古代最伟大的医生，他对医学做出了无数贡献，尤其是在解剖学和药物学领域。

尊敬的职位——角斗士的内外科医生，专门治疗那些在万千狂热观众面前搏斗的角斗士。

他使用刀、锯及其他外科手术工具的技能，很快就声名在外，传遍了整个地区。盖仑自己记录了他如何比其对手（或前任）更成功地处理角斗士的可怕伤口。他还记录了角斗士的伤口，尤其是深长的伤口和被刺到的内脏，如何像窗户一般，使他得以一窥人体内部。这种对于解剖和解剖学的迷恋，将伴随他一生。

很快，帕加马对于一个像盖仑这样有能力和野心的人来说显得太小了，公元 162 年他突然去了罗马。此后的年月他一直留在这座永恒之城，只有在约公元 166—168 年曾回到帕加马。在罗马，盖仑努力进入医疗圈子的上层，获得了帝国统治者的青睐。然而，这座城市原有的医生阶级感受到这个地方新贵的威胁，他们暗中恐吓盖仑，迫使他回到帕加马暂避。皇帝马可·奥勒留（Marcus Aurelius）将他召回，希望他担任侍医一职，皇帝的继任者康茂德（Commodus）和塞维鲁（Septimius Severus）也希望将其招致麾下。

在此期间，罗马经常发生瘟疫，其中大多数是天花疫情。出现在约公元 165 年—180 年的天花大流行，被称为"安东尼瘟疫"［源自皇帝的全名马可·奥勒留·安东尼（Marcus Aurelius Antoninus）］，也被称为"盖仑瘟疫"。这是因为，在其他评论者记录这种疾病怎样削弱了罗马的军事实力时，盖仑作为皇帝的御医却大量记录了其对人类造成的惨重损失。历史学家指出，安东尼瘟疫期间，整个罗马帝国约有 500 万人死亡，其中包括两位皇帝——死于 169 年第一次大规模瘟疫的卢修斯·韦鲁斯（Lucius Verus）和死于 180 年瘟疫暴发的马可·奥勒留。人们甚至认为瘟疫导致了罗马帝国的衰落，因为它削弱了军队实力，迫使指挥官从政治上不稳定的地区撤离。

康茂德执政期间，盖仑在罗马完成了他大部分的鸿篇巨制。其著作共计有 500 万到 1 000 万词，流传下来的著作有 300 万词。他选择的语言是他的母

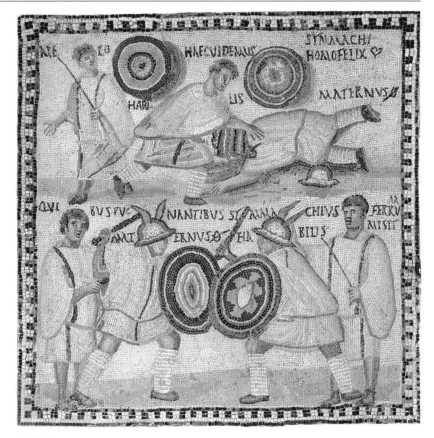

血腥运动

这幅罗马镶嵌画展示了角斗士战斗至死的场景，这种运动给了身为医生的盖仑大量第一手人体解剖学经验。

语希腊语。他将书的内容快速口述，由一批书记员记录下来。手抄本保存在全城各处的宏伟殿堂和庙宇中，特别是保存在和平神殿（The Temple of Peace）中。盖仑的巨著有很大一部分（出自盖仑与其亲密助手的著作）被相对无损地复制、流传下来。其他部分则随着罗马帝国西半部的崩溃而在欧洲大部地区失传，但在拜占庭帝国占有的罗马领土上保存了下来。

几百年后，盖仑的著作被伊斯兰学者继承，他们将其翻译成如阿拉伯语和古代叙利亚语等语言（见 100~105 页）。很多作品从伊斯兰世界重回欧洲，尤其是在文艺复兴早期，它们被译成拉丁文，并最终译成欧洲各国语言，如英语、德语、法语、西班牙语。

　　无论是在讨论范围上，还是在数量上，盖仑的著作都是如此庞杂，以至于常常被人误解、误译，而且随着时间推移，人们还根据后来的看法对其著作加以"修正"。有些他的真正著作被后来的作者盗用，也有其他作者的手稿被错误地归为盖仑所著。如今，对于一些著作是否为盖仑所著，专家们仍然存在分歧，现存版本的盖仑著作在多大程度上接近其原作仍无法确定。

　　盖仑医学哲学的基础是希腊医学哲学（见于 30~39 页）。他遵循希波克拉底学说，如认为构成身体的是四种体液——血液、黄胆汁、黑胆汁、黏液（见 106~107 页）。他明确地将这些与四元素——气（气体）、水（液体）、土（固体）、火（燃烧和变化）——联系在一起，血液对应气、黄胆汁对应火、黑胆汁对应土、黏液对应水。他还认为，这些元素有与温度、湿度相关联的第一、第二特征：气首先是湿的，其次是热的；火热而干；土干而凉；水凉且湿。据盖仑所说，这些元素失衡或不当混合，就会导致疾病。

　　盖仑也将一系列行为类型或人格特质与体液和元素匹配起来，这是亚里士多德此前有过的假设。盖仑认为体内某种体液的过量，会导致人特定的气质或性格。根据这种观点，多血质（血液）的性格通常积极活跃、有创造性、随和友善，也许耐性不太好；胆汁质（黄胆汁）的性格通常奋发努力、充满激情、专横，同时又好斗、有侵略性；抑郁质（黑胆汁）的性格通常安静、忧郁、独立，但容易感到悲伤；而黏液质（黏液）的性格通常平静、沉着镇定、温和善良，却没精打采。

　　盖仑的有些著作还涉及哲学和语言学。他如饥似渴地阅读希腊语文本，并对希波克拉底、希罗菲卢斯、埃拉西斯特拉图斯及其他人（见 37 页）的著

"除了女人和公鸡，所有动物在性交之后都是悲伤的。"

克劳狄·盖仑

作做出许多评论。他热衷于医学语言的细节，因为担心希腊许多著作已遭窜改，他试图恢复它们的真正医学含义。对于这些作品，他加入了自己渊博的健康和医疗方面的知识，从饮食、卫生和保健，到疾病起因、患者检查、呼吸、体液、元素、气质、草药、清洗、放血，当然还有手术和解剖。

以教学和演示为目的的人体解剖在古罗马被法律所禁止（虽然当时手术治疗很先进），所以盖仑转而解剖动物，从鱼类和爬行动物，到狗、山羊和猪，据说还有皇帝驯养的一头死去的大象。他尤其看重"猿"作为研究对象的价值——尽管他解剖的巴巴利猿实际上是一种猕猴。根据对这些物种的研究，他自信地编制了当时权威的人体解剖图（但有不少错误）。

除了盖仑的成就，罗马统治也给健康和医学的许多领域带来了进步。这些进步包括鼓励洗澡和个人卫生，干净饮用水的供应，卫生条件的改良，以及在手术、草药、矿物药方上的发展。罗马外科医生的"工具箱"（见46~47 页）中有一组各不相同的外科手术刀和其他刀片、钻头，还有用来断骨截肢的锯、用来将神经和血管固定在一边或闭合开裂伤口的拉钩和简易牵引器、用来缓解膀胱和尿道堵塞的导尿管。鸦片、酒精和天仙子等药草，可以缓解疼痛，同时酒精、热油和醋被用来清洁伤口和切口。大约在这个时候，普通外科出现了分科，分为胸部、腹部、四肢、颈部、眼睛、耳朵和牙齿等不同的科。依据患者的社会地位，还有分别用金、银、象牙、骨或木制成的牙冠和假牙。

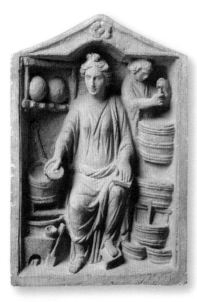

罗马药剂师
这个亚美尼亚王米特拉达梯六世（Mithridates VI）的墓碑描绘了一位罗马药剂师及其助手准备药品的场景。

当时有许多植物入药，这样做的宗教原因（这是特定的神或祭司所喜爱的）和其治疗效果同等重要。这些草药都收录于希腊医

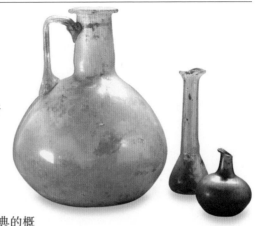

医生的瓶瓶罐罐
这些玻璃容器可以追溯到1世纪，里面装着各种药膏和软膏。

生、植物专家和草药栽培者迪奥斯科里季斯（Pedanius Dioscorides，公元40—90年）的医书《论医药物质》（*De Materia Medica*）。

这部长达五卷的巨著首创了药典的概念——一部囊括药物制剂、草药、矿物质以及其他药物，并解释它们如何产生、治疗何种病症、预期效果为何的百科全书。

以弗所的索兰纳斯（Soranus，98—140年）是另一位希腊的医生，其年代早于盖仑，他的主要作品之一是《妇科医学》（*Gynaikeia*），该书不仅涉及妇科，而且涉及产科、助产、围生期保健、儿科（婴儿护理），还有讲堕胎和节育的部分。大部分描述以图片、实操细节的方式给出。例如，索兰纳斯详细介绍了他期望中的理想助产士的特征：谨慎、有文化、心理素质好、记忆力强、体面、四肢健全、健壮……而且要有细长的手指，留短指甲。

总体而言，在古罗马医学的所有成就中，盖仑占有最重要的地位。直到约11个世纪之后，博洛尼亚的蒙迪诺·德·卢齐（Mondino de Liuzzi，见117页）才领导了解剖学新的发展趋势。当时已经可以设法回避人体解剖禁令，因此卢齐在其医学课程中重新引入了解剖。1316年，他写了《人体解剖学》（*Anathomia Corporis Humani*）并用作其学生的参考书。这是一部突破性的著作，但它仍然沿袭了一些盖仑解剖学的错误。紧接着是安德烈亚斯·维萨里（见116~125页）等文艺复兴时期解剖学家的开创性工作，驳斥了盖仑的许多解剖学观点。接下来的一个世纪，威廉·哈维阐明的血液循环过程，取代了盖仑关于心脏和血液的复杂观点（见134~143页）。鉴于盖仑的著作涉及面极广，他工作时又受到约束，遭到这种驳斥或许也不足为奇。但盖仑的影响是如此巨大，以至于直到19世纪，一些医学院校仍依赖他的部分学说。

罗马的外科手术工具

公元79年，罗马的庞贝城被一次火山喷发彻底摧毁，后来考古学家在其原址做出的最非凡的发现之一，是在被称作"外科医生之家"（the House of the Surgeon）的建筑里找到的一套外科手术工具。这些保存完好的公元1世纪工具由青铜或铁制成，是自公元前5世纪开始使用的典型工具。直到19世纪，这些工具的设计变化都不大。

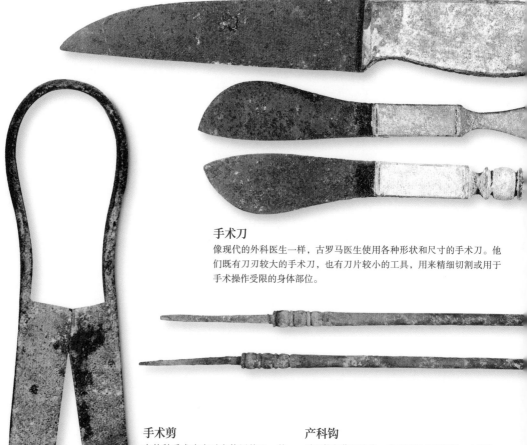

杯吸器

加热后放在皮肤上以抽出血液，这样的容器被用来放血（见132~133页）。

手术刀

像现代的外科医生一样，古罗马医生使用各种形状和尺寸的手术刀。他们既有刀刃较大的手术刀，也有刀片较小的工具，用来精细切割或用于手术操作受限的身体部位。

手术剪

在外科手术中有时会使用剪刀。剪刀上的锋利刀口很难制造。它们最常被用来剪头发，而理发被认为是有益于健康的。

产科钩

需要拉起伤口边缘，或在切割之前钩起一小部分组织时，外科医生会使用这种拉钩。在外科手术中，他们也用拉钩来控制或调整血管或组织。

阴道窥器

该器具用于检查和治疗阴道和子宫疾病，它通过一个
带螺纹的杠杆机制来扩张开口。类似的仪器在18世纪仍
在使用。

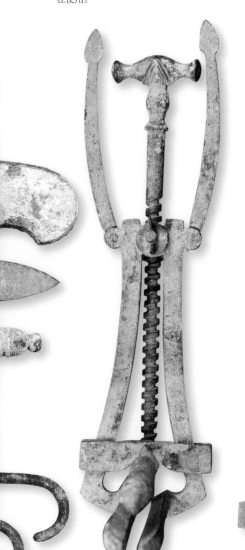

灌肠

这个像注射器一样的仪器分为
两部分：一个带管的容器和一
个活塞。它被用来进行灌肠，
或排出患者体内多余的液体。

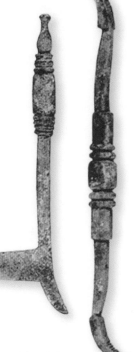

骨杠杆

在治疗骨折时，用这类杠杆来将骨
头移回其正确的位置。杠杆的两端
是弧形带棱的，以便其牢牢抓住骨
的表面。

欧洲的黑暗时代

公元 476 年，日耳曼和其他部落组成联盟，在军阀弗莱维厄斯·奥多亚塞（Flavius Odoacer）的带领下，大举进攻意大利，占领土地、夺取政权。罗马皇帝罗慕路斯·奥古斯都（Romulus Augustus）在拉文纳（Ravenna）被废黜并被流放，通常认为这一事件标志着已衰败了 300 年的西罗马帝国的最终覆灭。与此同时，这也象征着欧洲社会进入持续近千年的混乱和黑暗时代，史称中世纪，直到 14 世纪文艺复兴的来临。在约公元1000 年以前的中世纪早期，欧洲的社会与文化变得支离破碎。法治在好战的部落面前显得虚弱无力，古希腊（见 30~39 页）和罗马（见 40~45 页）取得的很多进步都失传了，甚至发生逆转、倒退。在封建制度之下，历史记载被忽视，许多人生活水平骤然下降，恐惧、贫困和迫害四处蔓延。对这一时代的通俗说法是"黑暗时代"（Dark Ages）。

对于医学来说，这也是一个黑暗时代。行医之人往往未经培训，也不考取执照，部分原因是：几乎没有专业机构或体系来监督他们的活动，遏制他们的越界行为。诊断往往是错误的，而且很容易被金钱和某些有权势之人所左右。一部分治疗确实有效果，但另一些却是在损害健康甚至残害生命。在这几百年中，欧洲医学仍然依赖从古希腊和罗马继承下来的理论，尤其是四体液说的概念（见 106~107 页）。此时，医疗服务已经成为以天主教为主的教会涉足的众多领域中的一部分，由宫廷和自私自利的行会草率地组织而成。人们在很大程度上抛弃了希波克拉底的研究结果（疾病是身体的一个自然过程，而不是神明惩罚或恶魔附身）。结果是江湖骗子、无能庸医大行其道。如果一位医生或者医师治疗了一位病人并且这位病人康复了，那么功劳就全都是这位医生的，而且医生会声称自己与上帝有一种神秘的联系。而如果最终结果是病情恶化，甚至患者死亡——好吧，那也是上帝的旨意。是这位病人触怒了上帝，医生已经无力回天。

中世纪医学的最新进展，一般私藏在贵族、富豪、教会手中。一些宗教领袖甚至对古代医学唯恐避之不及，比如用草药治病，就被他们视为

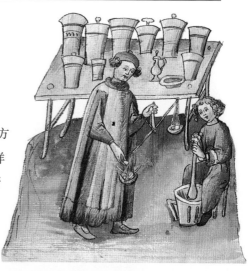

传统药品
中世纪的药剂师和他的助手正在配制一种药品,这经常被斥为巫术。

"巫术"。他们说,真正根治疾病的唯一方法,就是全身心地奉献和顺从上帝,这样上帝就会奖励病人,驱除疾病。一些所谓的医生声称自己拥有神力,令"神迹治愈"(miracle cure)的现象大行其道。然而,生活在乡下的大多数农民与这些无甚关系,他们继续使用从古代传承下来的草药配方和其他疗法。

大约 12 世纪,开始出现医院的雏形。其中大多数附属于修道院、女修道院以及类似的宗教机构。医院里通常环境整洁,提供价格低廉的食物,还有富有同情心的工作人员,他们为来自社会各个阶层的形形色色的病人提供急需的关怀和慰藉。这些早期医院还是旅客们的驿站、学生的静修所以及穷人、残疾人、老年人、"智障"(feeble-minded)和其他弱势群体的避难所。做礼拜被当作一种经过严格组织的日常工作,一方面有助于促进病人恢复,另一方面也是一种制度化的强制力量。除此之外,医生也定期地访问这些早期的医院。然而,尤其是在中世纪早期阶段,典型的医生会诊很有可能是一件非常冒险的事情。实际上,主持会诊的人甚至可能都不是一名医生,而可能是一名药剂师、助产士、江湖术士,甚至是一名兼职做医生的女巫。此人一开始可能会观察皮肤、把脉(脉搏象征着心脏的"抽搐",因为当时还没有发现血液循环),并记录呼吸状态。也许这位医生还会在静脉处切一个小口,来评估血液的某些指标,比如血液是自然流动还是黏稠不通,颜色鲜红还是暗红等;然后他会对采集到的血液进行嗅闻、刺探、倾倒,之后通常还会仔细检查尿液和粪便。品尝血液、尿液甚至粪便可能是必要的,此外也有可能将它们与各种化学试剂混合,进行搅拌。所有这些观察得到的情况都将帮助医生确定体液是否平衡,黏液、黄胆汁或者其他体液是否异常。患者自述病情也有可能提供一部分线索。例如,病人内心谨记着上帝有惩戒众生的力量,可能就会承认最近的一些罪过或不道德的事。如果当地医生不在病人附近，那么就传达给他所有的检查结果，进行远程诊断，再将处方传回给病人和医护人员。

那个时代"包治百病的最佳疗法"无疑是放血（见 132~133 页），这种方法可以追溯到希波克拉底和盖仑。盖仑认为，在四种体液中血液占主导地位，许多疾病都与血量过剩有关，其中有一种被称为多血症（plethora），因此，放掉一些血可以减少过剩的血量，清除体内的杂质。因为不具备循环系统方面的知识，所以人们认为，血液是由肝脏生产，并在组织中消耗的（见 134~143 页）。如果这个血液周转的过程失去平衡，血液就可能会积累并淤塞在四肢之中。针对这个问题，放血疗法是最显而易见的答案。

盖仑及其追随者总结出了一套复杂的放血指南。放血过程的具体方法取决于病症及严重程度，病人的详细状况（如年龄和先天条件等），具体到当时的年、周、日，甚至是当时的天气。是否要剖开血管，剖动脉还是静脉，以及在身体的哪个部分剖，都是根据一些准则来判断的。静脉放血疗法（venesection）让血液从一条相当粗的皮下静脉流出，通常是小臂的皮下静脉，血液缓慢渗出，很容易控制和凝结。动脉切开术（arteriotomy）风险很大，因为在血压的作用下，血液会喷涌而出，很难控制放血量，而且需要较长时间才能凝结。选择哪条血管的问题也非常复杂。尽管医生不能轻易接触到人体内部器官，这个理论却认为内脏（如肝脏和肺等）和一些特定静脉有关联。这就引出了"衍生法"（derivation）和"诱导法"（revulsion）两种方法。衍生法是从患处的周围抽取鲜血，而诱导法则是从远离患处的部位抽取。颈部疼痛可能会用诱导法治疗，从脚踝抽取血液，而脾脏疾病可能需要在左手腕处剖开静脉。中世纪医生为放血疗法的理论贡献了更多的细节，包括使用什么样的手术刀或水蛭，以及在放血过程中病人应该做的事情——祈祷、朗诵诗歌，甚至奏乐。某些情况下仅需要一蛋杯容量的血液。而其他情况下，需要一直放血到病人昏厥或身体虚弱为止。这是好现象，表示妖魔已经被驱走，体液也恢复了平衡。

当时医生手头上的参考书就是所谓的"水蛭书"（leechbook），这样的称呼可能来源于医生的绰号"水蛭"，因为他们几乎对任何疾病都习惯于用

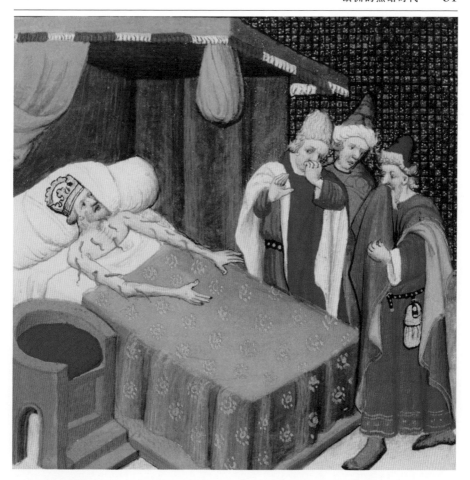

使用水蛭给皇帝放血
这幅插图摘自薄伽丘(Boccaccio)的《十日谈》(*Decameron*)，图上描绘的是使用水蛭给罗马皇帝加莱里乌斯(Galerius)放血。根据书中的描述，他的症状主要是化脓和恶臭等。

这种蠕虫状生物来抽血。大多数水蛭书记载着经年累月积攒起来的治疗方法，从各类繁杂来源中随意收集而来。可追溯到 10 世纪的《英格兰医典》[*Medicinale Anglicum*，俗称《巴德医书》(*Bald's Leechbook*)] 是一本流传至今的著名"水蛭书"，它可能源自一个 9 世记版本。书的第一部分涵盖了约 90 种外科疾病和传染病，涉及耳朵、面部、牙齿等从头到脚的各个部位；第二部分针对内科疾病，如呕吐、胃痛和腹泻等。这本书涉及的病症还有狗咬伤、臭虫叮咬引起的皮疹、脱发、头痛、背痛、肝痛、对邪灵(evil spirits)的担忧、男性缺乏男子气概和女性过于唠叨。

一只水蛭的抽血量

5～10 毫升

0.17～0.33
液体盎司

《巴德医书》甚至记载着针对兔唇的外科手术方法（在当时非常少见）："捣碎微量松香，加入蛋清与其混合，直到变成朱红色，用刀切割假唇边缘，用丝线严密缝合，全部涂满药膏，直到丝线腐烂。"还有一个治疗体毛过重的较温和疗法（除了需要用到鸟类以外）："如果体毛过重，就抓一只燕子，放到瓦片下把它烧成灰，然后把灰撒到毛发过多的位置。"一本水蛭书的内容并不局限于某一特定领域，它涵盖了临床建议、草药和矿物质药、礼仪、诗歌、咒语、宗教祈祷和哲学思考，其中一些可以追溯到古罗马和阿拉伯的学说。

如果没有水蛭书，医生可能会倾向于用做实验来解决问题。约翰内斯·德米菲尔德（Johannes de Mirfield）就是这样的一位实验家，他是伦敦圣巴塞洛缪医院（St. Bartholomew's Hospital）的一位受人尊敬的医生，向人们推荐下面这种药浴："找到若干只眼盲的（新生）幼犬，取出它们的肠子，砍掉它们的四足，之后放入水中煮沸，并让病人在这种水中浸浴。病人应当在饭后浸浴四个小时，而且浸浴时，应该蒙着头，用山羊皮裹住胸部，以防他突然打寒战。"

中世纪欧洲对于解剖学这一领域一无所知。天主教尤其反对在身体上切口研究其内部，除非是为了医治危及生命的创伤，而且这还只适用于贵族和统治阶级。一些勇敢的医生确实尝试过解剖病人的身体，但遭到了各方面的掣肘和限制。他们对基本的解剖知识也只是一知半解，所以几乎没有医生知道哪个器官是在哪里、功能是什么。如果病人有知觉，那么只能通过服用酒精、鸦片或其他类似的东西来麻醉和止痛，其剂量通过可怕的蒙猜进行确定。另外，由于缺乏微生物和消毒方面的知识，内脏中的污垢和脓水几乎肯定会导致病人感染、死亡。

那个时代的主要疾病之一是麻风病（leprosy），后来被称为汉森氏病（Hansen's Disease）。麻风病的记录古已有之，特别是在印度次大陆，这种病引起了人们的极大恐慌。这不仅是因为它会逐渐侵蚀身体的各个部位直到其腐烂、脱落，还因为据说这种疾病特别容易传染。麻风病人因此常常遭受强烈的社会歧视，许多病人被隔离，或者被限制在麻风病患者聚集地（leper colonies）——也称为麻风病院（leprosaria）或麻风病人之家（lazar houses）。有些麻风病院剥夺了麻风病患者的一切权利，因为天主教信条宣布"麻风病患者已经死了"，他们实际上已经是"活死人"（living dead）。在另一种极端情况下，有些人将麻风病视为上帝对人临死前的探望——升入天堂之前，对于罪孽的一种净化和清洁——这反而给了麻风病人一种神圣的地位。

　　尽管有教会的官方禁令，但组织麻风病院并为患者提供衣食的却往往就是修道士和牧师。如果麻风病人被允许出院，他们必须随身携带铃铛并振铃发响，这样既是为了提醒别人麻风病人来了，同时也是在恳求上帝的慈悲。几乎没有医生或其他健康的人愿意冒险靠近他们。由于一些未知原因，在 14 和 15 世纪的欧洲，麻风病不再那么常见，可能是受到黑死病（Black Death，见 54~55 页）的影响，因为黑死病夺去了很多已经被其他疾病缠身、身体非常虚弱的病人的生命。

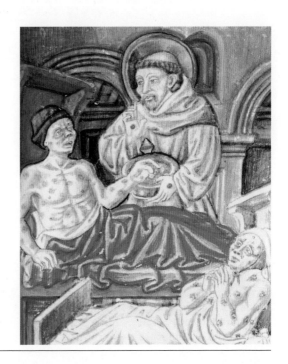

救助活死人
一位奥斯定会修士为麻风病院的一个麻风病人带来食物。当时，教会的官方教条是"麻风病人是已死之人"。

鼠疫

　　鼠疫是席卷了欧洲和亚洲数百年的灾难，它迅速而残酷地侵袭着人们的健康，导致数百万人死亡，并不可逆转地改变了世界格局。鼠疫由耶尔森氏菌（*Yersinia pestis*）引起，通过鼠蚤（rat fleas）传播，其主要症状为淋巴结肿大、癫痫（seizures）发作和坏疽（gangrene）。它往往非常致命，会使三分之二的患病者在几天之内死亡。鼠疫的传染性也非常强，曾泛滥于 6—8 世纪、14—18 世纪和 19—20 世纪。在 20 世纪抗生素出现之前，对鼠疫并没有可靠的治疗方法。

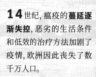

18世纪的瘟疫医生戴着草药浸泡过的面具

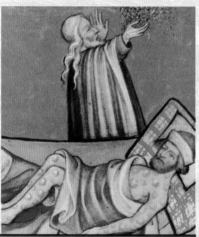

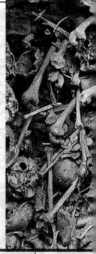

17世纪**50−70**年代，在短短几十年间，欧洲死人无数，以至于他们不得不被埋葬在用砖块胡乱搭建起来的**瘟疫葬坑**里。

14世纪，瘟疫的**蔓延逐渐失控**，恶劣的生活条件和低效的治疗方法加剧了疫情，欧洲因此丧失了数千万人口。

541−542年，鼠疫抵达**君士坦丁堡**，引发了从波斯横跨整个罗马帝国蔓延到爱尔兰的大瘟疫。

1348年，威尼斯和佛罗伦萨当局开始实施严格的**卫生法**，驱逐街头的瘟疫病人。

1647年，"**塞维利亚大瘟疫**"造成了塞维利亚150 000人以及西班牙其他地区约350 000人的死亡。

1377年，拉古萨（Ragusa，现称杜布罗夫尼克）对途经的旅客强制施行**30天的隔离**。

1346年，史称**黑死病**的瘟疫开始暴发，最初大概出现在俄罗斯大草原，同年年底蔓延到克里米亚。

1351年，瘟疫已经蔓延到欧洲和中东的绝大多数地区，导致了**数百万人口**的死亡。

1439年，英国议会声明，"尊贵的医生"建议人们应尽量避免与瘟疫病人接触。

1665−1666年，"伦敦大瘟疫"造成约100 000人死亡，很多人纷纷逃离伦敦。

14世纪全世界
黑死病致死人数
占总人口的
估计比例

20%

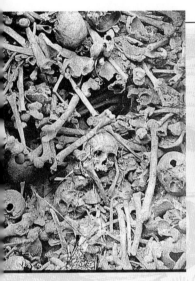

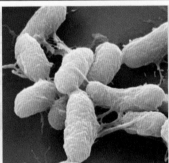

1894年, 对香港疫情进行调查研究的科学家北里柴三郎和亚历山大·耶尔森 (Alexandre Yersin)分离出了**鼠疫杆菌**, 并命名为耶尔森氏菌。

1898年, 法国医生保罗-路易·西蒙(Paul-Louis Simond)证实了印鼠客蚤(Xenopsylla cheopis, 又称东方鼠蚤)**传播**了瘟疫。

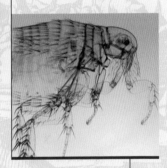

1896年, 鼠疫蔓延到了印度和巴基斯坦。

1710–1711年, 拉脱维亚的里加的人口因鼠疫**减少**了一半。

1720年, 马赛大瘟疫, 这是欧洲**最后一次瘟疫大暴发**。

1899年, 船只将鼠疫携带到了埃及和夏威夷等**新的地区**。

1707年, 普鲁士王国周围建立起防疫封锁线, 所有的造访者都要进行检疫**隔离**。

1855年, **第三次大鼠疫**在中国云南省暴发。

1679年, 维也纳瘟疫是**奥地利、普鲁士公国和波西米亚**(现在是捷克共和国的一部分)更大规模鼠疫暴发的一部分。

1945年, 科学家开展了针对鼠疫的抗生素**链霉素**的第一次临床试验。

炼金术士

我们很难给炼金术下一个确切的定义。炼金术影响范围横跨亚欧，拥有悠久而多样的传统，在中世纪尤为活跃，而它的起源可以追溯到几千年前。炼金术由两部分结合而成，一部分是哲学和信仰，用来解释巫术、鬼神、超自然现象，另一部分则是极具实际意义的分析和实验技术，主要涉及元素、矿物和其他物质，这些物质如今在化学实验室非常常见。不同时期和地区的炼金术士的目标各不相同。他们有一些非常著名的追求，包括：使用一种被称为"哲人石"（Philosopher's Stone）的物质或配方，将"基础金属"（即寻常、廉价的金属），比如铅，转化为贵金属，特别是黄金；创造一种可以溶解其他物质的溶液——"万能溶剂"（Universal Solvent，又名 Alkahest）；发明一种可以使饮用者永葆青春的药剂——"长生不老药"（Elixir of Life）；配制一种可以治愈每一种顽疾和小病的物质——"灵丹妙药"（Panacea），又名"万灵药"。这些出发点都值得肯定，也取得了一些有益的实际成果，但奇特的炼金术意义不止于此。它追求把事物转变为另一种形状，或者从本质上将其重塑为另外一种存在形式。从物理的层面来看，这意味着我们可以创造出世界上最珍贵的东西或者达到不朽的境界。从精神的层面来看，这体现了对圆满、完整、极致的追求。

实用型或功能型炼金术来自各种化学工艺，如酿啤酒、制革、冶炼矿石并从中提取有价值的金属和矿物、配制医用药剂和药膏、从植物和土壤中蒸馏并萃取某些物质等。这些工艺主要涉及加工和提炼常见的基础物质，最终获得一种纯粹的理想产物。例如，在冶金术中，熔化和处理普通的矿石，最终可以得到有价值的金属，如闪闪发亮的黄金或令人惊叹的银色液态金属——汞（水银）。在某些形式的炼金术中，具有实际意义的化学过程与精神世界变化有着惊人的相似，包括净化心灵使其尽善尽美，敞开心扉直面内心最深处等。的确有人认为，只有配合这样的精神转变，用

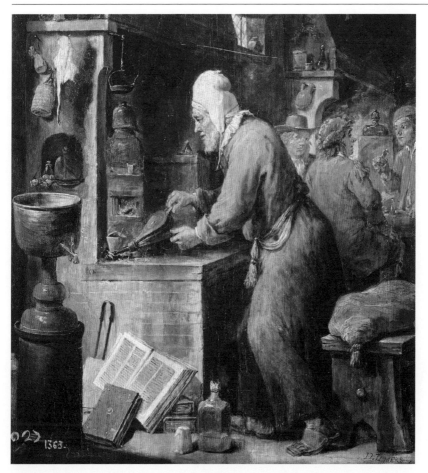

治愈的希望
一位炼金术士点燃火炉加热他的混合药剂。背景中满怀希望的顾客正在尝试服用他的药剂。

于治疗疾病的炼金药剂才能发挥其物理功效。

　　炼金术中有关心灵的、神秘的和有象征意义的各个层面可以称得上是"秘传"，也就是说，只能掌握在一个或几个拥有特殊意识和特殊权利的人手中。这就将炼金术和赫耳墨斯主义（Hermeticism）联系起来，赫耳墨斯主义是基于古埃及半神话人物"三重伟大的"赫耳墨斯（Hermes Trismegistus）的言论而产生的一个学派。据传说，他收到了神赐予的知识和洞察力，然后将其一代一代地传下去，这些知识可以用精神或巫术的力量去影响现实的物质世界。赫耳墨斯所著的《艾默拉德石板》[*Tabula*

"上界之物，源于下界。"

《翠玉录》

Smaragdina，又名《翠玉录》（*Emerald Tablet*）〕几百年以来一直影响着众多炼金术士。在中世纪晚期和文艺复兴时期，赫耳墨斯传统的三大组成部分之一便是炼金术，另外两个分别是数字命理学（Numerology）和"字母巫术"——密码学。另一方面，炼金术中有益的、实用的方面并非"秘传"，而是公开的，可以向任何人普及。从现代的角度来看，追求这种异想天开、不切实际的目标——比如"长生不老药"或"万能药"似乎从一开始就注定要失败，但通过这些尝试，炼金术士对主流科学——特别是化学、材料学和医药学——的发展都做出了巨大贡献。

炼金术及其医学应用在亚洲有着漫长而辉煌的历史，特别是在中国和印度。而在欧洲，它可以一直追溯到古埃及、古希腊和古罗马时代。其中最早的文本之一由帕那波利斯的索西莫斯（Zosimos of Panopolis）撰写或编纂而成，他可能是约 1 700 年前古罗马统治时期生活在亚历山大里亚的埃及人。索西莫斯从哲学和神秘主义的角度详细阐述了炼金术，例如，他说金属转化的前提是使灵魂也发生类似的精神转变，升华到神的境界。

随着罗马帝国的覆灭，炼金术像当时的主流医学一样，在西欧的历史图景中逐渐销声匿迹。但是与其他的学术和理论一样，伊斯兰教在东欧、北非和西亚的传播为其创造了振奋人心的发展机会。其中之一便是更多地依赖于早期的科学方法进行测试和实验。贾比尔·伊本·哈扬（Jabir ibn Hayyan，公元 721—815 年）在欧洲被称为吉伯（Geber），久居巴格达附近的库法（Kufa）。他的著作内容广泛、兼收并蓄，包括哲学、占星术，还涉及"物质遭到强烈刺激时做出的反应"。这些著作中记录着实验数据和分析结果，使用了从稀乙酸（醋）到强腐蚀性的硫酸，以及硫和汞等各种不同的物质。贾比尔的操作过程包括蒸馏、结晶、沉淀等如今广泛使用的方法，他使用烧瓶、燃烧器、过滤器、冷凝器和其他类似的实验仪器。

医生、草药商、治疗师、药剂师都采用这些方法去配制新一代药物。贾比尔还修订了古代经典的"元素"的概念。他提出了三类元素:"元精"(spirits),如加热会挥发的汞、硫;金属,如金、银;不可延展的物质,如石头,可以被研磨成粉末。这套关于元素的炼金或炼丹理论延续了数百年,同样延续下来的,还有一种含有汞和硫化合物的药物。

汞用于医药有悠久漫长的历史,也是一把双刃剑。在贾比尔那个时代,通常从含有这种金属的主要矿石朱砂(硫化汞)中提取汞,并配制含汞的药膏,通常用于治疗皮肤问题。后来,甘汞(氯化亚汞)被医生用作泻药、通便剂、利尿剂和治疗梅毒的药物。硫化合物在炼金术士的工作台上和药剂师的罐子中都很常见。据说富含硫的水可以用来缓解皮肤疾病、关节问题和寄生虫感染。硫黄混合物起到了消毒剂和熏蒸剂的作用。青霉素类抗生素出现之前,磺胺类药物(sulfonamides)广泛出现在治疗细菌感染的处方中。

十字军东征时期,也就是 11 世纪末期和 12 世纪,阿拉伯人的炼金术研究成果被带回欧洲,翻译成拉丁文,这是当时的学术语言。其中最重要的就是贾比尔所著的《医学集成》[*Kitab al-Kimya*,又名《炼金术的构成》(*Book of Composition of Alchemy*)],由罗伯特·贾斯特(Robert of Chester)于 1144 年翻译完成并公开。除了早期的埃及神秘主义和亚里士多德哲学,贾比尔等阿拉伯炼金术士也贡献了大量使用炼金

炼金术大师
贾比尔,阿拉伯化学家、医生和工程师,撰写了许多有关炼金术和冶金的开创性著作。

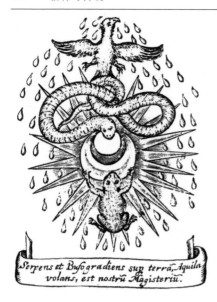

蟾蜍、蛇、鹰
在炼金术的代表符号中,蟾蜍和蛇分别代表
不变性和易变性,而鹰则代表升华。

术方法配制药品的实用知识。与之相对应,欧洲炼金术士对基督教信仰——如宗教洁净礼、忏悔以净化灵魂、来世升入天堂——做出了新的解释。欧洲炼金术名声大噪,许多著名的宗教领袖、卑微的修道士和高层的神职人员,都开始实践炼金术。

阿尔伯图斯·马格努斯(Albertus Magnus)和罗吉尔·培根(Roger Bacon)就是当时炼金术的实践者。德意志教士阿尔伯图斯·马格努斯(1193—1280年)拥有广博的、亚里士多德式的自然知识,他也是一个践行实验的人,据传在1250年左右,他可能分离出了化学元素砷。与汞和硫一样,砷成为炼金术的核心,从矿石或植物中提取出来的砷化合物在剂量极小时是一种兴奋剂,但在剂量较高时会致残甚至致死。有一篇可能是阿尔伯图斯死后他人撰写和修改过的文章,描述了他是如何发现"哲人石",并将其配方传给了他的学生托马斯·阿奎那(Thomas Aquinas)的,然而阿奎那担心配方出自撒旦之手,于是将其销毁。

罗吉尔·培根(Roger Bacon,1214—1294年)也是一名教士—— 一名方济各会修士。作为一名学生和教师,他按照他所属修会的方法来进行调查和研究:"人类认为他们获取知识有三条途径——权威、论证和经验。其实只有最后一个有效果,能够慰藉他们的智慧。"培根曾尝试将"基础金属"炼成黄金,也曾探索研究"长生不老药"。他把这两件事看作是相互关联的工作:"在贤哲看来,既然可以从低等金属中去除所有杂质和变质的药剂,那么也可以去除人们身体中的大量杂质,这样人的生命就可以延长到数百年。"培根所写的很多笔记批判了巫术的符咒和咒语,但他支持教会和圣经权威的权力。他的著作广为流传，并激发了许多人进一步探索炼金术，尤其是适用于医药方面的知识。培根还研究光学、工程学、天文学、占星术，以及对于他来说最重要的数学。1267 年，他撰写了一部 840 页的《大著作》(*Opus Majus*)，是当时最重要的百科全书之一。

　　文艺复兴时代，欧洲炼金术继续蓬勃发展。帕拉塞尔苏斯（见 110~115 页）是 16 世纪初的著名的炼金术倡导者。与他同一时期一道游历欧洲的是海因里希·科尔内留斯·阿格里帕·冯·内特斯海姆（Heinrich Cornelius Agrippa von Nettesheim），通常被称为科尔内留斯·阿格里帕。他出生于德意志，撰写了大量关于巫术、宗教、神秘主义、医学以及炼金术的书籍。其主要著作是《论玄秘哲学》[*De Occulta Philosophia Libri Tres*，又名《玄秘哲学三书》(*Three Books Concerning Occult Philosophy*)]。在他的医学观点和治疗处方中，阿格里帕往往将巫术和迷信掺杂进常识中。他推荐用草本植物匍匐委陵菜（Potentilla reptans）缓解发烧的症状，但他将这项功效归因于数字"5"，这符合命理学说，因为"委陵菜"代表着"五片叶子"。他写道："它通过'5'这个好运的数字来驱毒……"就在 16 世纪末期，德意志医生安德烈亚斯·利巴菲乌斯（Andreas Libavius）撰写了一本基础化学教科书——《炼金术》(*Alchemia*，1597 年)。和帕拉塞尔苏斯、阿格里帕一样，他热衷于使用矿物和提取物作为药物，但对神秘主义和赫耳墨斯传统的炼金术并不感兴趣。在这一方面，利巴菲乌斯使炼金医药学向更具实际意义、更加讲究证据的方向又迈进了一步。

　　到了 18 世纪，欧洲炼金术在由它兴起的后辈化学的面前逐渐衰退。化学采用了一种更为严格、严谨和严肃的方法，摒弃了如神灵的干预、古老而神秘的传统以及秘传的灵魂洗礼等观念。然而，化学继承了炼金术的一个实际功能——为医生、药商、药剂师和配药师提供原材料、元素、化合物和配料，方便他们配制用于愈合伤口和治疗疾病的药物。

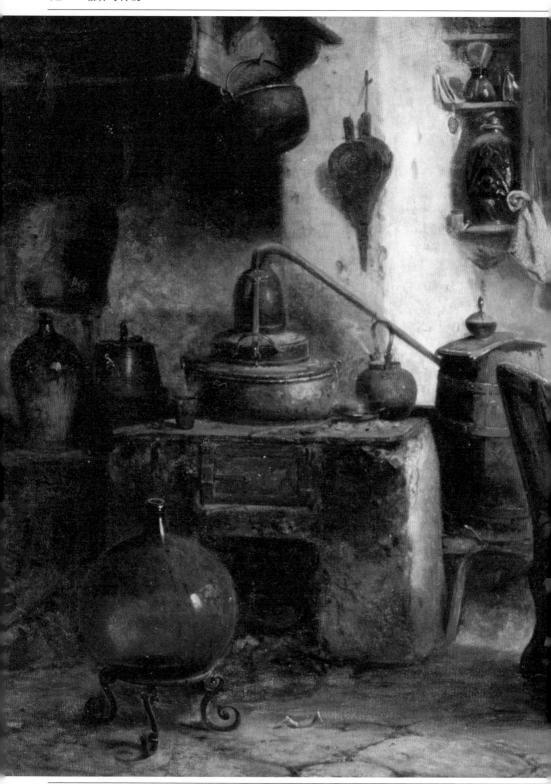

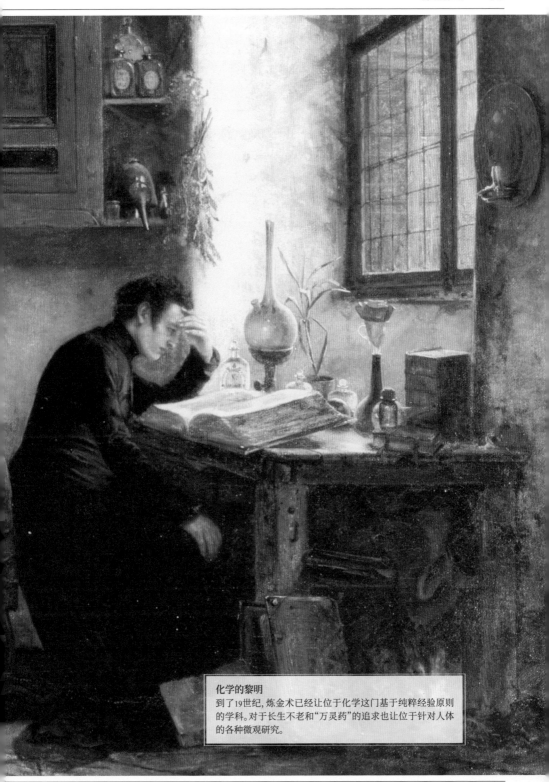

化学的黎明
到了19世纪, 炼金术已经让位于化学这门基于纯粹经验原则
的学科。对于长生不老和"万灵药"的追求也让位于针对人体
的各种微观研究。

传统东方医学

传统中医学与西方医学同样历史悠久、成就卓越。当希波克拉底在古希腊开堂授徒时（见 30~39 页），中国的医生们正忙着编写医学文献，这些文献同样延续了几千年，其中有很多具有代表性的著作，如《黄帝内经》。和享誉罗马的克劳狄·盖仑一样（见 40~45 页），首屈一指的中国医生张仲景创立了许多医疗制度，这些制度延续了千百年，甚至在某种意义上延续至今。就像希波克拉底著作和盖仑的浩繁著作，《黄帝内经》也经历了多次修订和翻译，这就使我们很难确定其内容的真实性和原创性。总体而言，这本书讲述了黄帝与他的部下和幕僚之间的讨论，这些部下中就有首席大臣岐伯。人们认为，4 500 多年前，半人半神的黄帝创建了伟大的华夏文明。《黄帝内经》成书于约 2 000 年前，书中黄帝的部下之间相互问答，并且在这一过程中阐述了大量当时中国医学的理论知识和临床经验。这本著作广泛讲解了医学的临床操作和基本概念，临床操作包括脉诊、二便检查、舌诊、针刺、艾灸等，基本概念包括"行气""阴阳""脏腑""五行"等。

脉诊对于医生进行处方诊断来说尤为重要。脉诊有时候会花上一个多小时，而且在晨起时效果最佳。脉诊主要集中在手腕上，每人手腕上都有六处脉诊的位置。

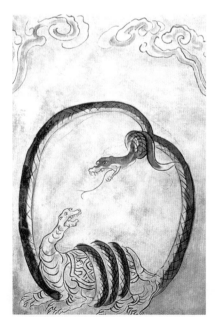

阴阳二元论
"阴阳"间的对立关系是中国哲学的核心。此处，蛇和龟分别代表阴和阳。

脉搏有很多种特征或者说特性，《黄帝内经》中将其形容得很有诗意："如屋之漏""如水之流"，或者更令人担忧的一种，"辟辟如弹石"。那时人们对于尿液和肠道蠕动有非常深入的研究，研究者不仅有医生，还有病人的亲戚、算命先生、占卜大师、政府官员，甚至财务官。通过分析其排便频率、排便量、密度、颜色、稠度、气味和未消化残渣等特征，人们就可以发现病因以及治疗方法。舌头是判断健康状况和进行诊断的另一个重要依据——其大小、形状、颜色、舌苔和灵活性都反映出一个人的身体状况。例如，人们一般认为，健康的消化系统会使舌头呈现出动人的淡红色。舌头的中间部位更是如此，其与胃、肠、脾密切相关。另外，舌尖与心、肺、胸相联系，而舌根则与肾和膀胱有关。

在绵延数千年的中国哲学和文化中，"阴阳"无处不在，这一概念代表了世间万物内在的二元互补性。"阴阳"一词源于山的"阴面"和"阳面"，如果其中一个消失了，另外一个也就不存在了。"阴"往往是指黑暗、潮湿、阴凉、被动、阴柔，而"阳"往往是指明亮、干燥、炎热、主动、阳刚。"脏腑"是身体不同器官的总称，"脏"包括肺、心、肝、脾、肾，属"阴"，而"腑"则包括胃、肠、胆、膀胱，属"阳"。"阴阳"和"脏腑"也依次体现在"五行"（土、水、火、木、金）的概念中。之所以被称为"五行"，是因为它们是能量状态而非实体物质，并且处于一种不断循环变化的状态。正如《黄帝内经》中提到的："天地之间，六合之内，不离于五，人亦应之。"所以，肝被定性为属"阴""脏""木"，而胃则属"阳""腑""土"。

此外，"五行"理论包括四个过程，这些能量就在其中相互影响、循环往复。在"相生"过程中，每一"行"实际上都是"母"，孕育出作为"子"的下一"行"。所以"火"为"土"提供了动力或者说奠定了基础，而"土"又创造和发展出了"金"，等等。"相克"的过程表示的是，每一"行"都影响着另一"行"，同时又被其他"行"影响。例如，

"水"控制"火"，但其本身又受到"土"的约束，由此达到一种平衡。"相乘"过程意味着某一"行"变得过于活跃，对与其相关联的下一"行"控制过度，导致了失衡，产生疾病。而在"相侮"过程中，下一"行"的力量过大，反而控制了原本克它的上一"行"。例如，在平衡的状态下，水可以克火，然而在失衡的状态下水被火所侮。同样，这种失衡的状态会导致疾病。

《黄帝内经》的第一部分《素问》记录了以上这些方面的理论，以及它们对人体健康状况的影响，解释了它们是如何影响"气"的运动，从而导致疾病的。例如，破晓之时最宜把脉："阴气未动，阳气未散。"《黄帝内经》的第二部分《灵枢》涵盖了一些关于最早期针灸的描述。这套治疗体系在4 000多年前演化而成，甚至可能起源于古代欧洲，或者说古代欧洲有着类似的体系（见19页）。

针灸旨在纠正周身行气的问题。所谓的"气"有着各种各样的字面解释，如气体、蒸汽或者流动的气息。四种（或五种）"气"被比作"生命能量"或"生命力量"，沿着被称为"经脉"的通道流动，这些"经脉"分布在体表和体内，主要的"经脉"总计约20条，其上附有众多分支。患病的器官可能会干扰原本健康而和谐流动着的"气"，反之亦然，而且"阴""阳"器官之间的影响也各不相同。为了解决这种失衡的状态，中国古代的针灸师会咨询患者病情并对患者进行检查，特别是观察脉搏和舌头，正如前文提到的那样。其后，他们就用又细又尖的针穿透患者的皮肤，插在被称为"穴位"的特定部位，刺激并改变"气"的流动方向。大多数穴位位于经络上，它们之所以被挑选出来，是因为它们的能量与身体的各个器官相联系。《黄帝内经》标识了近300个穴位的位置（现代的

身体的"输电线"
传统的中医学把疾病看作气（能量）在身体中的一种不正常扰动。这种能量沿着经脉流动，而针灸就可以刺激经脉。

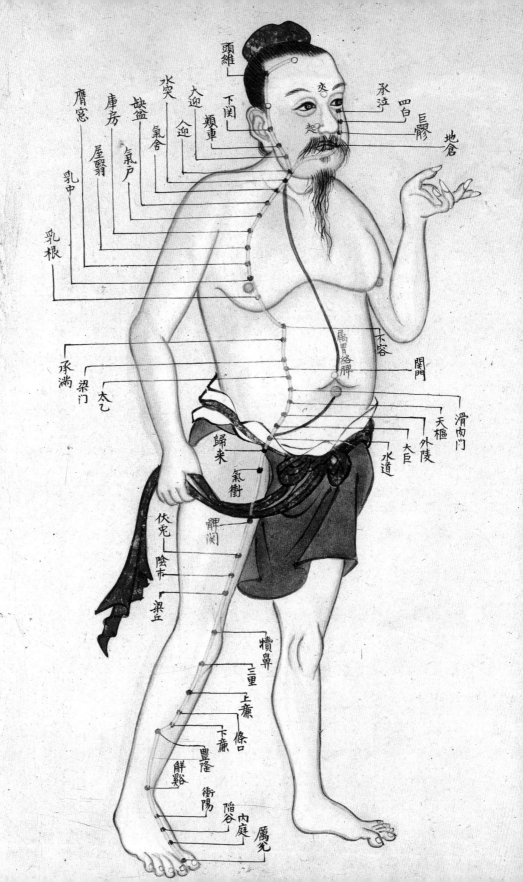

頭維
承泣
四白
巨髎
地倉
下關
頰車
大迎
迎
氣舍
氣戸
缺盆
氣戸
屋翳
膺窗
庫房
乳中
乳根
屬胃絡脾
不容
關門
滑肉門
天樞
外陵
大巨
水道
承滿
梁門
太乙
歸來
氣衝
髀關
伏兔
陰市
梁丘
犢鼻
三里
上廉
條口
下廉
豐隆
解谿
衝陽
陷谷
内庭
厲兑

"上医医未病之病，中医医欲病之病，下医医已病之病。"

中国谚语

针灸师认识的穴位数目增加了一倍以上）。这些针可能会一直扎在某个位置，持续一段时间，针灸师也有可能会使用旋转、提插等手法。

传统的中国古代医学也吸纳了许多其他促进健康、预防疾病的方法。其中包括广泛使用草药、特殊膳食、沐浴、按摩、冥想、体育锻炼等，体育锻炼又囊括了从简单动作的健体操，到激烈的武术等各式运动。

汉朝统治中国四百年，至公元 220 年结束。汉朝最著名的医生是张仲景（公元 150—219 年），在他那个时代，医学的核心虽然已不是《黄帝内经》，但依然建立在某些核心概念的基础上，如"脏腑"和"五行"。张仲景在汉朝末年四处行医，那时叛军和汉末军阀之间的战争，导致了大规模的贫穷和混乱。这种令人绝望的境况引起了大范围的营养不良和传染病，因此，张仲景等那个时代的医生接收了很多病人。张仲景撰写著作，介绍了中国传统医学中许多药物，被称为《伤寒杂病论》。像之前的书一样，这本书的原始理论经过后人的修订，已变得含糊不清。第一部分《伤寒论》（风寒引起的疾病）涵盖了当时常见的传染病，其症状主要有属于"阳"的发烧等和属于"阴"的发冷和寒战等。这一部分介绍了 100 多种以草药为基础的处方。比如，含麻黄、桂枝、炙甘草和杏仁的药剂可以缓解某些发烧症状。第二部分为《金匮要略》。张仲景指出，虽然世界上有成千上万种疾病，但归结起来，病人死亡主要有三个原因：外因，即外力（神灵精怪或"致病因素"）侵入身体内部；内因，即有害的力量或者产物沿着"气"的经络蔓延到"脏腑"的各个部位；如果不是上面两种原因，那原因就属于一种很庞杂的类别，包括昆虫叮咬、动物咬伤、武器创伤以及性虐待。

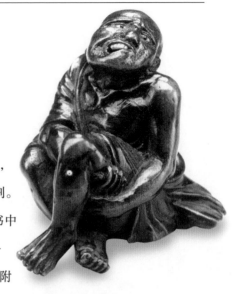

艾灸的痛苦
这座19世纪的塑像描绘了正承受着艾灸治疗痛苦的病人。
他的胫骨上有一处很明显的烧伤痕迹。

《金匮要略》主要讲述了身体的内部，列出了以植物为原材料的250多个配方和药剂。肾阳虚可能带来腰痛、腿软的症状，所以书中建议的治疗方法是服用金匮肾气丸，这是一种用于治疗"肾气"的药方，主要成分为附子、丹皮、茯苓、生地黄。

传统中医也会使用动物制品。其中包括治疗眼疾的蛇肉、治疗甲状腺肿大的海马粉、治疗皮肤溃疡和褥疮的大象皮糖浆。关于中国古代外科手术的资料非常稀少。那个时代留下名字的外科医生很少，其中有一位就是华佗（公元143—208年），他也精通针灸和其他治疗方法。众所周知，他发明了一种通用的麻醉剂，被称为"麻沸散"，其主要成分是酒，再添加一些秘方——大麻、罂粟、曼陀罗（一种茄科类植物）、风茄等材料的提取物，甚至会将这些东西全部混合在一起。

艾属植物艾蒿，主要用于名为"艾灸"的疗法，和许多东方的古老实践一样，一直延续至今。艾灸经常与针灸结合在一起使用。艾蒿的几个种都有不同的名字，如日本的蓬（yomoge）和艾叶（gaiyou）、朝鲜艾蒿（ssuk）、中国的艾叶和黄花艾。干燥的艾蒿会被做成柱状放置到皮肤的穴位上，在那里闷烧，等皮肤表面有灼烧感时再去除。如果医师建议，也可以一直留着灼烧皮肤（这可能会导致水疱和疤痕）。

以上是直接艾灸的方式。而在间接艾灸的方式中，处理过的艾蒿会被压成艾条，点燃之后拿到皮肤表面，用其热量和烟气处理该部位。还有一种治疗方式：把艾柱固定在插入皮肤的针具周围或者顶部，将其点燃，直

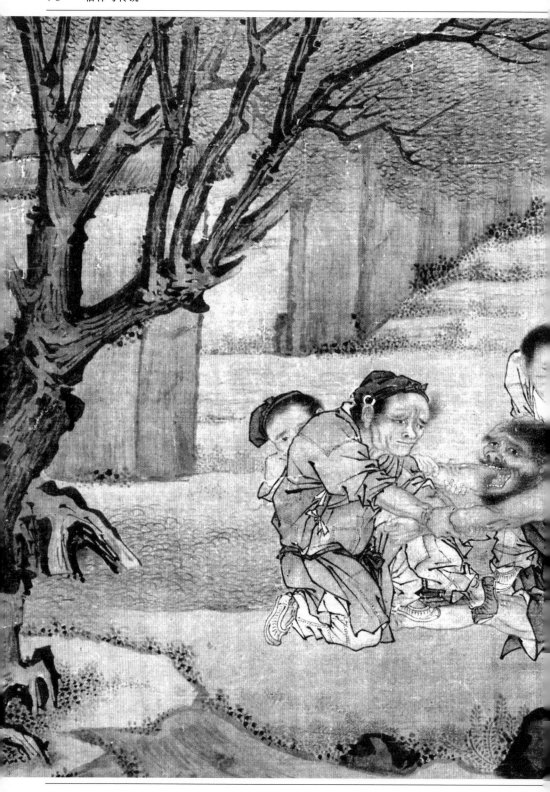

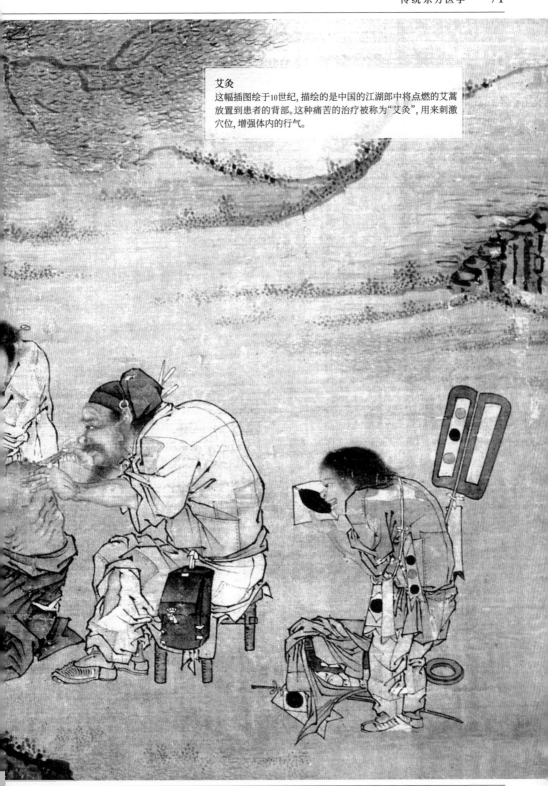

艾灸

这幅插图绘于10世纪，描绘的是中国的江湖郎中将点燃的艾蒿放置到患者的背部。这种痛苦的治疗被称为"艾灸"，用来刺激穴位，增强体内的行气。

到医生认为起效为止。艾灸主要用于症状为湿、冷、行动迟钝和活动困难等的疾病。其目的是祛寒、温经，通过刺激使气再次正常运行。这种方法可以用来治疗肌肉疼痛、关节僵硬、头痛、胃肠疾病、月经疼痛或紊乱，甚至不孕不育。

古时候，艾灸从中国传到周边国家和地区，其中包括朝鲜，朝鲜人民将艾灸和传说中 4 000 余年前建立朝鲜的统治者檀君联系了起来。在传说中，檀君的母亲熊女原是一头熊。熊女想变成人类，于是她接受考验，在一个洞穴中苦修 100 天，远离阳光，只吃大蒜和艾蒿。熊女坚持下来，实现了自己的愿望，不久后便生下了檀君，而且至今在朝鲜传统医学中，艾蒿和大蒜都占据着非常重要的地位。

朝鲜医学传统的许多理论知识和实践经验都来自中国。然而，前者往往更重视疾病的内因，其中包括饮食习惯、生活方式、个人性格、行为特征等。"阴阳"和"五行"的概念之外还有六气（yuk-gi）——大气中寒、暑、火、风、燥、湿六种自然现象的影响。当这些自然现象的影响变得不均衡，人就会生病。约 1614 年的李氏朝鲜时期，杰出的宫廷御医许浚（1540—1616 年）撰写了《东医宝鉴》。这本书包括五大部分：内景篇（内科），主要是心脏、肺、肝、脾、肾等的疾病；外形篇（外科），包括如骨骼、肌肉、血液、皮肤等的疾病；杂病篇，包括焦虑过度、黄疸、妇科疾病等；汤液篇（药学）；针灸篇。这本著作奠定了朝鲜医学的基础，使其自成一派，不再受其起源也即中国医学的影响。

自从公元 5 世纪开始，中国古典医学也极大地影响了日本正在发展中的医学实践，其中很多理论知识是通过朝鲜传播过去的。日本医生将中国医学的元素融入自己的医疗体系中，形成了"汉方医学"。汉方医学包括针灸、按摩等多种技艺，并且还发展出了独有的诊断方法和丰富的草药库。

日本最早的医学著作之一《大同类聚方》，共 100 卷，在桓武天皇的敕令下于 808 年编纂而成。该书内容极为广泛，涵盖了当时的医学知识、民间偏方，也包含宗教和信仰的产物。984 年，《医心方》问世，其作者是日本医生丹波康赖。这又是一本基于中国古代资料编撰的日文著作。15 世纪，日本的医学传统在根本上还是传承自中国的，曲直濑道三（1507—1594 年）出现后才将其"日本化"。道三是在京都长大的禅宗佛教徒，学医的地方是日本最早的教学机构之一——足利学校（现位于东京以北的地区）。在那个时期，日本和中国明朝之间进行了大量交流，两种文化不断交换着医学观点和临床经验，并从中获益。道三积累了大量的信息，其中包括传统的中医理论，还有日本本土的学术知识。这样庞大而无形的知识积累最终被综合进了他的著作——《启迪集》。这本书强调了"对症下药"的医学逻辑，成为日本医学进一步自主发展的核心力量。

　　汉方医学强调草药疗法，现在是日本国家健康医疗体系的一部分，受到控制和管理。像许多东亚的古典医学体系一样，它延续至今，而且与时俱进。

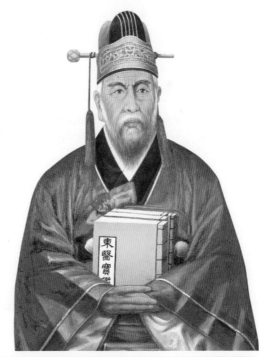

朝鲜医学大师
名医许浚撰写了《东医宝鉴》，这是一部具有决定性意义的朝鲜传统医学书籍。

阿育吠陀医学

世界上大多数主要文明都有一位所谓的"医学之父"，他是现实中或者神话中的人物，为一个经久不衰的医疗体系打下基础，而古代社会的性质决定了此人通常是男性。在印度，遮罗迦扮演了这一角色。约 2 300 年前，他搜集、记录了大量资料，并将其精炼成为一部经典著作，这部著作构建了印度传统医学阿育吠陀（Ayurveda）医学的雏形。这就是《遮罗迦本集》（*Charaka Samhita*）。

"本集"（Samhitas）即文集或概略，一般的写作形式为诗歌、赞美诗或祷文。这个词最初是指印度最古老的宗教典籍或经文——四部《吠陀》（*Vedas*）本集，它们可以追溯到至少 3 000 年前，是在更古老典籍的基础上发展而来的。在吠陀传统上衍生出了阿育吠陀［其中"阿育"（Ayur）意指"生命"，"吠陀"（Veda）意指"知识"］，这套医疗体系与包括古希腊（见 30~39 页）和古罗马（见 40~47 页）在内的其他传统体系有着相似之处。阿育吠陀概念的核心是五种基本元素，即水（jala，又名 ap）、火（tejas，又名 agni）、土（prithvi，又名 bhumi）、气（pavana，又名 vayu）、空或以太（akasha）。这些元素以不同比例结合或相互竞争，就产生了三大主要"能量"（dosha）——大致对应于身体中的液态成分，

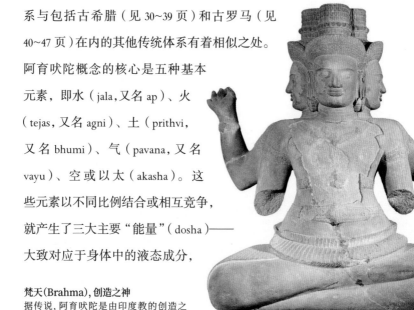

梵天（Brahma），创造之神
据传说，阿育吠陀是由印度教的创造之神——梵天赐予人类的，用于缓解我们的病痛。

欧洲人称之为"体液"（见 106~107 页）。印度的这三大"能量"分别是"风"（vata）、"胆汁"（pitta）和"黏液"（kapha）。与四体液说一样，"能量"间的稳定平衡会使身体保持健康，而"能量"间的失衡就会导致疾病。每一种"能量"的特性都与一种特定类型的疾病有关。"风"是以印度教风神的名字命名的，如果"风"过盛，就可能导致消化问题，如腹部绞痛、便秘、胀气等。"黏液"则关系到痰和黏液，流动缓慢且具润滑性，因为"黏液"附着在呼吸道和消化道等体内通道上，所以有一定的保护功能。因为"黏液"控制这些湿气较重的组织，所以一旦不平衡就可能会导致感冒、咳嗽和哮喘。这种"能量"沿着被称为"输管"（srotas）的通道在全身上下转移、流动。在某些形式的阿育吠陀中，"输管"还携带着营养和废料，甚至还有知识或者信息。

《遮罗迦本集》描述了 13 种"输管"。其中 3 种是身体和环境之间的接口，形成了一些管道，用于吸气、进食和饮水。另外 7 种与"组织"（dhatus，见下文）有关，其他 3 种则负责运走废料。其他阿育吠陀经典的作家又添加了 3 种"输管"——脑海中思维的流动、月经时血液的流动、哺乳期奶水的流动。这 16 种"输管"在很大程度上被如今的阿育吠陀医学所继承。

阿育吠陀医学的另外两个深层次的核心概念是"组织"和"阿耆尼"（agni）。"组织"是结构部件，类似于身体组织。七大"组织"分别是血液、淋巴、肌肉、骨骼、骨髓、脂肪和生殖器官的分泌物（精液和卵子），并且每种"组织"都具有相应的"能量"通道。所以肌肉组织（mamsa）伴有携带营养和废物的"肌肉输管"，而骨髓组织（majja）对应着供应骨髓营养的"骨髓输管"；而且在这种情况下，营养物质也会供给包括大脑在内的神经和神经组织。"阿耆尼"的大致意思是"消化之火"，是阿育吠陀中的终极奥义。"阿耆尼"是印度教火神的名字，在阿育吠陀中指人体的吸收能力，以及对许多生理过程的处理能力，包括饮食和新陈代谢等综合生化反应，甚至包括经验和记忆，同时"阿耆尼"还可以点燃或焚烧废料以将其去除。

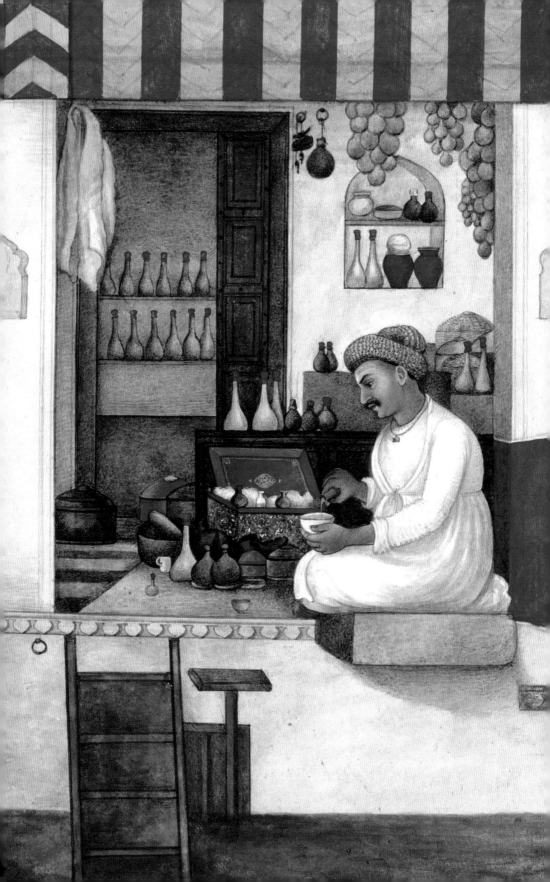

遮罗迦的经历鲜为人知。他可能出生于公元前 300 年到前 200 年之间，而且可能是一名宫廷医生。根据传说，梵天（印度教的创造之神）将知识传授给另一位神——昙梵陀利（Dhanvantari）。他希望借此来缓解人类的病痛。然后，昙梵陀利就将其传给人类，通过一些老师传授给他们的学生，包括阿提耶（Atreya）和阿格尼吠沙（Agnivesa），并最终传给遮罗迦，遮罗迦就将其撰写为一部开创性的著作——《遮罗迦本集》。几百年来，他的原始文本经过了人们反复的修订和校对。这部百科全书式的著作有着诗一般的写作风格，包含 8 个主要部分，有 120 多章、8 400 多节（一种方便学生记忆的表达方式）。它主要研究阿育吠陀医学中被称为内科医学（kaya-chikitsa，即"体内治疗"）的领域。与希波克拉底的教学内容一样，《遮罗迦本集》介绍了一个医生需具备的素质，并指导医生应该如何检查病人以找到疾病的根源，以及如何预后和开具处方进行治疗。这些治疗方法对身体的伤害都很小，其中包括具体的饮食、锻炼以及超过 2 000 种以草药为基础的治疗方法。整部《遮罗迦本集》的重点是通过保持良好的卫生习惯和健康的饮食习惯来预防疾病。

阿育吠陀的另一部开创性的伟大著作是《妙闻本集》（Susruta Samhita），这部著作可能是在《遮罗迦本集》几百年之前编写的。它主要研究的领域是阿育吠陀的外科手术（shalya-chikitsa），作者据说是妙闻，此人是与遮罗迦一样身份模糊不清的人物，其生平可以追溯到约 2 500 年前。《妙闻本集》同样也经过后人的修订和扩充，而且考虑到其中有关创伤的内容，这本书中有一部分可能撰写于冲突和战乱时期。

《妙闻本集》涉及的范围很广，它从理论和实践两个方面介绍了许多复杂而大胆的外科技术，也介绍了许多医疗器具和药物。尽管其中的细节在之后的许多版本中各不相同，但都包括拔牙，使用套管针（一种注射器）排液，修复疝气和骨折，静脉放血疗法（见 132 页），眼科手术（包括

阿育吠陀医学
这幅19世纪的油画描绘了一位印度药剂师正在配制阿育吠陀的药品。阿育吠陀的准则制定于公元前500—前300年，在21世纪依然意义重大。

白内障切除手术），扩大狭窄的食道或尿道，使用强酸、强碱或烙铁灼烧痔疮，剖宫产等手术流程。这本书还介绍了如何进行手术训练，包括在动物尸体和蔬菜上练习刀功。它提供了处理并发症的方法，包括急性出血、腹泻、呕吐、咳嗽、勃起功能障碍和不孕不育。这本书总共描述了超过1 000种医疗病例和800种治疗方法，其中大部分是草药治疗。《妙闻本集》从主流阿育吠陀医学中的三大"能量"出发，提出了第四种"能量"——"血"（rakta），这一"能量"在标准体系中属于"组织"。这使阿育吠陀医学更接近于希腊的四体液说，但第四"能量"的概念，并没有得到普遍认可。

在《妙闻本集》和《遮罗迦本集》之后，公元4—6世纪时，《八支心要集》（Ashtanga Hridayam）和《八部功总集》（Ashtanga Sangraha）问世。这两部书可能是伐八他（Vagbhata）的著作，此人是佛教医师和医学权威，生活的地点可能在如今的巴基斯坦。伐八他将《八支心要集》的内容组织为八个（ashta）部分：内科，妇幼科，心理和精神方面的问题（我们称之为精神病学），头、眼、耳、鼻部位的疾病，普通外科，毒理学（如治疗口服中毒和蛇毒），复健学和包括催情药治疗在内的性医学。作者引用或借鉴了两部更早期作品，但更侧重于人体解剖学和生理学，并加入了最新的手术和药物知识。

阿育吠陀第四个令人崇敬的来源是《鲍尔古本》（Bower Manuscript），这部手稿是以英国军方情报官员汉密尔顿·鲍尔（Hamilton Bower）爵士的名字命名的，此人于1890年在中国西北地区工作时发现了这本手稿。《鲍尔古本》与《八支心要集》大致属于同一时期，可以追溯到公元6世纪甚至4世纪，手稿中包含大量有关药品尤其是阿育吠陀医学的信息，并且收录了很多食

"一个人'风'行无阻……
即可无病无灾、长命百岁。"

《遮罗迦本集》

疗处方。《鲍尔古本》开头详细引证的草本植物之一就是大蒜（Allium sativum，印地语为 lahsun，梵文为 lasuna）。这种最受崇敬的植物原本来自中亚，大概产自喜马拉雅山脉以西的兴都库什山脉。大蒜药用方法的记录可以追溯到至少 5 000 年前，至今仍是阿育吠陀建议使用最多的草药疗法之一。阿育吠陀医学的另一部开创性的著作《迦叶波本集》（Kashyap Samhita）解释道："大蒜的种味辛辣、茎味咸苦、叶味干涩，而它的"果报"（vipaka，阿育吠陀术语，表示消化后的效果）却芳香。"伐八他提出大蒜

印度圣人
妙闻，阿育吠陀医学经典《妙闻本集》的作者，公元前6世纪生活在印度的瓦拉纳西地区。

对于复健、"顺畅"消化和用作综合兴奋剂都很有帮助，此外它也被推荐在咳嗽和感冒时用于解除充血和祛痰，而且（因为具有我们现在所说的抗菌功效）它可以缓解皮肤问题，包括鼠疫溃疡、瘰疬（结核病的一种形式）溃疡、天花出疹、麻风病病变、狂犬咬伤、口腔和阴道的鹅口疮等。

在阿育吠陀医学中常常会使用两种香料，分别是肉桂和豆蔻。肉桂皮，取自锡兰肉桂（Cinnamomum verum）及相关树木，因对"黏液"这一"能量"有着强大的疗效而闻名，这就使它有助于治疗呼吸系统的问题，如感冒、咳嗽、鼻塞、咽痛和呼吸道感染等，也有助于治疗消化系统疾病，如胃部灼热、消化不良、腹痛、腹泻等。豆蔻，取自小豆蔻（Elettaria）及豆蔻属（Amomum）植物，被视为"温性"的，用于平衡"风"和"黏液"两大"能量"。同样，豆蔻通常用于解决肠胃疾病，如恶心、胃痉挛、胀气等，还可用于肺和呼吸道疾病，包括鼻炎等过敏问题。它也因可以促进食欲、刺激普通组织而闻名。

与许多传统药物类似，在阿育吠陀医学的故乡，仍在广泛使用各种形式的阿育吠陀医学。在近代，它也传播到其他地方，成为当代医学的补充形式（见 320~327 页）。

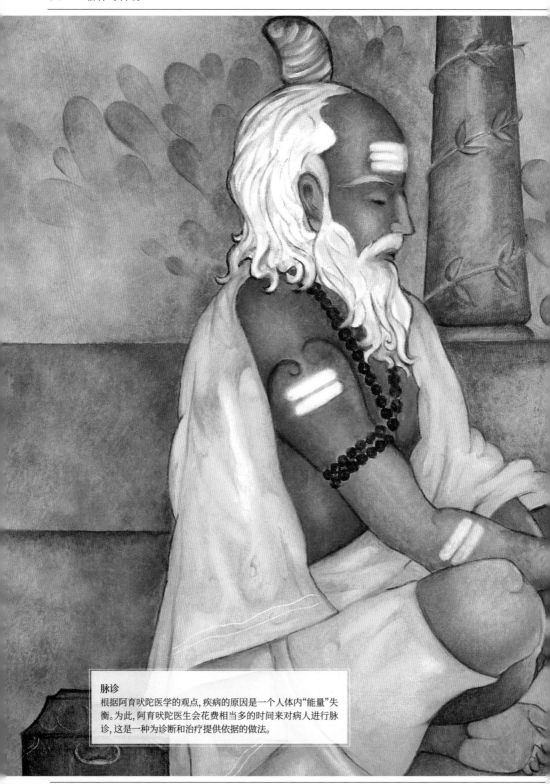

脉诊

根据阿育吠陀医学的观点, 疾病的原因是一个人体内"能量"失衡。为此, 阿育吠陀医生会花费相当多的时间来对病人进行脉诊, 这是一种为诊断和治疗提供依据的做法。

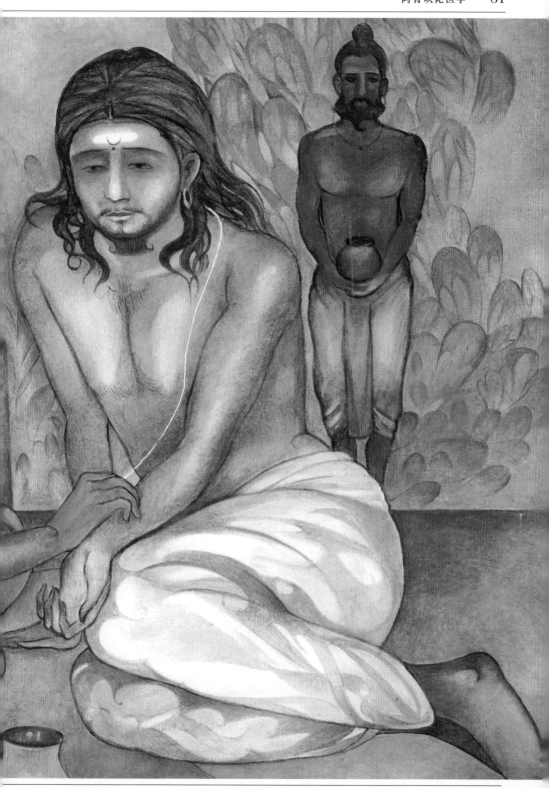

美洲土著医学

自从 15 世纪 90 年代欧洲最早探索美洲新大陆，他们就发现了庞杂的土著居民，这些土著居民有着独特的文化、语言、习俗、服饰、仪式和医疗体系。北美主要部落的数量必定超过了 500 个，算上小部落的话总数可能超过 1 000 个。虽然每个部落都遵循自身的信仰，使用各自抵御疾病、治疗病人的方法，但它们仍然有很多共同点。许多北美土著居民视健康为思维、身体和精神之间的平衡，治愈疾病的方式就是解决一个人生命中的失衡问题，包括通过供奉神灵、修复个人的思想和情感、接受实际的护理比如按摩或药材治疗等。这一过程中的关键人物，即所谓的部落医生、男（女）巫医或者萨满（见 88~89 页），被视为人类世界与不可见的神界之间的媒介。大多数医生都接受了全面的训练，其中包括给资深医生做学徒。他们获得了知识和经验，用其来评估健康问题的症状和病人自身的复杂情况。这些医生学习如何挑选、准备药材，如何举行仪式，如何使用象征物、符咒和供品，如何与自然亲密接触，如何读取来自神灵的标志和符号中蕴含的信息。其中很大一部分是保密的，因为与其他人讨论这些问题可能会触怒神灵。

许多医者都带有包袱或袋子，其中装着被称为医学工具的珍贵物品和象征物。这些往往都是天然物品，如骨骼、羽毛、水晶和毛皮。医药包中通常都会装有医药烟斗。吸食草本植物等天然物质是治疗仪式的核心，而最神圣的植物就是烟草。吸烟后呼出的烟雾使人的呼吸清晰可见，而呼吸被认为关乎一个人生死。烟草也是一种人们向神明祈愿时奉上的供品。在

阿拉帕霍人的医学
这幅图片可追溯至约1899年，图中是一名身着传统服饰的阿拉帕霍巫医。

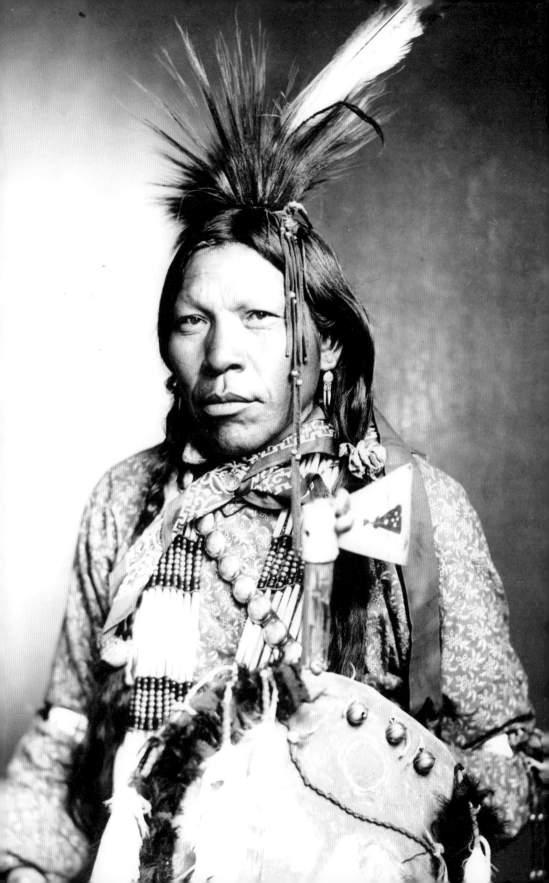

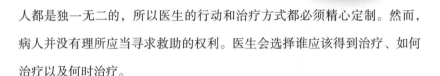

萨满的鼓
世界各地萨满使用的召唤神灵、使治疗起效的乐器也各不相同，例如这种美洲土著居民的鼓。

治疗过程中，医生会将烟草的烟雾吹到病人身上以驱走魔鬼，然后烟雾升空，为上界神灵带去消息。在召唤神灵、询问其所需物品的过程中，击鼓和诵经也非常重要。医生很少因其救助而收取费用，但他们会接受供品——尤其看重烟草。每个病人都是独一无二的，所以医生的行动和治疗方式都必须精心定制。然而，病人并没有理所应当寻求救助的权利。医生会选择谁应该得到治疗、如何治疗以及何时治疗。

　　北美人过去大量将草药和其他植物用作药材，其中一些现在仍被医生使用。咀嚼柳树皮或者叶子，或者用其煮水，都是治疗从头痛到关节僵硬等各种疼痛的方法。柳树皮中含有乙酰水杨酸（ASA）或水杨酸，是阿司匹林（当今世界上最为普遍、最为有效的药品之一）发挥止痛、消炎、解热等作用的活性成分。柳树皮在缓解蛀牙和脓肿疼痛方面尤其有效，因此柳树获得了"牙疼树"（toothache tree）的绰号。

　　对于美洲土著居民来说，最为普遍和备受推崇的药材就是鼠尾草。它被视为一种身体和灵魂的强效净化剂，人们认为它可以将祈祷带给神灵，也可以净化空气。它传统的医药用途不可胜数——用于胃、肠、肺、肝等内脏疾病的内服药，用于伤口、烧伤和皮疹的消毒药膏，还可以作为烟来吸或者作为茶来喝以起到舒缓作用。鼠尾草是蒸汽浴室——一种传统的棚屋形状、拱形屋顶的建筑——燃烧的主要药材之一。蒸汽浴室的设计风格和建筑材料各不相同，但往往由易弯的树苗定形，再覆盖上动物皮毛。它创造了一个狭小、幽暗、平静的空间，水倒在高温岩石上产生蒸汽，混合着从闷烧的药材中冒出的烟雾。岩石通常是由浴室附近的火种加热，再用鹿角转移到室内，放在里面的一个凹坑中。医生会将烟雾吹到病人身上，这是治疗仪式的一部分。

美洲土著医生使用数百种药材和其他植物。他们将石炭酸灌木（creosote bush）的叶子煮成一种茶，用于缓解如支气管炎、肺炎和肺结核等呼吸道疾病。金雀花拳参（broom snakeweed）的浸泡物被用于帮助妇女分娩。柳叶马利筋（pleurisy root）一般用于多种呼吸问题，是效果极佳的祛痰剂。山茱萸内侧树皮煮沸后冷却得到的提取物，通常用于结肠灌洗。马薄荷（horsemint，又称为香柠檬、蜂香薄荷）的用途多种多样，其用冷水或热水浸泡后的产物可用于缓解背部和头部疼痛，制成药膏可用于防治感染，制成漱口水可用于缓解牙痛和牙龈肿痛。黄刺蓟（yellow-spined thistle）的花煮沸、浓缩后得到的提取物用于治疗皮肤的烧伤、烫伤、褥疮和其他病变。雪松的芽和叶煮沸之后小口饮用可以缓解喉咙疼痛和咳嗽。

14世纪以来，阿兹特克人统治着如今位于墨西哥中南部的地区。他们也掌握着一个庞大的药材库，而且认为许多形式的疾病都是由神和精灵降下的。疾病的其他来源包括瘟疫、地震、洪水、火山爆发等自然灾害。阿兹特克祭司也认为，疾病不时地"拜访"人类纯粹是神明的玩笑或娱乐，而不是对忘记祈祷等罪行的惩罚。为了安抚神明、摆脱疾病，病人可能会被"谴责"，"谴责"的方式是鞭打或使用荆棘或尖刺刺穿皮肤，这一过程可

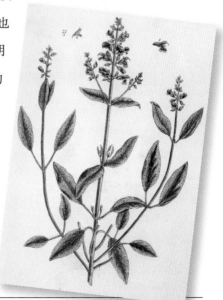

医用鼠尾草
鼠尾草是美洲土著医学中最强效的药材，它将人们从众多疾病中解脱出来，也是一种与神灵沟通的方式。

能伴有用动物甚至人的献祭。阿兹特克最常见的"药物"之一就是龙舌兰酒（pulque，又名 octli），是由一种龙舌兰属的植物（maguey，又叫美国芦荟）经过发酵得到的酒。这种酒通常供统治者或祭司饮用，但也可以提供给任何病人，可以加入其他药材、树皮和树根来帮助缓解隐痛和各类小病的症状。阿兹特克的另一个特色是使用黑色的火山玻璃岩——黑曜石（obsidian）。医生将其研成粉末，并擦到皮肤上用于治疗溃疡、皮疹、伤口。更加特殊的做法是将南瓜属植物、葫芦（阿兹特克语为 ayonel-huatl）果肉、鹰粪混合在一起，用于促进孕妇的分娩。

在公元第一个千年中，阿兹特克帝国兴起之前的尤卡坦半岛和中美洲北部地区，玛雅人建立了一个有着复杂医疗体系的先进文明。他们认为身体、思维、神灵在疾病上负有同等责任。比较特别的是，他们认为疾病的部分原因是患者的不良行为或不当行为。治愈疾病需要将仪式、典礼、供奉的神像和起象征作用的供品结合在一起献给愤怒的神明，以安抚他们的情绪、洗刷自己的罪行。玛雅人用文字记录了他们的一部分历史和实践。他们的治疗手段非常丰富：使用草药催吐剂和泻药清理身体内部，并进行按摩，在蒸汗浴室（类似于北美的蒸汽浴室）中进行"桑拿会诊"。此外，类似于北美文化，玛雅人也有专科医生或巫医，被称为"阿人"（ah'man），"阿人"相当于现代的医生、草药师、心理医生和顾问。"阿人"会花时间陪着病人，询问有关他或她的生活、习惯和行为的详细信息，逐渐找到关注点和问题，比如一段不愉快的关系、抑郁或自我怀疑，这些都可能导致疾病。"阿人"会使用如里韦亚草（turbina）、仙人

"进食之前，总是需要花点时间来感谢食物。"

阿拉帕霍谚语

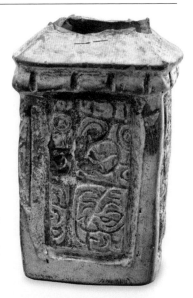

玛雅药材罐
这种陶瓷罐子可以追溯到约700年，玛雅的"阿人"用它来储存包括烟草在内的药材。

掌类的乌羽玉（peyote）等植物和蘑菇，现在我们知道，这些植物都具有致幻性，会使他们进入一种恍惚状态，而他们认为这使他们更接近神明。他们使用较多的植物之一是含羞草属的一种灌木——细花含羞草（*Mimosa tenuiflora*，西班牙文为 tepezcohuite，葡萄牙文为 vinho de jurema）。它的叶子和种子，特别是根皮经过浸泡、煮沸、烘烤、发酵后，可以用于治疗皮疹、咳嗽、背痛等大量疾病。他们常将植物提取物与动物（尤其是爬行动物）身体的一部分、鸟蛋和鸟粪混合。

　　南美亚马孙地区的雨林，被誉为世界药用植物的宝库。吐根（*Carapichea ipecacuanha*）的地面根和根茎，经过处理之后可以充当催吐剂，尤其当患者吃了令人不适的食物或中毒后用来清胃。为了捕猎动物，亚马孙的猎人射出的飞镖和箭头上都涂有箭毒（curare，又名 ampi），这是一种攀蔓植物南美防己（*Chondrodendron tomentosum*）的提取物。其活性成分是 D- 筒箭毒碱，可以作为肌肉松弛剂，也可以作为手术过程中附加的麻醉剂。南美土著居民也广泛使用古柯树（*Erythroxylum coca* 或 *E. novogranatense*）。他们把这些植物的叶子作为一种提神剂来咀嚼，以抵抗疲劳、口渴和饥饿。其活性物质可卡因（cocaine）是一种强大的兴奋剂，在被更安全和高效的化合物替代之前，可卡因在西方医学中主要被当作一种局部麻醉剂。然而，可卡因被当作非法兴奋剂使用，包括"可卡因"毒品（coke）和它的游离碱形式"霹雳可卡因"（crack-cocaine），极易上瘾，在全世界范围内造成了严重问题。

萨满医学

许多传统社会或部落社会中都有萨满或"巫医",是一种祭司、医生和教师的结合职业。萨满被认为与神界有一定的联系,并且会使用据说可以治疗和预防疾病的仪式和护身符。

面具(1497年)

易洛魁族的萨满会戴一种断鼻面具,代表一位传说中的医生——哈多埃(Hado'ih)。哈多埃在与创造神互相展示精神力量时被一座山撞伤了鼻子。

医药罐(公元100—1550年)

这个墨西哥陶罐带有神祇的形象,很可能属于一位萨满,可能曾装有在治疗仪式中使用的致幻剂。

萨满的法冠(19世纪)

这个法冠由阿拉斯加茨姆人(Tsimshian)的一位萨满所佩戴。它由山羊角制成,表明了这位萨满的信念,即他能够化身为这种强大动物的元神。

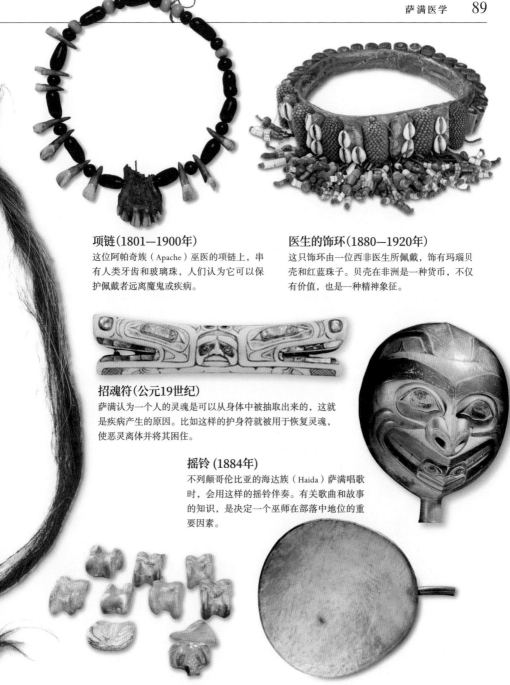

项链（1801—1900年）
这位阿帕奇族（Apache）巫医的项链上，串有人类牙齿和玻璃珠，人们认为它可以保护佩戴者远离魔鬼或疾病。

医生的饰环（1880—1920年）
这只饰环由一位西非医生所佩戴，饰有玛瑙贝壳和红蓝珠子。贝壳在非洲是一种货币，不仅有价值，也是一种精神象征。

招魂符（公元19世纪）
萨满认为一个人的灵魂是可以从身体中被抽取出来的，这就是疾病产生的原因。比如这样的护身符就被用于恢复灵魂，使恶灵离体并将其困住。

摇铃（1884年）
不列颠哥伦比亚的海达族（Haida）萨满唱歌时，会用这样的摇铃伴奏。有关歌曲和故事的知识，是决定一个巫师在部落中地位的重要因素。

卜骨（1880—1930年）
萨满的任务之一就是在精神旅程中找到重大问题的答案。一位非洲萨满在这些占卜仪式中使用的工具是动物椎骨、鹅卵石等类似的物品。

手鼓（公元19世纪）
萨满使用打击乐器，特别是鼓，来拍出节奏。连续的鼓声有助于萨满进入另一种意识状态，在这一状态中萨满可以与神界沟通。

非洲和西亚的医学传统

非洲与美洲土著的医疗体系（见 82~87 页）有着某些相似之处。大体来说，健康状况不佳的根源都会首先被看作是灵魂或超自然层面上的，源自神明和神界，而不是身体或周围环境中的自然因素。疾病之所以会"拜访"某个人，通常是因为品行不端或罪行，违逆神意、祖先或当地部落的记忆，或者是干扰到了自然界中植物、动物、土壤、岩石、水之间的和谐。要使治疗起效，就需要通过供品、仪式和献祭来安抚神灵，而病人也应当感到自责和忏悔。神灵也会建议使用实际的治疗措施，往往是以草药为基础，但也可能是按摩、特殊饮食、禁食、净化等治疗方法。这些都是神灵通过有着专业知识和权力的传统医生来做的，医生充当着人类世界和神界之间的媒介。这些人的称谓多种多样：医师、治愈者、巫医、占卜师、萨满（见 88~89 页），还有数以百计的地方叫法。

基于科学的现代医学，会从一系列选项中识别出最有可能的疾病，比如区分胸膜炎、支气管炎和肺炎。许多传统的非洲医生并不使用这种方式诊病，而是去寻求疾病的终极根源，根本原因是惹怒亡灵或触怒诸神。找到病因之后，传统医生就会确定疗法中精神层面的内容，比如使用什么咒语和供品。同时也会建议使用草药

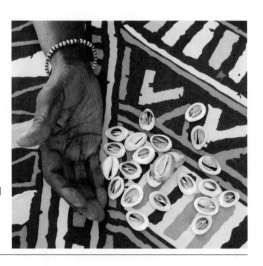

读懂神意
签占术是占卜的一种形式，在占卜时，将石头或贝壳投掷到地上形成一定的图案。这些图案会揭示出一个人的过去、现在和未来。

等实际的治疗措施，其选择的依据主要是每种治疗措施附带的象征意义和它对于病症的已知效果，两者的重要性大致相同。

一些病人可能需要医生具有占卜师的技能。占卜在全非洲都很普遍，其形式多种多样，力图解读过去、预言未来。用火来占卜（pyromancy）时，占卜师要从火焰或火花中读出符号，或者把东西扔到火焰中看它们如何燃烧。在以水为基础的占卜（hydromancy）中，占卜师会研究水的涟漪、飞溅或倒影，或观察物体在水中的运动，如细枝和叶子如何漂浮。这对疾病的原因以及如何应对这项疾病给出了提示。用骰子占卜（cleromancy）则使用附有很多神秘力量的特殊物体，占卜师将这些物体扔或掷到地上，从它们落下后的排列形式或图案中就可以得出治疗建议。被用作骰子的物品包括石头、种子、细枝、骨头、牙齿、贝壳、皮肤、干眼珠和新鲜的内脏等动物身体的一部分。每个占卜师都有自己的一系列神圣物品，他会从中选择与每一种具体病情有关的物品。还有一种类似的占卜方式是地占（geomancy），在占卜时物体会被投掷到地面画着的图案上。

出于某些医学目的，有些占卜师工作时会沉默不语，而另外一些则会背诵咒语、韵诗或法术。他们可能会与病人交谈并试探性地提问，这有助于其确定行动方案。有些占卜师不使用实体器物，而是通过自身进入一种恍惚状态，直觉上接收来自神界的意识。恍惚状态是可以自我诱导的，可以通过将吟唱和舞蹈相结合而实现，也可以由草药或其他物质所引起。

在布基纳法索和科特迪瓦的洛比人（Lobi people）之中，占卜师被称为"布尔"（buor），他们使用被称为"巴提巴斯"（batebas）的神像或雕像，上面刻有让它们通达神界的图案。医药占卜师会坐在合适的雕像面前，握住病人的手。当占卜师询问神灵时，他会感受病人手的动作，或是握紧或是放松。这些变化都表明了疾病的潜在原因，为治疗提供了意见。

为了治愈病人，传统非洲医学通常治疗病人的精神（或宗教领域）和肉体两个方面。一些治愈过程着重于恢复病人和神之间的和谐关系。这会

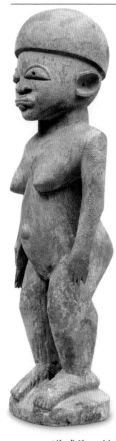

洛比雕像
布基纳法索和科特迪瓦的洛比人使用雕像来呼吁神灵进行精神上的救治。

涉及法术和仪式上的供品，比如钱、食物、饮料、衣物、珠宝等。神会通过医生要求献祭一只动物——可能是野生动物，如猴子、蛇，也可能是家养牲畜，如鸡、山羊甚至牛。这一过程可能是给动物放血，然后让病人喝它的血。

　　许多非洲医生都是草药专家，他们有着关于其所在地区植物、蘑菇、毒菌及其他真菌类的渊博知识。紫罗兰树（*Securidaca longipedunculata*）以各种当地的称呼为人们熟知，如"uwar maganigunar""ezeogwu""mpesu""chipvufana""mufufu""umfufu"和"maba"。其主要的药用部分是树根和树皮，和很多药物一样，大剂量使用这种草药也是有害的。少量的紫罗兰树根、树皮和树叶出现在治疗头痛、牙疼、咳嗽、呼吸道感染、性传播疾病、便秘等很多小病的药方中，通过泡水或者熬汤来口服。这种药汤也可以在人体皮肤上局部应用，如将其擦到头皮上（治疗头痛）、用绷带浸泡包裹肿胀的关节（治疗关节炎），或用于清洗患部（治疗皮肤褥疮、蚊虫叮咬、蛇咬伤、溃疡）。南非的文达人（Venda）用高粱和玉米的根磨成的粉末制成一种饮料，用于治疗"下体缺陷"的人。

　　非洲南瓜或曰胶苦瓜（*Momordica balsamina*，又名 mohodu、nkaka、intshungu）是另一种广泛传播的药用植物。其树皮、叶子、果实和种子全都被利用了起来。在非洲西南部的奥卡万戈（Okavango）地区，其果实用水或植物油浸泡后会成为湿敷药物、药膏和涂抹油的一部分，可以用于治疗皮肤溃疡、割伤、疔疮、跌打损伤、烧伤、水泡和痔疮。

　　另一种广泛使用的传统草药非洲臭木（*Prunus africana*），也有很多当地的称呼，如乌干达的"entasesa"、埃塞俄比亚的"tikuur-inchet"、坦桑尼亚的

"m'konde-konde"、肯尼亚的"muu'iri"和南非的"inja'zangoma-ilimn'ama"。传统医生建议使用它的树皮配制药品，来治疗胃疼和肠道疾病、发烧、割伤和擦伤、男性生育力低下和排尿困难。

为治疗泌尿系统问题，现代生物勘探者正忙着在非洲中西部的雨林中寻找天然药材，以将其转化为最新的"灵丹妙药"。从臭木上提取的树皮被大量工业化加工成为一种药物——非洲臀果木（pygeum）。它被销往全世界，用于治疗男性前列腺肿大（良性前列腺增生）而导致的泌尿问题。采伐树皮导致了许多区域野生树木的稀缺，为了使采伐更具有可持续性，很多地方建起了种植园。

北非和东非的传统医学，早已与地中海东部和西亚的医学发生了"异花传粉"。驼队和远洋船只运来了草药产品和植物本身，进行贸易。比如乳香木（Boswellia sacra）可以生产出用于制作香水、芳香疗法（见 324 页）和草药治疗的传奇香料。这种小树生长在非洲西北部和阿拉伯半岛干燥、多岩的地区。它的树胶和树液被提取和收集起来制作乳香。乳香的芳香气味据说可以净化"瘴气"（miasma），而"瘴气"历史上被认为是造成疟疾和可怕的黑死病（见 54~55 页）等传染病的原因之一。乳香在北非和亚洲各地都被当作药品使用，可用于多种病情。口服乳香据说可以缓解胃疼、溃疡性结肠炎等消化系统疾病。当地医生建议把它作为一种烟雾或蒸汽药剂吸入，用以治疗呼吸道感染、胸闷和气喘。乳香也会被加入软膏和乳膏中用以解决皮疹、湿疹和割伤等皮肤问题。

乳香颗粒
乳香是由乳香木中挤出的树胶和树液制成的，一直用于治疗呼吸道感染、胃部疾病和皮肤问题。

人类自古以来就知道乳香。在《圣经》中，东方三贤士将乳香赠予婴儿耶稣。希腊的希波克拉底（见 30~39 页）和罗马的盖仑（见 40~45 页）也提到过乳香，中世纪的伊斯兰教

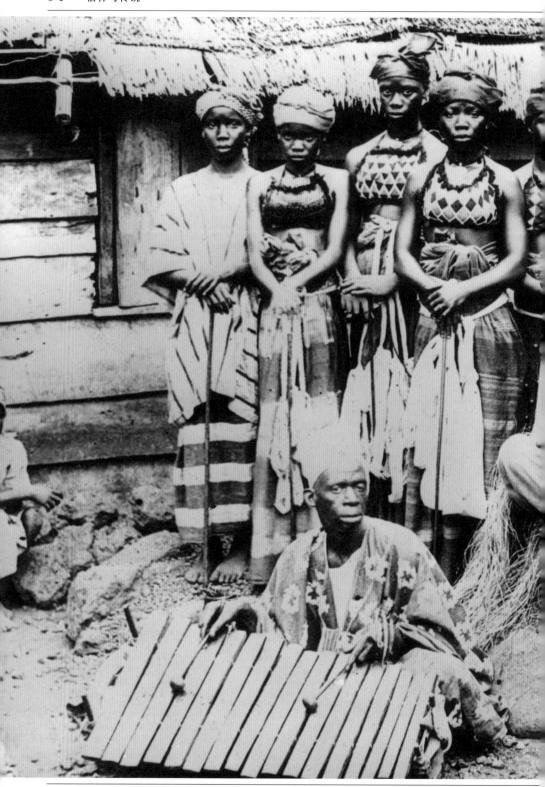

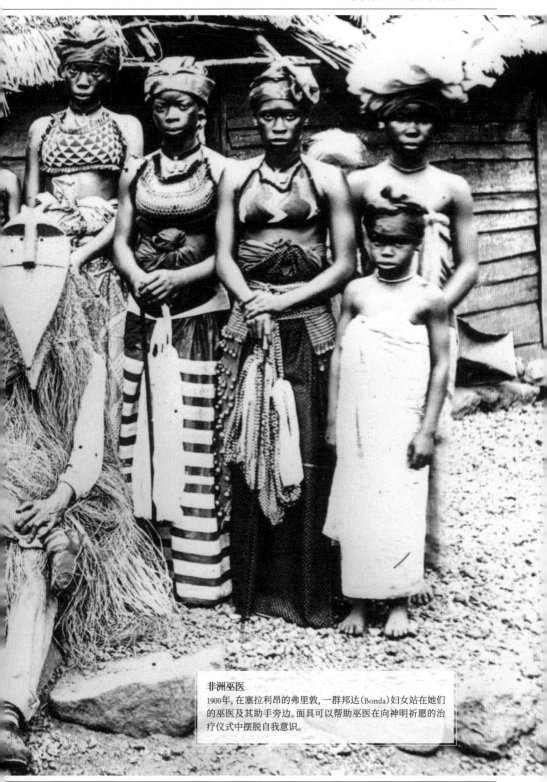

非洲巫医

1900年，在塞拉利昂的弗里敦，一群邦达(Bonda)妇女站在她们的巫医及其助手旁边。面具可以帮助巫医在向神明祈愿的治疗仪式中摆脱自我意识。

"人的死亡方式，取决于其职业。"

非洲谚语

名医伊本·西拿（见 100~105 页）认为乳香对于控制发烧、呕吐、腹泻非常重要。

另一种树木产物几千年来一直都很出名，那就是乳香脂（mastic，又名 arabic gum），取自乳香黄连木（*Pistacia lentiscus*）。将它作为药物来咀嚼可以缓解口臭、牙疼、牙龈红肿、口腔溃疡，也可以直接服下，对抗胃溃疡和肠易激等消化紊乱。将苔藓垫在乳香脂与橄榄油等植物油的混合物中浸泡，可用于包扎蛇咬伤和蚊虫叮咬伤。

不要把阿拉伯胶（gum arabic，又名 meskar、awerwar、chaar-gund）和乳香脂混淆，阿拉伯胶来自金合欢树属某些特定的树种，特别是阿拉伯胶树（*Acacia senegal*）。阿拉伯胶有很多工业用途，例如在糖果、油漆等多种产品中被用作一种黏合剂和胶合剂，除此之外，阿拉伯胶在非洲和亚洲的传统医学中也有着悠久的历史。其舒缓的自然特性被认为可以缓解刺激、减少炎症、促进体内薄膜和表皮的愈合。在某些地方，阿拉伯胶还被用于治疗浮肿、局部疼痛和乳头发炎。

另一种被传统亚洲医生高度赞扬的树液（树胶）是阿魏（asafetida），提取自大茴香（Ferula）。阿魏原产于伊朗和阿富汗，它的名字取自于其恶臭（"腐臭"的气味）和苦涩的味道。药用的阿魏大部分来自大茴香的地下茎和主根。古往今来，阿魏在阿拉伯世界一直很受欢迎，用于治疗消化不良、缓解疼痛、治疗感冒和咳嗽，而且根据情绪，还可用作弛缓药和催情剂。这也体现了一种全球流行的观念——良药必然苦口（如果一种药品闻起来、尝起来都很糟糕，那它就一定很有效）。

阿魏在非洲和西亚经典医学中还有另一种用途，一种驱邪的辅助手段。在从病人身体和思想中驱逐"恶灵"的仪式上，阿魏连同大蒜这一

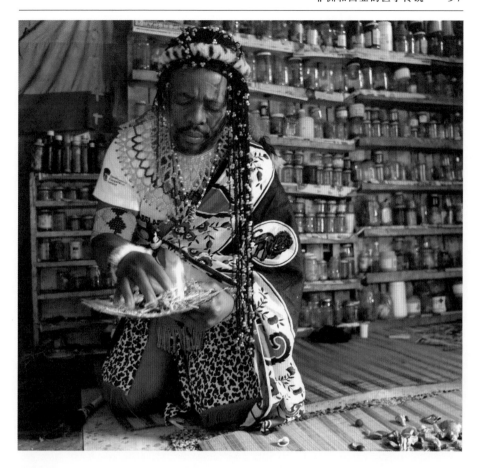

辨读火焰
火占术是一门古老的艺术，用于辨读火焰中能显出过去和未来的符号。医生可以使用火占术来获悉病人的病情。

额外的刺激物一起戴在病人脖子上。3 000 多年以前，在巴比伦王国，宫廷医师埃萨吉尔-金-阿普里（Esagil-kin-apli）编纂了被称为《驱邪手册》（The Manual of the Exorcist）的著作。这本著作指导驱邪的训练和实践方法，写有仪式、符咒、预兆和象征物的细节。萨吉尔-金-阿普里也撰写了《诊断手册》（Diagnostic Handbook，又名 Sakikku）。这本书中有大量关于各种症状的摘要及其潜在的病情，也有很多占卜造成疾病之神明的方法。

科学医学
的兴起

（900—1820年）

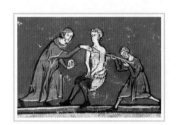

欧洲陷入黑暗时代，伊斯兰教扩张至西亚，享受着他们的黄金时代。其著名的医师有拉齐和博学多才的伊本·西拿（欧洲人又叫他阿维森纳，他著有 40 多部关于健康、医学和养生的巨著）。跟随希腊和罗马的脚步，伊斯兰学者不仅让艺术和医学科学继续薪火不绝，而且将它们发扬光大。

在文艺复兴时代早期，西方医学就从停滞中成长起来，并变得更加专业化。大学开始建立医学院，设立医学资格认证，这很快就造就了一批医学精英。但当时仍然有离经叛道者的生存空间。1543 年，在意大利城市帕多瓦，安德烈亚斯·维萨里突破当时的成见，创作了巨著《人体构造论》，打破了盖仑的魔咒，迎来了一个崭新的时代，让医生开始更相信自己的眼睛、耳朵、双手以及对病人的检查和问诊。另一位非正统的人物，是被称为"理发匠手术师"（barber-surgeons）的法国医生安布鲁瓦兹·帕雷，惨痛的战场救护经历，让他把外科手术师从一个卑微行业提升为受人尊敬的工作。

自古以来，心脏和血液的作用就是人们猜测的主题。1628 年，英国医生威廉·哈维将自己早期的想法和自己的研究结合起来，解释了心血管系统的运作原理。1798 年，另一位英国医师，爱德华·詹纳（Edward Jenner）开创性地在自己的实验室发明了天花疫苗接种法。1590 年左右发明的光学显微镜，经过了几百年仍未能充分在医学中得到应用，但在 19 世纪，德国医师鲁道夫·菲尔绍（Rudolf Virchow）突破性的工作，让光学显微镜成为现代医学的一个重要分支（细胞病理学）的基础。

拉齐、伊本·西拿和阿拉伯的复兴

公元5世纪，西罗马帝国已经衰落。在西哥特人、汪达尔人和其他众多入侵者的攻击之下，罗马的军事力量、社会秩序、公共卫生，以及医疗服务都变得支离破碎。整个社会动荡而无序，文字作品，包括历史记录，变得愈发零散和稀缺。欧洲被拖入了所谓的"黑暗时代"。相比之下，在大约公元8世纪的中东和西亚，伊斯兰教的传播迎来了一个黄金时代。在巴格达一带，人们对哲学、文学、艺术、建筑和科学的追求，在智识进步的时代蓬勃发展。人们汇集、记录、发展和传播知识。在健康和医学领域，拉齐和伊本·西拿（阿维森纳）是影响深远的两大伟人，他们的巨著在接下来500多年中都占据主导地位。

拉齐（公元866—925年）来自历史悠久的波斯（现在的伊朗）城市雷伊（Rey，现在属于德黑兰）。他接受医学教育并成为一位医师，在雷伊和巴格达的医院都担任高级职务。就像当时所有伟大的思想家一样，拉齐广泛地活跃在医疗、炼金术和化学领域且无一不精，此外他对哲学、伊斯兰教等其他信仰，以及其他知识层面也有所涉猎。他是个广博而多产的作家，撰写了50多部主要著作和200余种小册子。在医学领域，他从许多著名的历史作品中获取灵感，其中包括希腊的希波克拉底（见30~39页）和罗马的盖仑（见40~45页）

穆罕默德·拉齐
阿拉伯复兴时期的伟大人物，对医学的众多领域都做出了伟大贡献，尤其在儿科和眼科方面。

的著作，他自身的波斯传统，印度阿育吠陀医学的方法（见 74~81 页）以及中医的概念，如阴阳和气（见 64~73 页）。他借鉴了这些作品，将它们组合起来，用那个时代最新的知识将其完善，并且加入了作为一个经验丰富的医师通过深度观察和临床治疗得到的经验。

拉齐倡导严格的道德准则和仁慈地治疗病人，这些正呼应了希波克拉底的理念。他意识到，有些疾病本身是无法被治愈的，不能因此而谴责医生，同时也不应该一味追求可能导致病人生活质量恶化的所谓"治疗"。他认为，医师们有责任开展研究，吸收最新的医学知识和实践经验，礼貌对待每一位病人，对他们付出同等的关注。拉齐是公认的眼科（当时的一门伟大专业）专家，尽管他本人遭受着白内障的折磨，并且渐渐失去了视力。

在临床上，拉齐可能是第一位记录了天花和麻疹之区别的医生，恐怖的天花可以夺人性命，麻疹虽不致命但却能引发衰竭病症。他支持疾病的"发酵理论"，即血液会像发酵酿酒那样沸腾起泡，再通过皮肤将病态的蒸汽排出——表现为水泡的痘和麻疹的疹。他在著作《论天花和麻疹》（al-Judari wa al-Hasbah）中提出："麻疹病人更频繁地感到烦躁不安、恶心、焦虑……而天花病人则会感受到更明显的背部疼痛。"

在治疗上，拉齐描述了许多种药材和矿物质，也介绍了几种含汞药物。他同样也改善了医疗器具。他根据对炼金术和化学的研究，采用了新型器皿和工具，其中包括研磨用的杵和臼，搅拌用的烧瓶以及储存用的小瓶，这些工具将沿用数百年。他也是较早建议使用动物内脏进行手术缝合，并提倡使用熟石膏一类物质来固定患处和保护病人的医生。

拉齐著述甚丰，其中包括两部大百科全书式的作品，涵盖全科医学理论和实践、医学哲学和生活。其中之一是《曼苏尔书》（意为献给曼苏尔的医书，拉丁文书名为 Liber almansoris），书名是为纪念拉齐家乡雷伊的统治者曼苏尔·伊本·伊沙克。全书共十章，涵盖饮食、卫生、解剖学、生理学、病理学理论，以及诊断、治疗和手术等医疗实践的各个方面。另一部巨著是《医学集成》[*Kitab al-Hawi fi al-tibb*，拉丁文书名为 *Continens Liber*（直译为《德性生活》)]。其中包括拉齐的临床观察、笔记和记录的多卷汇编，以及他对于古罗马和古印度时期医学经典的理解。其中一些卷由他自己编纂，还有一些则在他死后由别人编纂完成。

这两部书很快就在伊斯兰世界确立了地位。它们被翻译成其他语言（包括欧洲的拉丁文），在其后数百年间一直是给医师和医学生的推荐读物。拉齐还著有许多小册子、文章和评论，从对医师能力的误解，到午餐前后的水果均有涉及。

在拉齐之后的一百年，伊本·西拿（980—1037 年）以其拉丁文名字阿维森纳，在西欧享有盛名。他兴趣之广泛，甚至超过拉齐，而且著作产量更加庞大。他出生在历史悠久的丝绸之路重镇布哈拉（今属乌兹别克斯坦）附近，可能在 18 岁的年纪就获得了医师资质。这之后，他在西亚的波斯地区广泛地旅行。在这期间，他学习大量知识，行医治病，讲授各种主题的课程，写下了 40 多部关于身心养生的作品，并设法获取了统治者的保护。这其中包括了哈马丹（现伊朗北部）的统治者埃米尔沙姆·昂道拉（Sham ud-Daula），伊本·西拿在其身边度过了他医师和学者生涯的最后十年。他最出名的两部著作分别是《治疗论》(*Kitab al-Shifa*) 和《医典》(*Al-Qanun fial-Tibb*)，《医典》是他的杰作。《医典》大约出版于公元 1025 年，迅速在伊斯兰世界获得卓越声望，之后又被从阿拉伯语翻译成波斯语、拉丁语和欧洲其他主要语言，甚至还被翻译成中文。这本书影响之

"事物必然存在的原因就是
这个事物的本质。"

伊本·西拿

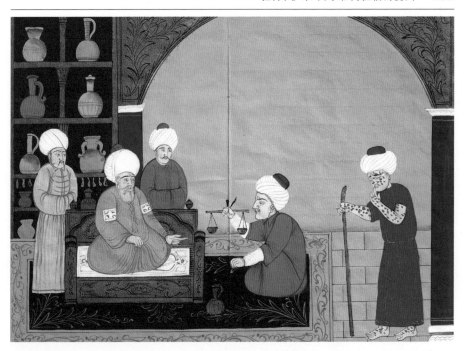

治疗天花
土耳其文版《医典》中的小插图,伊本·西拿正在准备救治一名天花病人。

后欧洲和世界其他地区的医师和医学生长达五百年,至今仍然被视为医学史上最杰出的作品之一。

《医典》最吸引人的部分,就是它系统而有条理的编排组织,以及它广泛齐全的涉及范围,无论是医学生还是执业医师,都可以将它当作参考书。它精选、总结并扩展了古代的医学知识,并且将其与当时先进的诊断和治疗思想相结合,特别是关于传染病和药物治疗的部分。

如果以现代眼光去看,很难理解《医典》中的许多内容。在书的第一部分,伊本·西拿认为,医学是"了解人体健康与否的科学……它的目的就是要让人们保持健康或者在失去健康时重获健康身体"。基于那个时代的医学理念,他援引并描述了很多造成疾病的原因——元素、体液、性情、形式因、动力因、偶因、生命活力、生命能力等,这些都令现代人感到陌生。其中有些理念来源于更早的年代,如四种体液和四种气质都来自

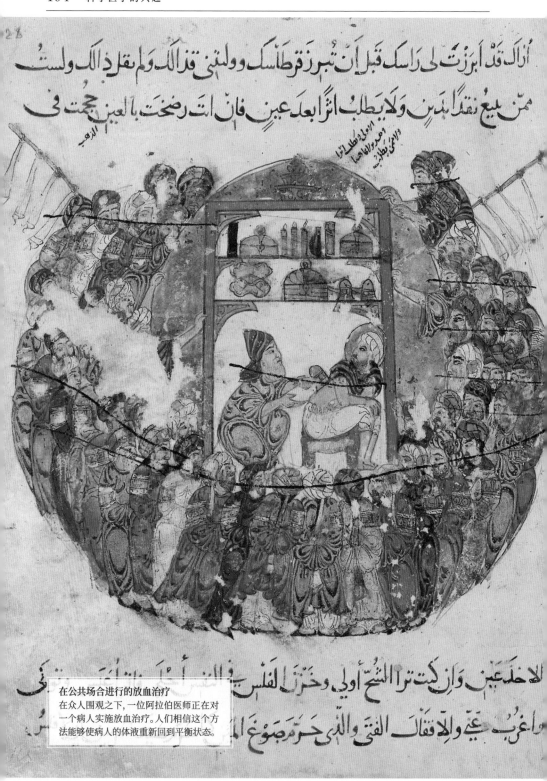

在公共场合进行的放血治疗
在众人围观之下，一位阿拉伯医师正在对一个病人实施放血治疗。人们相信这个方法能够使病人的体液重新回到平衡状态。

希波克拉底的描述，还有一些概念是对拉齐和其他医学家的想法的改编，其余则是伊本·西拿自己的思想。

《医典》有五个主要部分。第一部分涵盖了人类健康和疾病的根源，以及人体结构和功能的各个方面。伊本·西拿认为可以通过观察和解剖来认识人体，但疾病的根源和治疗方法应该通过推理和演绎得出。伊本·西拿对大脑和眼球进行了详细描述，列举了普遍的治疗步骤。书中还指出，通过锻炼、饮食和睡眠的方法保持健康是最好的。书的第二部分有关药物，列出了超过 700 种矿物质制剂、草药提取物、合成药物，以及其他药品的综合信息。第三部分论述身体不同部位病症的诊断和疗法，从大脑和神经，到眼睛、耳朵，一直写到脚和脚趾，也包括肿胀和关节痛的治疗。此外也涉及影响整个身体的状况，例如感冒、中毒、叮咬、各种骨折，甚至还有肥胖。第五部分列出了各种复合疗法及其用途。

《医典》中也包括一些伊本·西拿的个人经历、奇闻逸事，以及他的一些建议和看法。他思考肺结核传染性的本质，以及一些疾病是如何通过水源和土地传播的。书中还有对一些性行为的看法，例如男性和女性的手淫："（患有癔症的）女性不应该自己通过摩擦自慰……这应该只适合于其丈夫和医生。"

拉齐和伊本·西拿，弘扬和发展了那些源于古希腊、古罗马却已经渐渐被欧洲淡忘的医学知识，并且将它们通过君士坦丁堡和贡沙普尔（Gundeshapur）传播到巴格达和布哈拉，它们在那里和来自印度与中国的知识相结合，最终又被翻译成欧洲语言传播回欧洲，成为文艺复兴的根基。古典医学思想的觉醒开启了一个新时代，医学院自此逐渐遍布欧洲、中东和世界各地的大学。

四种体液

古希腊人相信人体内含有四种体液——血液、黄胆汁、黑胆汁和黏液。为了保持健康，四种体液应该维持平衡。它们的比例会随着饮食、活动、季节，或者年龄而改变。从公元1世纪的盖仑时代（见40~45页）到1800年，医师们都相信通过放血疗法能够去除身体多余的体液，恢复其自然的平衡。

十二星座的放血图示

英国，1486年

英国约克郡的理发匠手术师行会的一个装置，被用来计算放血的时间。装置上有两个可旋转的圆盘："太阳指针"指向需要接受治疗的日子；"月亮指针"（现已丢失）指向月球所处的周期和相应的星座。每个星座对应一种元素和一种体液，在对身体相关部分（见下图）进行放血时要避开该月相。

四种元素

有关"元素"的最古老的理论可以追溯到古罗马时期，但它对中世纪的基督教医师仍存在影响。在该理论中，世界上所有的事物都是由四种物质构成——气、火、土、水。每一种元素都和一种体液相关：气与血，火与黄胆汁，土与黑胆汁，水与黏液。古时的著作家也将身体各部分和元素相联系，例如，肺部与气有关，消化系统与火有关。

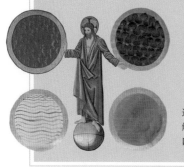

这是一幅15世纪的图解，展示了基督对四种元素的整合。

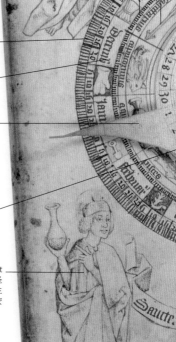

十二星座，每一个都连接着四种元素之一

每一个星座对应30度

施洗者约翰，医生行会的守护神之一

每周的天数

每年的月份

可移动的"太阳指数"圆盘被设置为需要治疗的日子

数字表示月亮的周期

圣科斯马斯（Saint Cosmas），医生圣人，右边是他的孪生兄弟，圣达米安（Saint Damian）

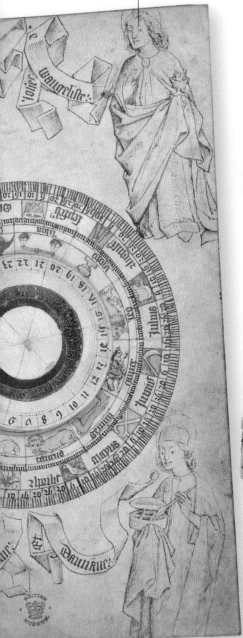

传福音者约翰，医生行会的另一位守护神

四种气质

根据体液学说的理论，医生认为，体液影响一个人的性格、情绪、外貌和心理健康。盖仑命名了四种气质，每一种都和一种特定的体液相关，并且受到它的影响。

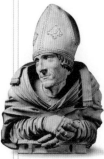

多血质

多血质（受到血液影响）的男人或女人，被认为是冲动、友善和善于与人交往的。与此类气质相关的其他性格还包括勇敢、积极向上和贪图享乐。

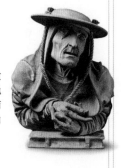

胆汁质

人们相信是黄胆汁使胆汁质的人充满雄心壮志，并使他们更容易成为好的领导。而这胆汁质者的缺点是更倾向于发脾气。

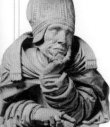

黏液质

黏液质的人一般都很放松，可以成为忠实的朋友，并且能够在危机中保持冷静。然而，他们也有过于冷漠的倾向。

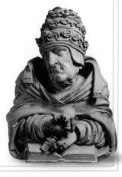

抑郁质

那些具有抑郁气质的人，是受到了黑胆汁的影响，他们被认为更消极，经常遭受失眠之苦。他们同样也被认为是有思想、有创造力并且具有艺术气息的。

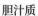

医学院和学院生活

大多数城市都有医学院。实际上，只要人们的生命安全还面临威胁，就需要训练有素的专业医务人员和官方认可资质的医学院。然而，在中世纪早期的欧洲，却远非如此。当时，几乎所有人都能获得从医资格，从医资格因此变得泛滥。医疗和宗教错综复杂地交织在一起，许多疾病都被视作对今生或是前世之罪恶的惩罚。牧师、僧侣、修女在教堂或修道院的医务室里治疗病人，没有固定诊所的巫医则四处鼓吹其药剂的神效，让那些乐意相信的人为它埋单。随着伊斯兰黄金时代的成就逐渐传入欧洲，上述状况都在公元 10 世纪末开始改变。

第一所被医学界认可的欧洲院校，是位于意大利西南部萨莱诺的萨勒尼塔纳医学院（Schola Medica Salernitana）。在这里，拉齐（见 100~102 页）和伊本·西拿（见 102~105 页）等阿拉伯医师和传播者的重要医学著作被翻译成欧洲学者通用的拉丁语，这些著作记载了古希腊和古罗马的医学知识，以及阿拉伯医学家们的先进经验。其中许多著作来自卡西诺山（Monte Cassino）的图书馆，那里是一个本笃会的重要宗教中心，位于萨莱诺西北通向罗马的道路上，距离萨莱诺 120 千米。

阿尔法努斯一世（Alfanus I）是医院的灵魂人物之一，他自 1057 年起在萨莱诺担任大主教将近 30 年。作为一个精通多种语言的医师，他曾建立医学院，翻译阿拉伯文献，之后又运用自己的大主教地位增加了医学院的经费，扩大了医学院的权利。这一时期的另一主要人物是非洲的康斯坦丁（Constantine the African），他大约在 1065 年，初次来到了萨莱诺。康斯坦丁是突尼斯的商人兼学者，他走遍了伊斯兰地区，收集了大量书籍。他不仅精通阿拉伯语和拉丁语，同时也了解西亚和印度的医学知识。在他几次访问萨莱诺后，阿尔法努斯鼓励他定居在此，继续他的研究。在这之后，他翻译了许多长篇专著，这些翻译作品在之后的 500 年中一直是欧洲医学图书馆的镇馆之宝。康斯坦丁还在医学院进行教学和示范工作，直到他生命的最后，在卡西诺山皈依基督教，成为一名基督徒。

在公元 1000 到 1100 年，萨莱诺的医学院的名声开始传播开来，萨莱诺逐渐得到了"希波克拉底之城"的美称。医生、治疗师、外科医生和药剂师纷纷前去学习进修，获取学位。无数疾病出现了被治愈的希望，或者至少不再是无可救药的。阿拉伯和犹太医学的影响继续通过地中海进行传播，希腊和罗马的知识也被纳入经典文献。萨莱诺成为医学知识进入欧洲的大门。在萨莱诺，训练课程井然有序地开展，学生只有完成一个等级课程的学习，才能继续修习下一级课程。这里的学生要先学习 3 年基础课程，之后再进行 4 年医疗实训，其中包括跟随专科医生、外科医生、草药医生以及其他医师的实践训练。从卫生到伦理知识，医学院在所有领域都维持着很高的水平，而且这里（在当时是前所未闻的）也会录取女性并且发放证书，还不仅仅局限在妇科、产科、助产和产前、产后护理方面，而是全部科目均向男女开放。医生的行为举止也是教育实训的一部分。《医生如何到病人家出诊》（ *The Coming of a Physician to His Patient* ）中建议："医生造访病人住所时，不应该表现得傲慢贪婪，而是应该友好谦逊地问候面前的病人……让病人在检查前放

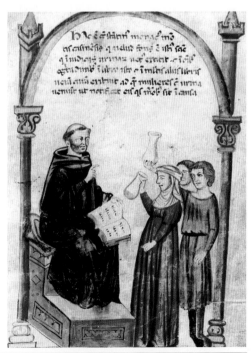

非洲的康斯坦丁
本笃会修士非洲的康斯坦丁在教授验尿——利用尿液来发现疾病迹象的艺术。

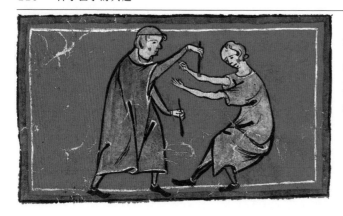

灼烧伤口

14世纪手抄本《大师洛格瑞斯的外科手术》(*The Surgery of Master Rogerius*)的小插图展示了一位萨莱诺医学院的医师正在灼烧伤口。

轻松，然后认真仔细地诊脉……那些围在医生旁边的患者亲友，会对医生的迟疑印象深刻，会仔细关注医生口中的只言片语。"

一些医学院将萨莱诺的医学院视为典范，希望能够吸引有能力的医师，获得教皇认可和帝王保护。法国地中海沿岸的蒙彼利埃（Montpellier）医学院就是其中之一。另一个则是公元1200年建于意大利北部的博洛尼亚大学，这里首创了有争议的解剖实训课程，然后又从这里普及到其他大学。但当博洛尼亚大学逐渐成熟，它却再不能够保持"学术自由"的承诺，许多学生转而去了帕多瓦。帕多瓦大学建于1200年前后，其医学院一直是一个先进的机构，在解剖和手术等领域任命了许多自由思想家担任教授职务，其中最著名的是弗兰德解剖学家安德烈亚斯·维萨里（见116~125页）。

公元1300到1400年间，越来越多的有组织的医学院在欧洲各地逐渐建立起来，它们坚持着高水平的学术研究，完美无瑕的道德标准，并且广泛研究从希波克拉底和盖仑到伊斯兰黄金时代的各项进步。这些医学进步使权贵受益，但对于那些乡野农民，医疗卫生还深陷在黑暗的时代之中，根植于宗教和迷信。

菲利普斯·奥里欧勒斯·特奥夫拉斯图斯·邦巴斯图斯·冯·霍恩海姆（Philippus Aureolus Theophrastus Bombastus von Hohenheim）并非出身农民家庭。他出生于瑞士，父亲是名不见经传的医生，鼓励菲利普斯·奥里欧勒斯学习神学和医学，于是菲利普斯最初在瑞士巴塞尔求学，之后去了奥地利的维也纳，然后又求学于意大利的费拉拉（Ferrara）。但是，没有一所大学能够让这个年轻人久留。热衷于漫游的菲利普斯·奥里欧勒斯在成名的欲望和造福人类的想法驱使下，决定改名为"帕拉塞尔苏斯"，意思是"超越塞尔苏斯"，用讽刺的方式纪念古罗马的奥卢斯·科尔内留斯·塞尔苏斯（Aulus Cornelius Celsus）。塞尔苏斯编纂了大量百科全书式的作品，包括《医学》（De Medicina）。当然，"超过塞尔苏斯"也是一句宣言，声明古人不足信也，最好的老师可能并不在大学里，而是大自然本身。

帕拉塞尔苏斯大部分时间都在长途旅行，不仅是在欧洲，而且北至斯堪的纳维亚和俄罗斯，南到北非，东到圣地耶路撒冷和小亚细亚，甚至可能远达印度和中国西藏。他一直在学习知识、治疗病人、设计新手术和药物疗法，以及和持反对观点的人进行辩论。他一生的细节不得而知，但似乎他是一个固执己见且难以相处的人，他性情多变、情绪不定——可能还是一个酒鬼，永远热衷于质疑权威和反抗传统。然而，帕拉塞尔苏斯同样才智敏锐、学识渊博，并且以强烈的意愿撰写并出版了他在众多领域的发现，包括炼金术、宗教、占星术、玄学、哲学以及其他方面。

1527 年，帕拉塞尔苏斯重回巴塞尔担任城镇医生，并成为他曾就学的巴塞尔大学的教授。他发现在那里，他不守常规的观点和对权威的质疑，很快造成了一场争论。例如，他提出，应该让伤口自己排出脓液，而不该将伤口紧紧裹住或进行灼烧。也有人质疑他的经济状况，以及未经市议会和大学委员会许可、私自任命志同道合的违抗命令的初级医师的行为。但他真正的麻烦是在仲夏节焚烧了盖仑、伊本·西拿以及其他大师的著作，

> **"医学有四大支柱——哲学、天文学、炼金术、伦理道德。"**
>
> **帕拉塞尔苏斯**

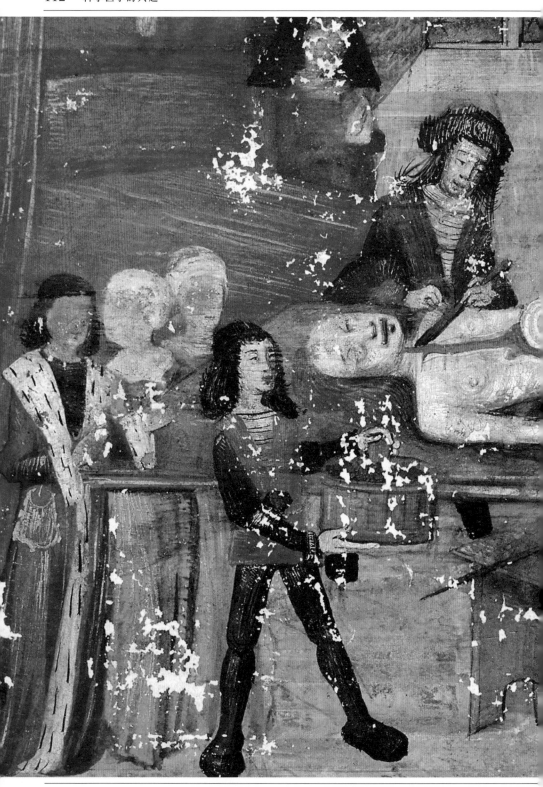

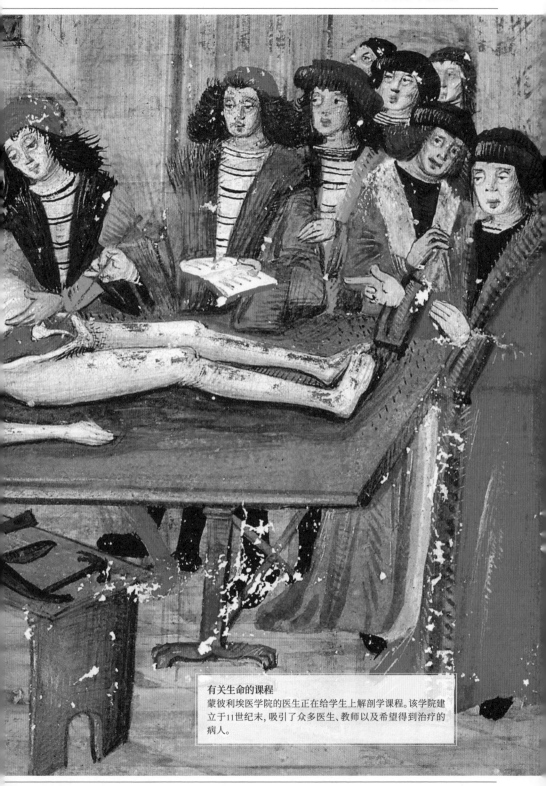

有关生命的课程
蒙彼利埃医学院的医生正在给学生上解剖学课程。该学院建立于11世纪末，吸引了众多医生、教师以及希望得到治疗的病人。

当众表示自己蔑视传统权威。这个行为彻底激怒了当地的医学权威机构。这种模式对他来说已经习以为常：帕拉塞尔苏斯在众人厚望中安顿下来，却惹出大麻烦，在当年就不得不离开此地。

我们现在看来，帕拉塞尔苏斯的学说非常神秘。他坚持古已有之的四体液说（见106~107页），并且他又补充增加了三种"三位一体"的矿物质：盐、硫黄、汞。他声称，这些物质为万物和生命，不论是高山还是人类，它们都提供了某种符合其化学性质的特性。例如，盐意味着稳定和坚固；汞（水银）带来的是改变和转化；硫黄在二者之间进行调和，维持着变化和永恒之间的平衡。

帕拉塞尔苏斯对于医学的全部观点的立论之基是四大支柱：哲学、天文学、炼金术、居中调和的医生之德行。他还阐述了疾病从五个实体的相互作用产生的理论，五个实体即人体自身的体质、星象的影响、毒素、精神的善恶以及上帝。帕拉塞尔苏斯提出了许多观点，其中一个观点认为人体是一个小宇宙——由整个自然界、宇宙或宏观世界蒸馏和凝聚的一个缩影。他写道："人体是一个小世界，或者一个小宇宙，是苍穹中所有恒星和行星，包括地球和各种元素的缩影。"当体内微观世界和宏观宇宙处于平衡与和谐状态时，人就是健康的。这种平衡与金属和其他矿物质的相互作用有一定关系，这些物质既有位于体内的，又有位于体外的，包括岩石、水、土以及空气等。

这些观点反映了帕拉塞尔苏斯对于矿物质持久不变的激情，这也是他对于医学的主要贡献之一。

帕拉塞尔苏斯
讲日耳曼方言的瑞士医生帕拉塞尔苏斯经常被称为"毒理学之父"，因为他在毒药影响人体的研究方面做出了巨大贡献。

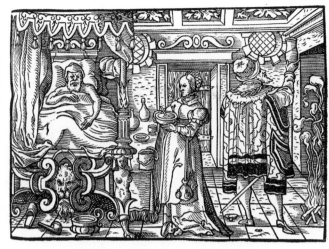

好医生
帕拉塞尔苏斯《外科大全》中的一幅木版画，展现了侍女和医师正在照顾一位病人。这本书鼓励医生到现实中观察和实践，而不是仅仅依赖教科书。

他经常被称为毒理学的创始人，毒理学是关于特定物质（即"毒素"或毒药）对生物，特别是人类的有害影响及如何治疗这类伤害的研究。帕拉塞尔苏斯在广泛的旅行中熟练地掌握了化学、炼金术以及矿物学的技能。他获得知识的来源非常广泛，包括吉卜赛人、法外之徒、迷信的老婆子和农场工人。他提取了大量的物质，主要来源于植物，但也有些来源于土壤、岩石，偶尔也会提取自动物的躯体。他认为，任何物质都兼具毒性和治愈性，这取决于摄入量的多少。在一部著作中，他写道："万物皆毒，无一例外；剂量的大小，决定某物质是不是毒药。"这种观点也导致了帕拉塞尔苏斯推荐使用矿物质汞来治疗梅毒。他还倡导使用改进的方法来处理伤口，也设计了许多新的手术方法。帕拉塞尔苏斯著述广泛，不仅包括论述矿物药及其使用方法的著作，而且包括其他很多主题，从魔法到天文学都有。他最主要的著作是 1536 年出版的《外科大全》（*Die Grosse Wundarzney*），这本书为他带来了名誉和财富。但即使在萨尔茨堡的最后的时刻，他仍然固执地保持独立。正如他所说的："没有人应该属于另一个人，人只应对自己负责。"

维萨里和解剖学

很显然，了解人体的最好方式，就是去解剖一具（最好是新的）尸体，即死于意外或被处死刑的健康人，这样才能保证尸体的内脏结构没有因为疾病而改变。自从解剖学（对人体构造的研究）成为医学的基石之后，事情确实是这样。然而，在 16 世纪早期，一个障碍阻挡了这种观点的产生——这个障碍事实上已经存在了 1300 年，那就是继承自克劳狄·盖仑（见 40~45 页）传统的学派。这是因为这位传奇的古罗马医师关于解剖学、哲学以及疾病的论述，从未被中世纪欧洲的学院派医学界质疑——尽管他的著作曾以各种拉丁语或者拉丁化的文本流传下来，后来又被翻译成阿拉伯语传播回去，再被许多"改良家"做出增添、修改，书里夹杂着各种被反复抄录的、质量和准确性不一的插图。而且，如果有一位医师解剖了一具尸体并且观察到了盖仑不曾描述过的事物，那么不是他的眼睛有问题，就是这具尸体是畸形的，抑或是盖仑的巨著在传承中被人添加了一个错误，也可能是人类的身体构造自盖仑时代以来发生了变化。

无论如何，盖仑绝不可能有错误。

医学进步的幸运是：安德烈亚斯·维萨里（1514—1564 年）并没有陷入盖仑的魔咒中无法自拔。维萨里被尊称为现代科学解剖的创始人，他来自一个医生世家，家族成员是当时哈布斯堡尼德兰王室杰出的御医。他的父亲，安德斯·凡·韦瑟尔

安德烈亚斯·维萨里
弗兰德医师安德烈亚斯·维萨里，用他先驱性的解剖学著作，颠覆了千百年以来的医学教条。

（Anders van Wesel）是奥地利大公夫人玛格丽特、神圣罗马帝国皇帝马克西米连一世及其继任者查理五世的药剂师。他的祖父是马克西米连一世的御医。他的曾祖父曾是鲁汶大学（University of Leuven）的医师和导师。尽管他有医学背景，但他在 15 岁的时候开始在鲁汶大学学习艺术，并且表现出插画天赋。不过 5 年后，他转而去巴黎学医，因为当时的印刷技术已经较为先进，使盖仑和其他古人的著作变得容易获取，维萨里一遍又一遍地阅读这些著作。就是在这里，在导师温特·冯·安德纳赫（Winter von Andernach）和雅各布斯·西尔维于斯［Jacobus Sylvius，即雅克·迪布瓦（Jacques Dubois）］的指导下，他学习到了解剖学，西尔维于斯让自己的学生观察了尸体的内部，这给维萨里留下了深刻的印象。这些课程向维萨里展示了古人的智慧，以及 14 世纪博洛尼亚教授蒙迪诺·德·卢齐的成就，但这些似乎和他在停尸房平板上做解剖时的发现并不一致。

公元 1536 年，神圣罗马帝国和法国发生战争，维萨里返回了勒芬。他获得了基础的医师资格，但和他的上级们发生了争吵。其间，他还偷走绞刑架上罪犯的尸体来提高他解剖的技能。之后，他通过威尼斯来到了意大利声名远播的帕多瓦大学，其才能很快在那里得到认可。1537 年，维萨里从帕多瓦大学毕业，似乎次日就接受了该校提供的解剖学和外科学教授的职位。

当时维萨里在帕多瓦大学的上司，对其离经叛道一无所知，但当他开始教学时，这一切都开始变得显而易见。在西尔维于斯的领导下，他自己操刀解剖，让他的学生观察被解剖的尸体内部。当时的常规是让助手或者低级的理发匠手术师（见 126~133 页）来完成解剖工作，医师在旁边观看，只是为了给盖仑、蒙迪诺和其他大师神圣的著作进行一些补充。维萨里的另一个创新，是以详细的插图来诚实地记录他亲眼所见的标本，而不是仅仅依赖旧时的书籍译本。维萨里利用自己的绘画技术和从职业画家那里得到的建议，绘制了一批准确而巧妙的解剖图。关于维萨里及其创新方法的消息很快传播开来，这促使他于 1538 年出版了早期著作《解剖图谱六幅》（*Tabulae Anatomicae Sex*），其中的插图可能是由扬·凡·卡尔卡（Jan van Calcar，画家提香的一个学生）按照他的手稿描摹而成的。维萨里的著作很快遭遇盗版，这让他的名声传遍欧洲，但这些未经授权复制品的传播也令他困扰。

到 1540 年，维萨里已经编辑了盖仑的一部著作，增加了解剖的插图，校正了一些细节。在博洛尼亚大学进行关于肝脏和肌肉的公开解剖演示时，他也遇见了意大利的顶尖教授——马泰奥·科尔蒂（Matteo Corti）。"暴发户"维萨里正在采用的古怪手法，惊动了一些守旧派。与此同时，帕多瓦当地有一位痴迷于医学的法官，特别认可维萨里的方法，因此他允许维萨里使用被执行死刑的罪犯尸体进行解剖。因此，维萨里不久就拥有了许多被解剖到不同程度的尸体，这些尸体堆满了他在大学的房间——包括他的个人住所。

作为其学术职责的一部分，维萨里拜访了比萨、博洛尼亚、威尼斯等地的多所高校，开展讲学和学术研讨。1541 年对博洛尼亚大学的访问给了维萨里巨大的启发，他意识到盖仑的解剖学著作，特别是关于实际解剖的部分，并非基于人体解剖。当时在古罗马，禁止解剖人体，所以盖仑以动物代替人体进行研究，所以他解剖和描述的都是动物的尸体（包括猪和猕猴等），然后假定人类的内部与它们相似。这种做法事实上在当时很常见，维萨里本人也曾经做过这些。他这时才意识到，这就是他自身的观察

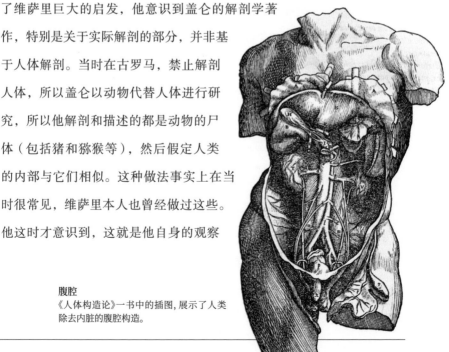

腹腔
《人体构造论》一书中的插图，展示了人类除去内脏的腹腔构造。

"我不习惯未经观察，就用肯定的口气下结论。"

维萨里

与盖仑的巨著存在"差异"的根源，而且，为了医学知识和病人，应该纠正这些"差异"。维萨里拥有许多新鲜的人类尸体，也有一些关于盖仑的新观点，他大胆决定要自己撰写一部解剖学的巨著。两年后，他出版了七卷本巨著《人体构造论》，获得了巨大成功。尽管这部作品卷帙浩繁，价格不菲，但到年末即销售一空。这不仅仅是因为新颖的木版画插图（木版很可能是用威尼斯的花梨木制成的）很大程度上展示了细节和巧妙的操作方法，而且还因为它们贴近生活。插图展示出栩栩如生的姿态和熟悉的环境，其中许多画的背景都在意大利的乡村。有一幅页边插画中画了一只狗，它的一只脚爪是人脚，这或许暗指盖仑的实验对象中有很多狗。

维萨里年仅 30 岁就独自策划了整个项目，而其他人基本只是制作插图。一些专家仍旧推荐由扬·凡·卡尔卡来画插图，他被公认是复制和模仿著作（偶尔抄袭）方面的专家。另一些权威人士考虑由熟悉提香风格的一般工作室艺术家来完成《人体构造论》中的插图。然而，维萨里参与了《人体构造论》一书制作的所有细节，并且决定让巴塞尔的著名出版商若阿尼斯·奥波瑞尼（Joannis Oporini）来制版，他采用凹版方法，将木刻画雕刻在铜板上。书中插图清晰的细节，震惊了维萨里的读者。

《人体构造论》共 663 页，分为七卷，卷类似于我们今天所说的章节，书中总结了维萨里的大量发现。42 厘米 × 28 厘米的庞大版式本身就令人肃然起敬，其中包括 400 多幅单独的图像，并且以特别的纹理和轮廓表现出三维效果，这和当时的平面风格截然不同。当然，书里也讲了维萨里的发现，即形式影响功能。他了解到人体器官的位置、形状、大小，人体组织之间的连接，肌肉、血管、气管和其他相关方面。他的发现还包括：男女有相同的肋骨数量；下颌骨或下颚是一整块骨头，而不是由两块骨头组成的（由解剖狗而产生的错误认识）；胸骨有三部分，而不是七部分（由解剖猴而产生的错误认识）；神经是实心的，而不是空心的，并且它们参与控制肌肉以及感觉；神经不是起源于大脑，就是结束于大脑，而不像自亚里士多德时期所相信的，将其他器官如心脏连接起来；肝脏有两个叶，而不是五个；在血液循环中处于核心地位的器官是心脏而非肝脏；左心和右心的隔膜上，并没有人们很久以前所想象的连通的洞或小孔的迹象——这些都为后来的研究者如威廉·哈维（见 134~143 页）带来了重要的启示。维萨里也对腹腔中几个复杂部分进行了详细说明，例如网膜（腹腔内折叠的组织）。他还指出，肾脏过滤血液以形成尿液，尿液经过长长的输尿管来到膀胱（这之前人们都以为是肾脏直接过滤尿液）。然而，这本书中最关键的部分还是无数的肌肉图像，展示了它们如何通过肌腱和韧带与骨骼相连，以及它们运动的方式。

维萨里不仅是一位有独创性的解剖学家，而且显然在推动他的事业上也很有天分，他将《人体构造论》的第一版，献给了其父曾经服侍过的神圣罗马帝国皇帝查理五世。他将用丝绸做封皮、牛皮纸做书页、手绘彩色插图的特制版图书呈献给皇帝。皇帝也的确适当回应，投桃报李，于 1545 年任命维萨里为宫廷御医。维萨里接受了任命，然后真的烧毁了许多自己的学术著作和笔记，其中也包括数卷盖仑的著作，以此与医学学术界彻底划清界限。

之后，维萨里随皇帝出巡各地，到达各处行宫，在之后的游历中拜访了欧洲大多数地区的盟国。16 世纪 50 年代早期，维萨里还找到一个赚钱的工作，在布鲁塞尔当私人医生，让他拥有了华屋、骏马和一座果园。1556

《人体构造论》的卷首彩色插图
《人体构造论》的卷首彩色插图，展示了作者在布鲁塞尔医学院进行解剖的场景。此书的彩色版本是单独为神圣罗马帝国皇帝查理五世绘制的。

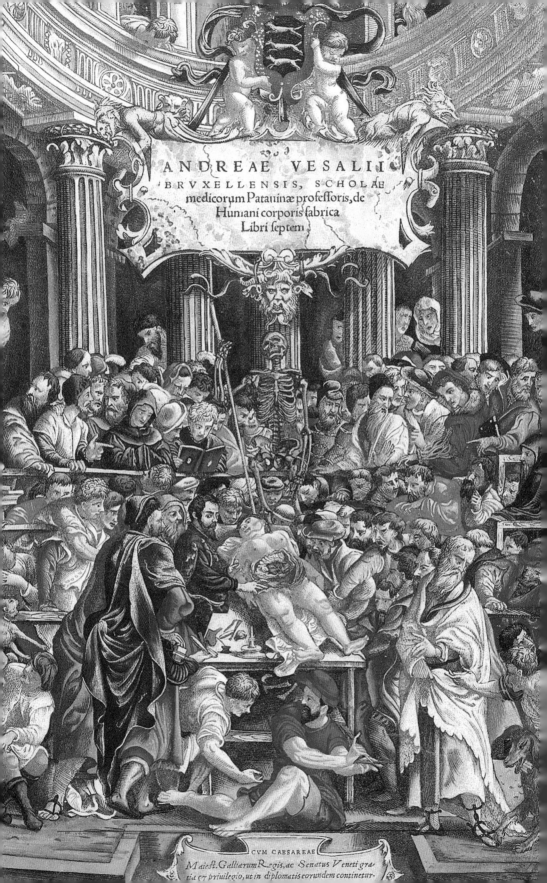

ANDREAE VESALII
BRVXELLENSIS, SCHOLAE
medicorum Patauinæ professoris, de
Humani corporis fabrica
Libri septem

CVM CAESAREAE
Maiest. Galliarum Regis, ac Senatus Veneti gra
tia & priuilegio, ut in diplomatis eorundem continetur.

年，查理五世退位——维萨里可能已经机智地预料到这件事，他给查理五世的儿子腓力献上了一本删减过的"摘要版"《人体构造论》（1543 年，在原版出版后三个月发行）。这个版本有更多图片，并且文字更加简单、精炼，通常被称为《概要》（*Epitome*）。1556 年，正是这位腓力——西班牙的腓力二世——邀请维萨里去当他的御医，维萨里接受了，这也为他带来了荣誉、头衔和财富。

在此期间，有一股反对维萨里的逆流，反对他的方法，反对他无视长久以来的信仰和教条，反对《人体构造论》中的激进观点和他的其他著作——特别是那些反驳盖仑的言论。一些批评家被他冒渎而不道德的解剖行为激怒，说他亵渎"上帝的杰作"。维萨里也被其他显赫的宫廷医师、教授以及其他贵族和有头衔的人嘲笑"只是个理发师"——当时从事解剖的主要是理发匠手术师，他们通常被上层医学阶级（见 126~131 页）视为没受过教育的下等人。尽管批评家们确实从 1555 年出版的《人体构造论》第二版中发现了错误，但维萨里自己很少回应。这一版的知识覆盖面更大，删去了一些动物材料，增加了大量关于女性解剖学的知识，包括妊娠的知识。

1564 年，维萨里准备去圣地朝圣，并进行收集植物的考察，也许是因为想要逃离腓力二世朝廷管辖的范围，以及恶名远扬的西班牙宗教裁判所的压力。他的行程包括耶路撒冷和杰里科，他希望在那里收集和研究有治疗效果的草药。但据说他的行程中断，因为一则消息传到耶路撒冷，他的学生加布里埃莱·法洛皮奥（Gabriele Falloppio）去世，维萨里必须返回帕多瓦，继续他之前的教授之职。维萨里于是返航，但由于恶劣的天气，他在远离欧洲宫廷的爱奥尼亚岛的桑特（扎金索斯）遇到了船难，据说他是在混乱与孤独中死去的，也许还患有瘟疫。他的葬身之处不得而知。

《人体构造论》是一部意义重大的著作，它呼应了时代精神。与文艺复兴时代的科学、艺术、人文领域一样，它加速打破了古老传统，以及古已有之但未经证实的知识。据此，维萨里倡导一种依靠亲身观察和调查的方法。他也建立了新的科学准则和道德标准，并且逐渐渗透到了所有的医学实践中。维萨里通过建立科学的现代解剖学，纠正了长期以来的错误认识，引进了新的发现，并且激励了新生派的医师、解剖学家和外科医生。在维萨里的学生和同龄人中，有加布里埃莱·法洛皮奥和巴托罗梅奥·埃乌斯塔基奥（Bartolomeo Eustachi）两人，他们都对深入了解人体解剖结构做出了贡献。法洛皮奥在头部，特别是耳部的解剖上有进一步的研究，描述了产生听觉的小器官，如鼓膜，以及位于颅腔颞骨内部的耳蜗。他也研究生殖器官，并且在这个领域赫赫有名。他提出，在女性体内，成熟的卵子会沿着输卵管被送到子宫。

埃乌斯塔基奥对耳部也有进一步研究。用于平衡中耳和咽喉的背面（由此连通外部空气）之间压力的小空气管，被称为"埃乌斯塔基奥管"。维萨里发布《论人体结构》九年以后，埃乌斯塔基奥完成了他的史诗级著作《解剖学图谱》（Tabulae Anatomicae），但由于害怕被天主教会控告和驱逐而放弃了书籍的出版。为了避免和维萨里的《解剖图谱六幅》混淆，这部作品有时也被称为《埃乌斯塔基奥的解剖学图谱》（Tabulae Anatomicae Bartholomaei Eustachi），直到 160 年后的 1714 年，这部作品才流传开来。

在《人体构造论》的出版地——巴塞尔大学——有一位凄惨"人物"提醒着人们维萨里曾在此执教，他就是"巴塞尔骷髅"。这具骷髅本是当地的一个臭名昭著的恶棍——雅各布·卡勒·冯·加布维勒（Jakob Karrer von Gebweiler）。1543 年，为了监督《人体结构论》的出版，维萨里出访巴塞尔，意外遇见冯·加布维勒被当众斩首。由于维萨里刀技出名，他被邀请当众解剖冯·加布维勒的尸体。解剖结束后，他的骨头又被拼装成标本在城市里展出。现在，这具"巴塞尔骷髅"仍然放置在大学的解剖学博物馆中。这具骨架给医学界带来了划时代的发展，提供了新领域发展的跳板，并且是已知维萨里留下的唯一保存完好的样本。

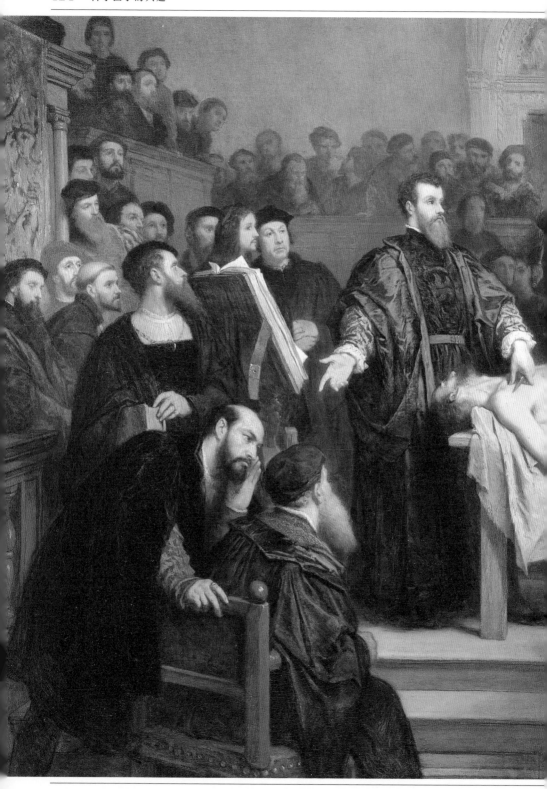

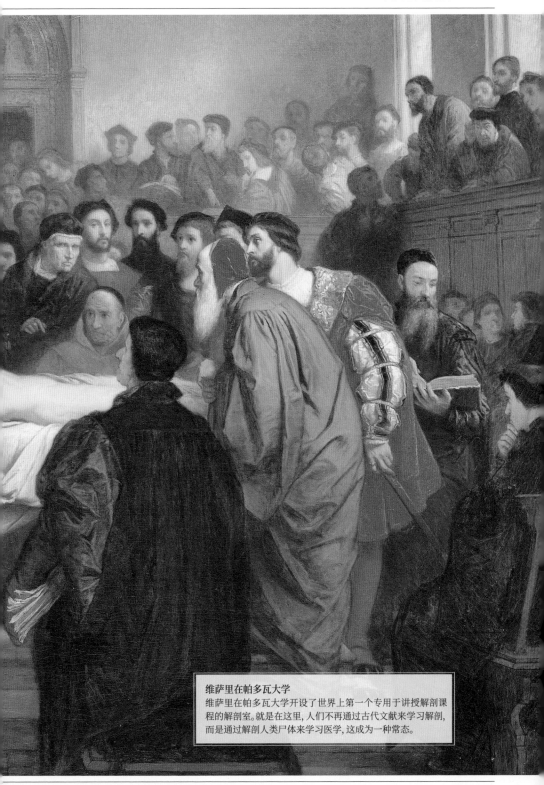

维萨里在帕多瓦大学
维萨里在帕多瓦大学开设了世界上第一个专用于讲授解剖课程的解剖室。就是在这里，人们不再通过古代文献来学习解剖，而是通过解剖人类尸体来学习医学，这成为一种常态。

帕雷和理发匠手术师

中世纪欧洲的理发匠手术师是一种奇特的行业组合，他们提供的服务包括：理发、剃须，免费附送除虱子、跳蚤的服务，去除疣及皮肤瑕疵一类东西，也许还会一点儿牙齿矫正，总是受欢迎的水蛭放血疗法（见 132~133 页），以及用滚油灼烧开放性伤口，外加紧急截肢——这通常在地狱一般的战场中进行。安布鲁瓦兹·帕雷学习过所有这些程序，但他也是外科革命的先驱，他的新技术减轻了伤痛折磨，加速伤口愈合，而且极大地提高了严重伤口愈合的可能性。

帕雷在位于法国西北部拉瓦尔的一个平凡的工人家庭长大。从 1532 年开始，他就在主宫医院（Hôtel Dieu）接受训练，那里是巴黎领先的医院，是学习医疗的地方。和欧洲大多数地区一样，巴黎医学院的教授方法也根植于古罗马克劳狄·盖仑（见 40~47 页）的学说中，盖仑的盛名致使 1300 年后的医师们还是盲目跟从他的教条。他们不接受眼见的事实，拒绝承认盖仑在人体解剖学上的错误，即使一次又一次面对被解剖尸体的身体构造和盖仑所说（见 116 页）的不一致时也是如此。这些医师都是受过高等教育且有操守的人，通常来自特权阶级，或者出身名门。他们态度傲慢地诊断病人的疾病，推荐治疗方法，有时还会开出酊剂或药水，但他们从不弄脏自己的手。实际治疗过程被

安布鲁瓦兹·帕雷
法国理发匠手术师安布鲁瓦兹·帕雷是现代外科创始人之一。他革命性的新技术在救治枪伤士兵时得到了验证。

丢给理发匠手术师去做，这些理发匠手术师通常来自中产阶级，或者是乡下人，几乎没怎么受过教育，甚至是文盲，他们知道自己的身份处境，但拥有动手的技能，能够容忍脓液、血、尿、粪便和坏疽肉。事实上，当帕雷来到主宫医院时，理发匠手术师的名声也正在提升。主宫医院是巴黎大学医学院的附属医院，这里的培训生也可以参加大学的外科与解剖学的课程。

因为学得很快，帕雷在他的理发匠手术师的学徒生涯中进步迅猛，1536 年被任命为陆军军团外科医生。当时，法国卷入了几场战争中，因此帕雷一直在条件极其简单的医院里忙忙碌碌，治疗因战斗而受伤的士兵。他还有一个常规职责：用剑来杀死肢体残缺、无药可救的伤兵，或者割断他们的喉咙，来结束他们的痛苦。

传统治疗枪伤的方法是用滚油（陈油更佳）或红热的铁来灼烧伤口。这减少了并发症，如坏疽，但也带来了更大的痛苦和持续性的折磨。当时战场上刚刚出现了枪伤或火器伤，在治疗这种伤口时，滚油疗法尤其受到青睐。火药本身，以及枪弹引起的烧伤、穿透伤被认为对人体有毒，因此需要使用滚油消毒。

这种疗法伴随着剧烈的疼痛和可怕的折磨。事实上，他们被看作是外科治疗和恢复的重要组成部分。缓解疼痛的措施是有限的，众所周知，当时没有麻醉药，只有草草准备的，含有接近致死剂量的鸦片、天仙子、曼陀罗或酒精的药剂。在没有抗生素的时代，一次痛苦但迅速地用滚油或红热烙铁的处理，能减少感染的风险，增加最终生存的机会，但会留下难看的疤痕、残损的肢体以及长期的不适。

帕雷对如此野蛮的程序感到惊骇，立志要做得更好——他的机会来了。1536 年，国王弗朗索瓦一世宣布对萨伏依公爵开战，并围攻都灵。在随后的血战中，军队伤亡如此惨重，令帕雷的滚油都消耗殆尽。他从军队要求使用的治疗方法的束缚中跳脱出来，抓住机会尝试使用另一种选择——用松节油、蛋黄和玫瑰油制成的舒缓香膏。帕雷利用征用的物资来配制香膏，那是他通过综合民间药方得出的配方。次日，帕雷检查并对比了他的病人：那些经过滚油或烙铁治疗的士兵处在巨大的痛苦中，发烧，甚至神志不清，伤口及周围组织肿胀发红，没有愈合，而接受香膏治疗的病人痛苦较少，并且愈合很快。1545 年，帕雷在他的《铳创疗法》(*Method of Treating Wounds*) 中公布了这种方法。在他的信念，以及希望他的理发匠手术师同行们能够从他的发现中受益的想法驱使下，帕雷撰写论文时并没使用获资格认证的医师及饱学之士使用的拉丁语，而是使用了本国的法语。

在 1537 年的都灵战争中，帕雷尝试进一步创新，并将此发展成了一种可靠的方法。这种疗法针对开放性胸部伤口导致的肺组织体积缩小——现代术语叫作气胸。尖锐的剑或长矛造成的胸部伤口会使空气进入肺的外层和胸膜之间。通常情况下，这里没有空气，肺部和胸膜紧紧相连，这样，当肋和胸部随着吸气扩大，有弹性的肺组织随之被拉伸，体积增大，空气通过气管进入肺部。若胸部被刺破，空气就会找到一条捷径进入。吸气时，空气被吸入伤口内部，在未拉伸的肺部与胸膜之间造成间隙，导致肺部萎陷。呼气时，空气被反向推入，肺部仍然萎陷。病人拼命呼吸，但没有空气在肺部交换，无法给血液供氧，就会窒息。传统的应急手段是缝合伤口，但大多数战地医生都知道，这几乎没什么作用。面对大量奄奄一息的重伤员时，外科医生总是放弃胸部受伤导致气胸的患者，优先治疗那些受伤较轻、更易治愈的病人。当伤员众多而医疗条件极其有限、医生不堪重负时，这样的优先次序是非常普遍的。

帕雷描述了他在都灵战役中如何治疗一名左胸有很深伤口的士兵。当时，伤口已经被另一个军医缝合，空气和内部出血都被封闭在了肺的周围。对于这个士兵来说，生命已经接近尾声。帕雷打开他胸部的伤口，然后将他的腿抬高，把他的头部和胸部抵在床边。他让士兵慢慢吸气至最大程度，关闭鼻腔和嘴巴，并尽量像呼吸困难时一样，压缩自己的胸口。他的直觉是，这应该会排出其肺部周围的废血和废气。帕雷记录道，这令带有凝结血块的液体"从伤口喷射出来……我把手伸入伤口中，搅碎凝结成块的血，之后流出了七八盎司（1盎司≈30毫升）腐败发臭的血"。然后，帕雷又用含有玫瑰油、蜂蜜、冰糖的薏米汤灌入伤口中，同时让士兵变换不同角度姿势，以尽可能地引流。"最后，患处的情况好得出乎意料，伤兵居然痊愈了。"

正在工作的外科医生
一位理发匠手术师正在为一个男人去除头上的结石。他身后悬挂的结石都是这位外科医生能力的证明。

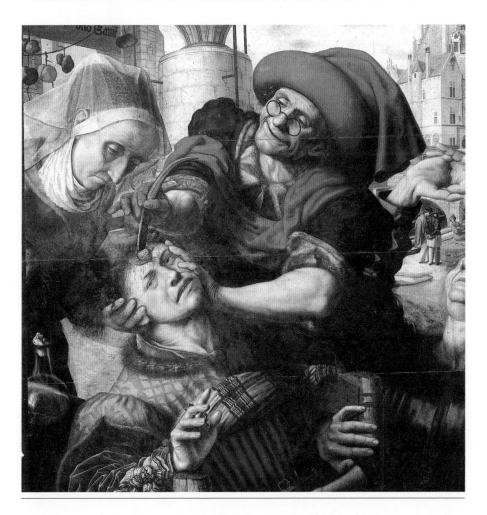

继创伤膏和气胸治疗之后，帕雷又引入了另一项革命性的技术。许多肢体遭受可怕的大面积残损的士兵都迅速接受了截肢手术，但随后就会大量出血，最后死于失血过多而带来的休克。这甚至会在截肢后，军医尝试使用红热的烙铁烤干、封住截肢伤口时出现。帕雷通过敏锐的观察发现，大部分血液都是从一个或两个被切断动脉的残端涌出，而不是从类似肌肉的一般组织。他指出，如果能够在靠近心脏处压住这些动脉，那么就会减少大出血。于是，他尝试在实施截肢的位置附近使用结扎带或绳子捆紧。这一尝试取得了成功：实施结扎后，被压迫的动脉不再从截肢处喷射高压的血液。截肢手术的存活率上升了。随后，帕雷又用他的解剖学知识，为各种不同程度的截肢找到了结扎的最佳位置。

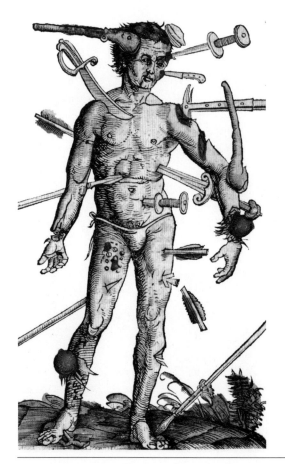

关于帕雷手艺的消息通过军队传播开来，其他的理发匠手术师也采用了他的做法。尽管他在军中得到了地位和名望，但医学机构并不完全承认他的成就，即使是他曾就学的巴黎的医学院也无法接受。尽管备受学术界冷落，1552 年，他仍得到王室任命，去服侍法王亨利二世。这是他第一次接受王室任命，从此他领取王室俸禄将近四十年，侍奉过四位

"伤员"
1500 年理发匠手术师手册中的插图，指出了士兵在战场上可能会遭受的各种创伤。

"医疗的艺术性在于: 有时治愈, 常常帮助, 总是安慰。"

安布鲁瓦兹·帕雷

君主——亨利二世、弗朗索瓦二世、查理九世和亨利三世——并且担任后两位君主的首席外科医师。帕雷没有沉醉于宫廷的奢华享受, 继续进行对于截肢的独创性研究。他设计制造了一系列假体——人造的手臂、腿、手, 还有双足——还有疝气带、人造眼球, 以及牙齿植入物。

实验和理性推演仍然吸引着帕雷。他一直以来对所谓的"牛黄石"将信将疑, 这是取自人或动物的胃或消化道的混合物。相传, 这种"石头"具有很多医疗用途, 特别是被用作所有毒药的解毒剂。1567 年, 帕雷获得了一个验证传言的机会: 一个小偷被皇家法庭宣判绞刑, 但他同意服毒, 然后服用提前准备好的牛黄。如果他没有死, 就会被释放。帕雷记录了这一过程, 并且记下了那个小偷服毒后, 承受了几个小时极端痛苦的折磨, 然后死亡, 这表明在这种情况下, 牛黄是无效的。

帕雷在战场和其他方面取得了卓越的成就, 也许可以让人们原谅他偶尔的失误。他的书《论怪物与奇迹》(*On Monsters and Marvels*), 是一本关于人类和动物的先天缺陷, 传说中的珍奇异兽, 以及其他古怪现象的插图汇编。他把婴儿的出生缺陷归咎于"上帝之怒""腐坏的种子"和"妇女怀孕时的不雅姿态"。例如, 生下双头儿是"种子太多"造成的。然而, 尽管最初曾受到医疗机构的怀疑甚至反对, 帕雷的大名仍被传颂了几百年, 现在他被视为战场外科手术的主要革新者, 以及一位仁慈的、富有同情心的理发匠手术师。虔诚的宗教信仰贯穿了他一生, 他在杰出的职业生涯中坚守着他的座右铭: "治疗在我, 治愈在神。"

放血

公元1世纪，罗马医师盖仑认为，四体液（见106~107页）中最有力量的血液对健康有巨大影响。他的学说认为，血液由心脏和肝脏制造，被其他器官消耗，而且会在四肢淤积，造成疾病。据此，外科医生对病人采取放血措施，去除淤积的血液来让身体恢复健康。古希腊时代就已使用放血来治疗多种疾病，此后这一疗法被普遍应用，一直持续了很长时间，直到17世纪发现了血液循环。

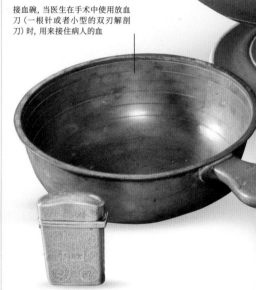

水蛭罐和采血针
18—19世纪英国
一种非常流行的放血疗法，是把医用水蛭——一种吸血淡水蠕虫——放在患者皮肤上。水蛭有三个颚，能够咬破皮肤吸出血液。医生们把水蛭养在这种特殊的罐子里。

包治百病的疗法

放血疗法，被推荐用于治疗各种疾病，从头疼、消化不良，到肺炎、中风，不一而足。这种疗法通常由外科医生或者理发匠手术师（将基础手术和剃须理发相结合的医师，见126~131页）实施。医生们也会让健康人放血以保持健康。最常见的方法是静脉切开放血术——用止血带扎住病人手臂，让血管鼓起，然后切开血管进行放血。

接血碗，当医生在手术中使用放血刀（一根针或者小型的双刃解剖刀）时，用来接住病人的血

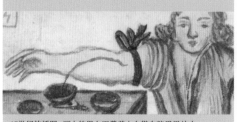

17世纪的插图，画上的男人正戴着止血带向碗里放血。

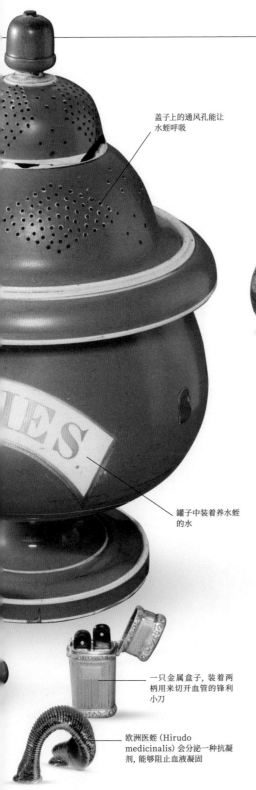

盖子上的通风孔能让水蛭呼吸

罐子中装着养水蛭的水

一只金属盒子，装着两柄用来切开血管的锋利小刀

欧洲医蛭（Hirudo medicinalis）会分泌一种抗凝剂，能够阻止血液凝固

行业工具

水蛭的利用在19世纪普及开来，需求量如此之高，差点让这个物种灭绝。水蛭减少是一部分原因，这让外科医生开始采用其他方法放出患者的血液，包括使用杯吸器和机械装置。

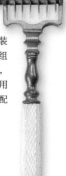

青铜杯吸器

这个放血杯可以追溯到公元前400—前100年的西西里岛。外科医生将杯子（如图所示）进行加热，然后放在患者皮肤的切口处，来吸出血液。

划痕器

公元1700—1800年，被称为划痕器的装置，是由安装在手柄上的若干刀片组成的，用于在皮肤上造成多个切口，刺穿多个浅表血管。这个设计比使用单刀痛苦更少，也更有效率，通常配合杯吸器使用。

机械水蛭

类似注射器的抽吸装置，能够让医生控制抽出的血量。它不会像真正的水蛭那样从皮肤脱落之后再依附到其他的地方，它适用于那些"不适合使用活物吸血的身体部位"。

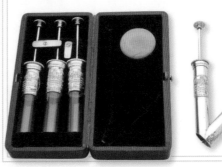

哈维和血液循环

自古以来，血液这种红色液体一直被视为人类生存的关键要素——失去血液就会失去生命。同样，心脏始终被视为意识的核心，至今"有心"（have a heart）还意味着慷慨和宽恕。对于身体的其他部位，我们可能都不曾有过如此多的迷信，也不曾反复猜测其功能。心脏向身体四周泵送血液这个简单的事实，一直到 17 世纪才被发现。突破性的进展出现在 1620 年，英国医师威廉·哈维做了一个实验，颠覆了几百年来人们对血管、动脉和心脏作用的猜测。

约 2 000 年前，中国的一部巨著《黄帝内经》（见 64~69 页）提到，血和气（生命能量）混合在一起，通过一种"循环"的形式，被输送至全身。古罗马的希波克拉底（见 30~39 页）也认为身体内部可能存在一种循环。但问题是，在大部分被解剖的尸体内，动脉似乎都是空的，而静脉总是充满血液。这导致希波克拉底认为动脉是用来容纳空气的，只有静脉才容纳血液——而事实是，动脉（将血液从心脏输出）有厚的肌肉壁，在人死亡

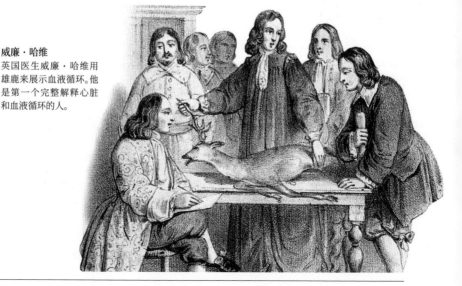

威廉·哈维
英国医生威廉·哈维用雄鹿来展示血液循环。他是第一个完整解释心脏和血液循环的人。

后会收缩，排出里面的东西，而静脉（将血液输回至心脏）壁很薄，其内容物更容易留下来。另一位希腊医生埃拉西斯特拉图斯研究了心脏、血管和肺，他认为一种叫作"元气"（pneuma）的生命力被（从空气）吸入肺中，然后传递给心脏，在那里被转化为"动物灵魂"的形式，像蒸汽一样通过中空的动脉传播至全身。对埃拉西斯特拉图斯而言，静脉仍然是血液的主要载体，血液随着心跳而在静脉中顺流和倒流，如潮涨潮落，进出心脏。

古罗马的克劳狄·盖仑（见 40~47 页）已经表述了对于心脏和血液的许多看法，并且巧妙结合了几个已有的观点，将其发展成一个复杂的理论，和他的许多其他观点一样，持续影响医学界好几百年。在动物活体实验的基础上，他取得了进步。他发现动脉里流的是血，而不是空气，而且这种血液呈现鲜红色，还会自动喷射出来，不像静脉血液，颜色深而流动缓慢。于是，盖仑认为人体有两套血管——动脉和静脉——但他把它们看作不同的系统。由于没有显微镜，他不知道组织中存在连接这二者的毛细血管，但他认为在心脏内部存在另一套微细的连接。他主张，消化过的食物从食道到达肝脏，在肝脏中转变成血液，在这里，缓慢的静脉血从身体各主要部分流向肝脏，再带着营养物质（元气的变种"自然精神"）流回身体各处。心脏的工作是将从肝脏流入右心房的血液，与现在所谓肺动脉输送过来的空气相混合。血液中的杂质在心脏中被去除，送到肺部，随着呼气被排出，而干净的血液又流回肝脏。在关于静脉和动脉之间的连接问题上，盖仑提出，来自右心房的一些血液通过分隔壁（今称为隔膜）上的孔隙渗透到左心房。虽然并没有明确的证据证明这些隔膜上存在小孔，但盖仑坚信它们存在。在左心房，原先渗入的缓慢血液，与从现在所称的肺静脉中输送过来的空气中的"生命精神"结合后，被赋予了能量。然后，鲜活的、带着"生命精神"的血液扩散到全身，尤其是大脑，然后逐渐被消耗掉。

盖仑关于心脏和血液的观点直到中世纪都没有受到怀疑，只被稍做修正。其中一次修正出现在 13 世纪，阿拉伯医师伊本·纳菲斯（Ibn al-Nafis）评论伊本·西拿（见 100~105 页）的著作，质疑了后者对于盖仑的隔膜孔隙的坚信。伊本·纳菲斯提出，血液从右心房流入肺部，在那里与空气融合，然后返回左心房。他猜测，在肺部动脉和静脉之间存在微小的孔隙和网络，这在 400 年后被定义为毛细血管。因此，纳菲斯的理论描述出了今天我们所知道的肺部血液循环。

文艺复兴时代，盖仑的理论被彻底推翻。15 世纪头几年，达·芬奇精确而优雅地画出了心脏的内外结构，区分出了四个腔室，而不是盖仑认为的三个（这来自盖仑对三腔室心脏的爬行动物的研究）。达·芬奇基于其机械知识，猜测到瓣膜的功能是控制血液流量，但他没有进一步想到血液的持续循环。相反，他仍然坚信血液涨落模型，甚至在自己从未见到的情况下，仍然画出了盖仑所说的隔膜上的小"孔隙"。

16 世纪 40 年代生于葡萄牙，在意大利工作的医师兼解剖学家阿玛托·卢西塔诺（Amato Lusitano）进行了膜质、片状、单向主静脉瓣膜的实验。阿玛托通过向静脉吹气，展示了空气并不能像古代理论说的那样从心脏流出，因此推测血液大概也是这样。16 世纪 50 年代，文艺复兴时期著名的解剖学家安德烈亚斯·维萨里（见 116~125 页）公开宣布，他没有找到盖仑所说的隔膜孔隙。而在 1559 年，维萨里学派的继承者马泰奥·里尔多·科隆博（Matteo Realdo Colombo）提出，血液在肺部和心脏之间沿着肺静脉流动。这个结论是科隆博通过观察动物活体而得出的，在它们体内由肺部到心脏的静脉血管总是有血，而不是空气。他还演示了血管跟随着心

达·芬奇画的草图
列奥纳多·达·芬奇绘制了许多关于心脏和血液系统的精确图纸。他同时证明了心脏是一个肌肉组织，它不会给血液加温。

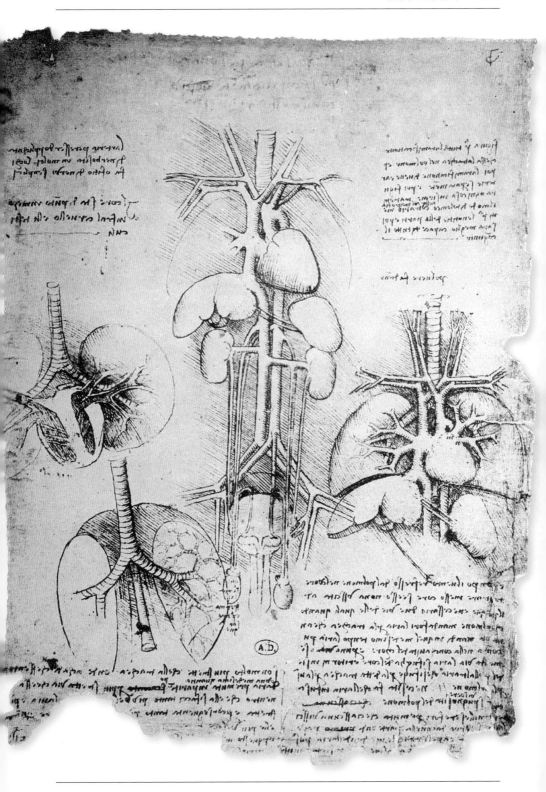

脏的脉搏而有规律地跳动。因此，他提出，心脏每次跳动，心脏肌肉都会用力收缩，将血液推进血管中。心跳的这个阶段我们称之为"心脏收缩"。这颠覆了旧时"心脏主动扩大来吸收血液"的观点。事实上，这一阶段被称作"心脏舒张"，心脏被动放松，允许血液从静脉流入。另一个意大利人，植物学家兼医生安德烈亚·切萨尔皮诺（Andrea Cesalpino），写下了他对于心脏的观点，并且使用了"血液循环"的概念，他曾公开表示："血液的流动……从静脉（主静脉）流过肺部，并通过心脏流向主动脉是恒定的。"

这就是 16 世纪心血管科学的状态。关于心脏和血管的结构和工作方式的证据链不断积累，并且有了许多运用"循环"概念的解释。但还没有人将它们塑造成一个全面的学说，也没有人真正理解循环系统的概念。

这时候，英国医生威廉·哈维登场了。1599 年，威廉·哈维从剑桥大学毕业，来到了意大利的帕多瓦大学，师从著名解剖学家加布里埃莱·法洛皮奥（见 123 页）的一个追随者耶罗尼米斯·法布里修斯（Hieronymus Fabricius）。哈维自己是科隆博思想的继承者。年轻的哈维阅读了科隆博关于心脏和血液的著作，以及法布里修斯的关于这方面的书籍（在书中法布里修斯最早精确描述了主要血管瓣膜）。返回英国后，哈维一路努力，通过伦敦的医疗机构认可，成为圣巴塞洛缪医院的主任医师，以及著名的解剖学讲师，之后又成为权贵们的私人医生，其中包括英国国王詹姆士一世和他的继承者查理一世。

"我们已知的，仍然远少于未知的。"

威廉·哈维

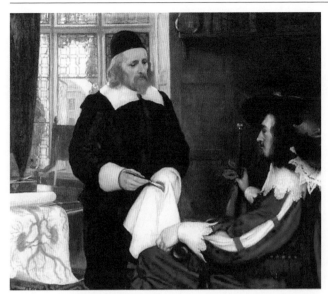

御医

威廉·哈维给英王查理一世上课，讲授血液循环。在英国内战期间，哈维治疗了很多伤员，并照顾王子。

　　哈维作为一位狂热的实验家，据说曾解剖了自己父亲和妹妹的尸体。哈维在 17 世纪 30 年代游遍欧洲，在英国麻烦不断的内战期间，他陪同查理一世住在牛津，退休之后回到伦敦度过晚年。他的历史性巨著《关于动物心脏与血液运动的解剖研究》（*Exercitatio Anatomica de Motu Cordis et Sanguinis in Animalibus*）于 1628 年面世，通常被称作《心脏和血液的运动》或《心血运动论》。这本书只有薄薄 72 页，却代表着超过 20 年的苦心研究；哈维为此进行了详细而循序渐进，偶尔是强迫症式的研究，对超过 60 种生物的尸体和活体进行了观察、解剖以及实验——从微小的淡水虾、蜗牛、螃蟹、鱼类到蟾蜍、青蛙、鸟、狗、猪，甚至还有蛇。冷血动物，如青蛙和爬行动物对哈维的研究更有帮助，因为它们心脏的运动和血管的脉搏通常要慢于鸟类或哺乳动物这些温血动物，因而更容易追踪，并且它们的尸体在进行解剖等多项操作时能更久地保持新鲜。哈维专注地观察，并努力进行记录、穿刺、扭曲、划割、切片、注入液体、用针管抽空内部、打结，去除它们的心脏和血管，进行详细的内部检查。

　　《心血运动论》是第一部全面、科学、有证据支持的书籍，描述了循环系统和它的功能，心脏如何泵送血液到全身。正如我们今天所知道的，这其实是两个"子循环"。一个哈维的前辈们都没有发现的事实是：从右心房沿着肺动脉到达肺部的"陈腐"暗色的血液，获得了氧气供给，然后重新变得新鲜和鲜红，再沿着肺部血管到达左心房。这被称作肺循环，或者小循环。血液随着心脏的搏动收缩，从空间更大、肌肉更多的左心房，沿着主动脉流走。与肺部支气管类似，动脉不断分裂和细化，来提供身体所有器官和组织所需要的血液。在流动过程中，血压、流速和血氧含量逐渐降低，之后血液沿着小静脉流入较大的静脉，汇入主静脉，最后再一次流入右心房。这是主循环，或者叫体循环。在主要血管和心脏中，单向瓣膜保证了血液单向流动，因此没有所谓的"潮起潮落"。

　　总而言之，心脏是一个肌肉泵，一个神奇的、不知疲倦的、高度可调节且可自我维护的器官，但它主要是一个泵，并不需要类似"元气""动物灵魂"或"生命力"这种东西来保证其运行。像维萨里（见 116~125 页）一样，哈维知道自己将因为反驳盖仑学说——特别是关于血液在肝脏中的运作，在两套不同血管中的来来回回、潮起潮落的观点——而受到攻击。但他已经准备好了大量由动物实验得出的证据。事实上，他 12 年前就已经验证了《心血运动论》中的主要结论，1616 年，他在伦敦演讲"试水"，之后他确实受到了批评，但这只增强了他的决心。

　　哈维的一个主要证据，是一系列涉及血量的简单计算。他估计了心脏跳动一次所喷射的血量，然后和心率相乘。由于瓣膜系统的存在，血液不能返回心脏，因此血液只能是新鲜的，需要不断地被制造出来。哈维的测量不是特别精确，但据此可以推测出心脏每小时能泵送超过 240 千克的血液——这大约是身体重量的三倍。他指出，心脏产生的血液远远多于消化食物能提供的。简单的观察就可以支持这个推论。例如，只切断一根大动脉，就会放出全身的血液，而不能补充恢复。哈维总结道："……血液被驱使着做循环运动……并永久地运动。"静脉瓣膜是另一个支持哈维论点的关键证据。《心血运动论》中有一组著名插图，画着一个缠绕着绷带的上臂。上臂动脉和静脉受到了压迫，缺少新鲜、温暖、充满氧气的血液，下臂变得冰冷苍白。接着，轻轻松开一点绷带，这允许血液沿着皮肤之下深处，肌肉中的动脉流向下臂。但血液仍然不能沿着表皮附近的静脉回流，这时下臂变得充血肿胀。可以看出血液在结扎的静脉下面淤积，各处的静脉瓣膜表现为小肿块。向手的方向推按这些小肿块并没有什么作用，因为单向瓣膜阻碍了血液的运动，但是向另一个方向推按可以帮助血液从手臂流回到心脏。

血液为什么要循环？哈维提出，可能是为了分配养分和热量，这是正确的，但哈维想得有点远。他没有领会血液循环的另一个重要方面：作为整个循环的一部分，血液如何从极小的动脉中流动到小静脉？如果哈维曾使用过显微镜，而不只是依靠简易的放大镜，他或许会发现毛细血管网。当时的人们已经发明了可供使用的早期显微镜（见 150~151 页），但医师却很少使用到它们。毛细血管在大约 1661 年才被马切洛·马尔皮吉（Marcello Malpighi，见 145~146 页）发现，那是《心血运动论》出版后 33 年，也是哈维死后第 4 年。哈维的观点并没有被立即接受。盖仑的支持者众多且喧闹，尤其是在欧洲大陆。哈维的发现也不符合流行的放血疗法（见 132~133 页）的理论和实践。在那样一个时代，哈维的行医生涯在《心血运动论》出版后受到了很大影响。但渐渐地，理智占据了上风。医师和外科医生在哈维的有生之年接受了他的发现。医学发生了天翻地覆的变化，而病人将永远因此受益。

治疗坏血病
哈维为圣巴塞洛缪医院的病人配制的辣根溶液，或称"坏血病草水"。这种溶液采用富含维生素C的草本辣根，也被称作坏血病草。

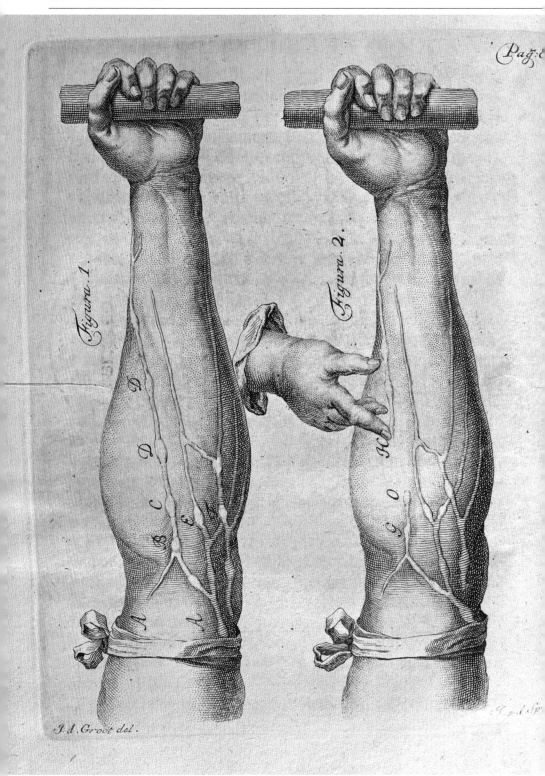

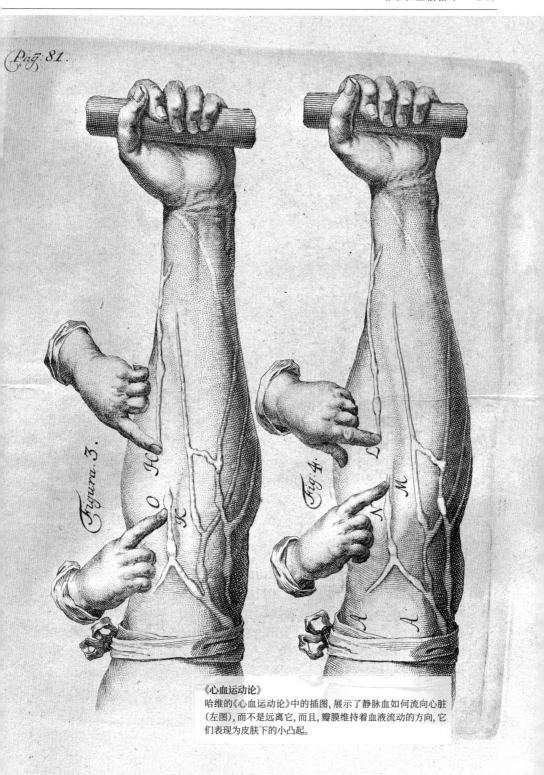

《心血运动论》
哈维的《心血运动论》中的插图, 展示了静脉血如何流向心脏 (左图), 而不是远离它, 而且, 瓣膜维持着血液流动的方向, 它们表现为皮肤下的小凸起。

显微镜革命

微生物（例如细菌和病毒）、生殖细胞（包括卵子和精子）、微型寄生虫（如导致疟疾的疟原虫），还有被称作毛细血管的最微小的血管——所有这些肉眼都不可见，所以 16 世纪末显微镜发明之前，这些都是未知的。显微镜这种简单装置展示出了一个微观世界，让医学研究者和医生得以重新探讨人体的解剖结构，无论是健康者的还是疾病患者的。显微镜大约发明于 1590 年到 1610 年间，发明人可能是荷兰的镜片专家汉斯（Hans）和扎哈里亚斯·扬森（Zacharias Janssen）父子或者汉斯·利珀斯海（Hans Lippershey）。早在几百年前就被人们熟悉的简易放大镜采用单个凸透镜，是经典形式的"放大镜"。而新发明的显微镜是复式的，采用两个或多个精心制造并排列起来的镜片，可以放大细微物体。天文学家伽利略是显微镜的一位早期热心使用者，他制造了自己的改良版本，并且展示给当时的杰出学者和皇室成员。

其中最早赞扬显微镜并且说明其潜力的著作，是让人印象深刻的《显微图谱》（*Micrographia*，1665 年），作者罗伯特·胡克（Robert Hooke）是英国科学家、发明家、博物学家、哲学家和建筑师。他的著作描绘了形形色色、令人着迷的微观物体，从昆虫的身体、眼睛和腿到一些花朵、种子和其他植物标本。《显微图谱》是科学史上销量最大的书

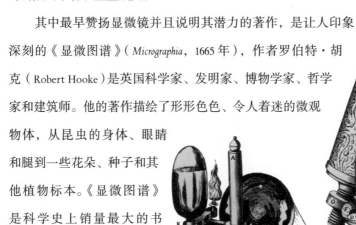

罗伯特·胡克的显微镜
这幅罗伯特·胡克的复式显微镜的插图，展示了胡克在检测标本时用来照明的油灯。

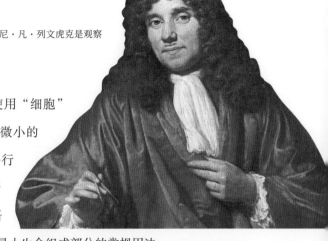

安东尼·凡·列文虎克
荷兰商人和博物学家安东尼·凡·列文虎克是观察
单细胞生物的科学家。

之一，在书中，胡克第一次使用"细胞"
（cell）来描述软木植物标本上微小的
盒形隔间。他将细胞比喻成一行
行形状相似、僧侣们居住的斯
巴达式房间（cell）。他的术语
很快成了用来形容植物和动物最小生命组成部分的常规用法。

　　然而，最伟大的显微学家，或许是荷兰代尔夫特（Delft）的布商兼贸易商人——安东尼·凡·列文虎克（Antoni van Leeuwenhoek）。列文虎克熟悉用于观察纺织品中丝线数的放大镜，迷上了镜片的设计和制造。他发明了一种方法，使用小玻璃球让放大镜能够放大数十倍，并且最终实现了超过200倍的效果。实际上这些都是非常强大的单镜片放大镜，而不是复式显微镜。列文虎克不断实验，改进了样品的照明和制备方式，制造了超过500个专用于各种夹具的镜片。从17世纪70年代起，伦敦的皇家学会开始出版他的观察结果和绘图，列文虎克不断为其刊物供稿，直到去世。

　　列文虎克广泛收集样本并且进行敏锐的观察。在池塘的水中，他发现了他称之为"微型生物"的生物——现代术语叫作单细胞微生物。他也观察人体，从自己口中所采集的唾液中发现了我们现在所说的细菌："这里生存着许多渺小的微型生物，它们移动灵活。最大的……能够快速有力地移动，像一支矛刺穿水面一样穿过水中（或者唾液）。第二种……像陀螺般旋转。"他还描述了血细胞、狗和人类精液中的精子细胞，以及横纹骨骼肌细胞的带状效应。

　　和列文虎克同时代的意大利医生、科学家和解剖学家马切洛·马尔皮吉主要在比萨和博洛尼亚工作，同样也采用显微镜来研究自然世界和人类

安东尼·凡·列文虎克放大镜放大率	现代显微镜放大率
275倍	**2 000倍**

身体。17 世纪 60 年代，他从周围组织中分离出了毛细血管，并且看到了在其中移动的小斑点——他当时认为是脂肪粒。毛细血管是小静脉和小动脉间"缺失的连接"，威廉·哈维的血液循环理论因缺少它而令人困惑（见 134~143 页）。17 世纪 80 年代，在更加先进的显微镜和更好的观察条件下，马尔皮吉完善了这些观点，并且将这些小粒称为"红细胞"。马尔皮吉的名字出现在显微解剖学的许多领域，例如皮肤最外层的马尔皮吉层（表皮）、肾脏的马尔皮吉结构（过滤单元），还有脾脏中的马尔皮吉小体（白细胞结节）。

另一位显微镜学先驱扬·斯瓦默丹（Jan Swammerdam）和列文虎克一样也是荷兰人。扬·斯瓦默丹不愿屈从于他父亲的愿望去从医，后来成为一位杰出的昆虫学家。他系统性的、有条理的研究，极大地推进了人们对昆虫解剖结构和生命周期的理解，尤其是在它们怎么蜕变或变态方面（如从毛虫到蛹再到蝴蝶）。斯瓦默丹构思改进了许多保存、制备和观察显微镜下样本的方法，在两百年中都让科学家受益匪浅。

1653 年，意大利哲学家、科学家佩特鲁斯·伯雷利（Petrus Borellus）出版了也许是第一部关于如何在医疗事务中使用显微镜的著作。通过 100 多次治疗和观察，他描述了如何找到并治好最细小的向内生长眼睫毛引起的恼人的炎症和疼痛。但是伯雷利这类开拓显微医学的科学家非常稀少。这很大程度上是因为医师们都很保守，担心显微镜可能会揭露些什么。例如，1761 年，当时意大利最重要的解剖学家乔瓦尼·莫尔加尼（Giovanni Morgagni）发表了《疾病的位置与病因》（*De Sedibus et Causis Morborum per Anatomen Indagatis*），创立了病理学和病理解剖学——研究疾病对于身体构造和结构的影响的学科。这部著作出版于罗伯特·胡克和列文虎克之后近 100 年，但这一里程碑式著作并没有引起显微解剖学界的关注。

大约 80 年后，德国实习医师兼自然历史学家鲁道夫·菲尔绍仔细阅读了莫尔加尼的巨著，当时，菲尔绍业余还在柏林沙里泰教学医院（Charité Teaching Hospital）学习显微学。菲尔绍意识到，疾病的影响不光肉眼可见，而且在显微镜下也可以看到。这是他关于细胞是组成生命组织的基本单位这一伟大思想的一部分。他开始注意到健康细胞和患病样本细胞之间的差异，例如不同种类白血病中外形怪异的白细胞。比方说，细胞中有一个奇形怪状的细胞核（控制中心），或者细胞质（细胞中一般大量存在的果冻状物）中存在的可疑的颗粒、液泡和其他奇怪成分，或者尖刺多毛、布满褶皱的细胞膜（外层）。用染色剂或染料来突出细胞的不同部分时，这些变形的细胞和正常细胞相比，可能也会有不同的表现。

菲尔绍也阅读了法国解剖学家兼医师马里-弗朗索瓦-格扎维埃·比沙（Marie-François-Xavier Bichat）的作品，他是第一个倡导使用"活组织"概念的人，活组织表现为一些层、片和膜，人体主要器官和部分便是由活组织构成的。今天，一个活组织被视作一组相似的细胞，例如骨骼细胞、神经细胞等。比沙并不了解最新的复式显微镜，但他对细胞的概念非常警惕。他只相信自己所见，只通过一个简易放大镜的辅助，但他设法区分出了 21 种不同的组织，包括肌肉组织、皮肤组织、神经组织和结缔组织，并且把它们分成了三大类：纤维状的、分泌黏液的和浆液性（液体）的。比沙同样也通过详细的验尸来发现疾病的病因和影响。他进行了数百次尸检，指出和描述了在疾病影响下不同组织的生理改变。他也运用类似方法来检验诸如药物和手术的治疗效果。比沙得出结论，疾病的根源是生物组织的不正常变化，而不是身体较大部分或者整个器官的变化。

菲尔绍十分欣赏莫尔加尼的贡献和比沙的成就。之后，他采用了比沙基于组织的思想观点，并且把它们运用在对细胞的研究中。今天，菲尔绍因著有《生理和病理组织学中的细胞病理学》（*Die Cellularpathologie in Ihrer Begründung auf Physiologische und Pathologische Gewebelehre*，也叫《细胞病理学》）而闻名，他被视为这一医学重要基本分支的创始人。用显微镜研究组织和细胞，分别被称为组织学和细胞学，能揭示组织和细胞是健康还是异常。这两种方法被现代医学广泛运用，是诊断疾病的重要手段，例如通过识别细胞癌变前的变化来诊断癌症。

菲尔绍把细胞的变化视为许多疾病，或者说大多数疾病的根本原因。事实上，在 1858 年，他更进一步发表声明说，细胞不仅是生命基本单位，还是维持生命的唯一途径。他著名的拉丁语宣言"Omnis cellula e cellula"可大致翻译为"一切细胞都来源于其他细胞"。这一观点是细胞学说的第三条基本原理，也是所有现代生命科学（包括医学）的基础。此前，德国生物学家和胚胎学家特奥多尔·施旺（Theodor Schwann）与植物学专家马蒂亚斯·施莱登（Matthias Schleiden）提出了经典细胞学说的前两条原理：首先，所有生物都是由一个或多个细胞组成的；其次，细胞是所有生物的基本生命单位。就连身体上无生命的部分，如头发和指甲，都是曾经活着的细胞产生的坚硬蛋白质（角质）。

然而，施旺和施莱登的理论保留了古老的"自然发生说"，即活细胞或者活体有机体是从非生物成分中产生的。在大约 1855 年，"自然发生说"被德国籍波兰医生罗伯特·雷马克（Robert Remak）推翻，他声称细胞只能由其他细胞中分裂产生。大约在同一时期，菲尔绍首次提出了相似观点。三年后，菲尔绍重申了这一观点。不过，他有时也被指责借此获得声誉，却没有充分承认雷马克的贡献。之后，路易·巴斯德（Louis Pasteur，见196~203 页）等人的研究，使"自然发生说"作为一种医学观点彻底走入了历史（相反，现代进化理论显示，在某一阶段——可能在超过 30 亿年以前的地球上——生命确实是从复杂的非生物组合中产生的）。

　　通过菲尔绍和其他微生物学家的早期开创性的工作，现在光学显微镜成为医学的重要工具。然而，可见光太强或者太"波动"，不能清晰地将图像放大到 2 000 倍以上。为了得到比光学显微镜更好、更清晰的放大效果，就需要电子显微镜。20 世纪 30 年代研制出的电子显微镜已经拥有将物体放大 200 万倍的能力，并能让使用者观察到细胞内部，看到细胞核的结构、细胞膜、"动力室"线粒体及其他被称为细胞器的小零件。"超微结构"领域的研究已经在生物学和医学中取得了许多突破，例如，神经元信号如何传播，物质如何进入细胞，标志着遗传状况的基因物质如何变化，以及最致命的病毒如何增殖，如何削弱它们的破坏性。

鲁道夫·菲尔绍的观察
1900年病理学家和人类学家鲁道夫·菲尔绍(中坐穿黑衣者)在巴黎的索邦神学院观察一次脑部手术。菲尔绍本人从未做过手术。

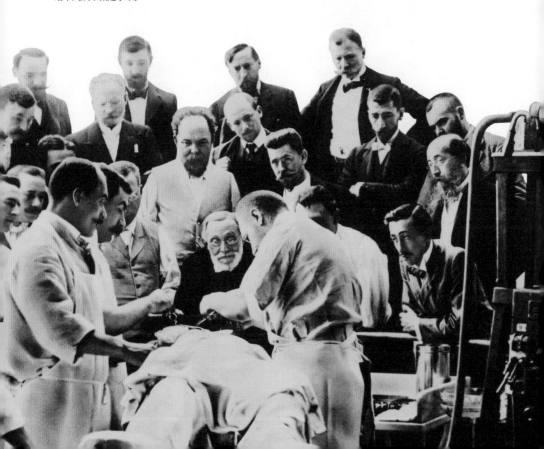

早期显微镜

最早的显微镜诞生于17世纪早期的荷兰。其中有些是采用单镜头的简易显微镜，而有着多个镜头的更加复杂的显微镜被叫作复式显微镜。随着镜头制作技术、精确对焦技术以及清晰照明设备的发展，科学家们使用显微镜第一次观察到单细胞生物，首次能够了解到复杂的有机结构，例如植物细胞。

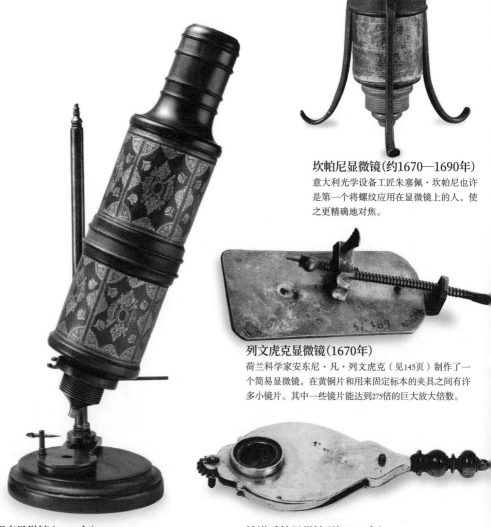

坎帕尼显微镜(约1670—1690年)

意大利光学设备工匠朱塞佩·坎帕尼也许是第一个将螺纹应用在显微镜上的人，使之更精确地对焦。

列文虎克显微镜(1670年)

荷兰科学家安东尼·凡·列文虎克（见145页）制作了一个简易显微镜，在黄铜片和用来固定标本的夹具之间有许多小镜片。其中一些镜片能达到275倍的巨大放大倍数。

胡克显微镜(1665年)

英国科学家罗伯特·胡克（见144页）使用这种复式显微镜来观察跳蚤和软木的细胞，他还出版了一本带有插图的科学畅销书《显微图谱》。

坤诺手持显微镜(约1700年)

这个显微镜是奥格斯堡的坤诺（Cuno of Augsburg）制作的，它有两个金属板——一个用来固定镜片，另一个固定标本。通过螺杆调整两板之间的距离来控制对焦。

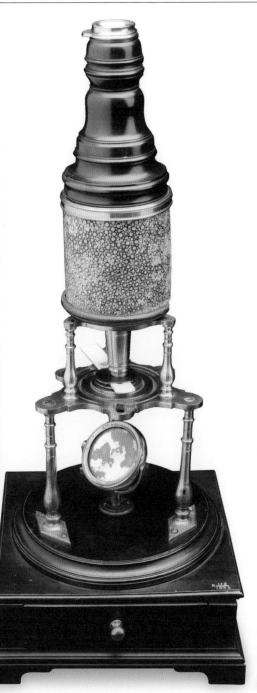

卡尔佩珀复式显微镜模型(1738年)
英国仪器制造商爱德华·卡尔佩珀（Edward
Culpeper）的显微镜采用凹面镜来给标本聚光。这台
显微镜具有可更换的镜头，并且可以放大至200倍。

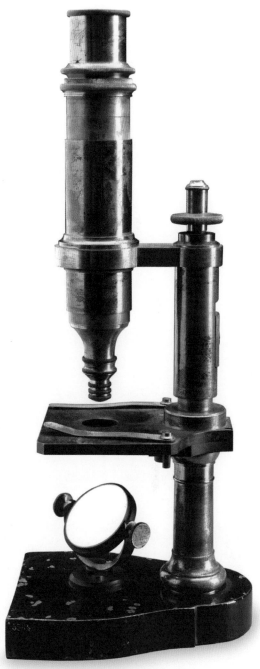

纳切特复式显微镜(约1860年)
这种显微镜由金属精密地打造而成，能够进行完美的
对焦。法国科学家路易·巴斯德（见196~203页）使
用这种显微镜来研究蚕的疾病。

战胜可怕的天花

人体的免疫系统可以抵御多种疾病。其中最主要的是小型入侵者的感染和传染，如微小的蠕虫和吸虫、真菌和酵母菌、单细胞原生动物寄生虫，甚至更小的细菌，以及最小的病毒。免疫力发挥作用的机制极其复杂，其细节仍然有待查明。然而，甚至在探知其复杂的作用细节之前，医务工作者就已经发现了一些方法，可以建立身体抗感染的免疫力，但又不必承受这些疾病的痛苦。疫苗接种同抗生素和外科消毒并列，一直在医疗救治方法中占有举足轻重的地位，并且经常被认为是最有效的方法。

1798 年，英国乡村医生爱德华·詹纳自费出版了一本书，名为《关于在英格兰西部的一些乡村，尤其是在格洛斯特郡发现的名为牛痘之疾病的原因及后果的研究》，简称《关于牛痘的原因和作用的研究》（*An Enquiry Into the Causes and Effects of the Variolae Vaccinae*）。书中描述了詹纳为使患者免受天花的感染，对 23 个患者实施的治疗。天花是全球最大的传染病之一，有多个别名为大众熟知，其中包括"痘症"（variola，来自拉丁文"丘疹"），现在是导致这一疾病的病毒的学名。

詹纳的小册子，为我们现在所称的疫苗接种建立了科学证据，疫苗接种就是向体内注入一种能激发或增强身体免疫力的物质，从而抵御疾病。后来，路易·巴斯德第一次使用了术语"疫苗"

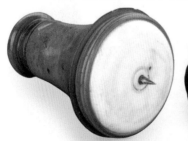
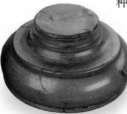

早期的种痘器
第一种种痘器是简单的装置，比如这个用木头和象牙制成的模型。
将它的长钉浸入疫苗，然后压入病人的手臂。

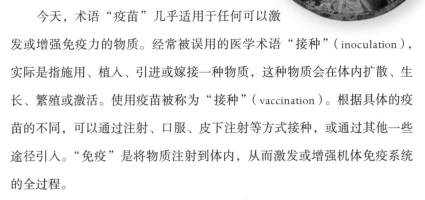

人痘接种的提倡者
18世纪20年代，玛丽·沃特利·蒙塔古（Mary Wortley Montagu）将人痘接种技术从土耳其带到了英国。抵御天花的牛痘接种法由爱德华·詹纳首创，人痘接种是牛痘接种的先驱。

（vaccine，见 196~203 页）。vaccine 源于拉丁词 vacca（意思是"牛"），伟大的詹纳利用牛痘感染产生的免疫能力，来保护人们免受天花感染，牛痘与天花类似，但是临床上很少让人毁容，更不会致命。

今天，术语"疫苗"几乎适用于任何可以激发或增强免疫力的物质。经常被误用的医学术语"接种"（inoculation），实际是指施用、植入、引进或嫁接一种物质，这种物质会在体内扩散、生长、繁殖或激活。使用疫苗被称为"接种"（vaccination）。根据具体的疫苗的不同，可以通过注射、口服、皮下注射等方式接种，或通过其他一些途径引入。"免疫"是将物质注射到体内，从而激发或增强机体免疫系统的全过程。

詹纳年轻时，自己曾接种过天花疫苗。后来，这个过程被称为"人痘接种"。众所周知，18 世纪 20 年代，英国驻奥斯曼帝国大使的夫人玛丽·沃特利·蒙塔古将人痘接种技术从君士坦丁堡（现在的伊斯坦布尔）带到了英国。几年前，她曾感染天花并留下了痘疤，而她弟弟死于天花感染。在君士坦丁堡，她看到了当地预防天花的方法：将取自轻度天花患者水疱中的液体（或疮疡中的脓），通过切口注入或刺进接受者的皮肤；还有一种方法是将干的、粉状的天花痘痂吹进接受者的鼻子。这样就大大增强了接受者在严重天花疫情中的抵抗力。总体而言，根据治疗方法和具体情况的不同，据估计，人痘接种能使天花的死亡率从三分之一降低到二十分之一，甚至更低。

人们知道人痘接种技术已经有很多世纪了，它可能起源于遥远的东

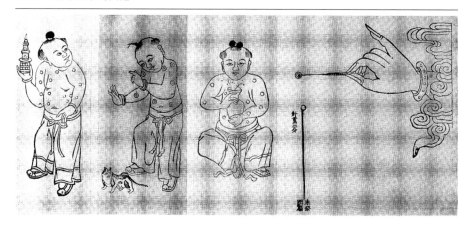

中国的早期接种

在公元1000年，中国医生接种天花疫苗的方法是：从天花患者的疮疡处刮取物质(上图)，并将其注入健康人的手臂。

方——印度和中国。各种印度起源传说都可追溯到3 000多年前的《吠陀经》(古印度文献)，印度传统医学（阿育吠陀医学）记录了7世纪和8世纪的治疗师马达夫（Madhav）和其他游医"天花接种师"的活动（见80页）。更具体的证据来自16世纪的中国，当时人痘接种（用装饰华丽的管子将天花痘痂吹到鼻子里）在中国一定程度上已成为一种传统做法。17世纪，中东和非洲出现了更先进的人痘接种方法。一些方法采用的接种材料来自天花患者的干痘痂，另一些则用他们的水疱和疮疡中的脓汁和液体。接受者一般通过手臂皮肤的切口或擦伤处接种。这些方法向西和向北一直传到了土耳其。

1701年，威尼斯医生贾科莫（雅各布）·普拉利尼［Giacomo（Jacob）Pylarini］在给皇家学会写的一篇文章中，描述了君士坦丁堡的人痘接种过程。1710年代，同样在君士坦丁堡，希腊医生埃曼努埃尔·蒂莫尼（Emmanuel Timoni）被借调到英国大使馆。蒂莫尼是皇家学会会员，他也对人痘接种的过程产生了兴趣，并就此主题写了一篇论文，1714年在皇家学会发表。这篇论文引发了其他游历广泛的医生的一系列报告。

几年后，大概在1716—1718年，同样是在君士坦丁堡，蒙塔古夫人在其丈夫担任大使期间，注意到了人痘接种。她十分认可人痘接种的效果，在回伦敦之前，她让自己的儿子也接种了人痘。1721 年，天花传染病威胁到英国，蒙塔古夫人劝说其丈夫蒙塔古勋爵、威尔士亲王妃和皇家医生汉斯·斯隆（Hans Sloane）支持人痘接种的方法。她还同意让自己的女儿接受这种疗法。同时，六名伦敦死囚和一些孤儿也接受了人痘接种实验。这些接种者接触到天花后，都没有被感染，几名囚犯也因此重获自由。人痘接种流行起来。皇室开始提倡这种做法，使人痘接种迅速传遍英国上流社会，并逐渐传播到欧洲大陆。

1721—1722 年，天花盛行的美国波士顿也引进了人痘接种。清教牧师和活动家科顿·马瑟（Cotton Mather）通过一名叫阿尼西母（Onesimus）的非洲奴隶听说了人痘接种，可能也读到了蒂莫尼关于人痘接种的文章。为了使居民摆脱死亡和痛苦，避免随之而来的对商业和贸易的破坏，他请求当地医生实行人痘接种。医生扎布迪尔·博伊尔斯顿（Zabdiel Boylston）通过自己的儿子和两名奴隶实验人痘接种，三人都活了下来。此后，他为近 250 人进行了接种。记录表明这些人中大概有六七个人死于天花，死亡率约为 2%~3%。而在整个波士顿，近 6 000 人感染了这种传染病，其中约 850 人死亡，死亡率约为 15%。

这些统计数据反映了人痘接种的正面效应，但它仍然是一个危险的过程。接受者可能因接种人痘而死，也可能并未获得免疫力，在日后遭遇天花而死。另外，接种过的病人会携带"活"的天花病毒，构成一个传染源，因此最好将其隔离两周，不与其他人接触。1783 年，国王乔治三世四岁的儿子奥克塔维厄斯（Octavius）在人痘接种后死亡，动摇了人们对人痘接种的信心。

尽管有这样的担忧，人痘接种仍被认为是一个巨大的成功。詹纳年轻的时候，曾进行过人痘接种，虽然这让他病得很重，但他仍然活了下来。因为对人痘接种感兴趣，他也仔细思考了故乡的一种传统看法——挤奶女工感染一种较温和的疾病（牛痘）之后，就极少感染天花。牛痘会使母牛的乳房上出现疮疡，也会使挤奶女工的皮肤出现疮疡，但并不会产生长期的影响。詹纳决心进一步调查，开始进行一系列精心设计的医学实验，将牛痘与人痘接种和天花联系起来。

詹纳并不是有这种想法的第一个人。在詹纳之前 20 多年的 1774 年，来自多塞特（Dorset）的农民本杰明·杰斯廷（Benjamin Jesty）已经实施了牛痘接种。杰斯廷注意到，患过牛痘的挤奶女工能够照顾天花患者，而她们自己不会感染天花。当牛痘在他的农场暴发时，杰斯廷与其妻儿私下照料受感染的牛，他用织补针给他的妻子和儿子接种了来自牛痘疮疡的物质。他儿子们表现出的反应不大，但当他妻子生病时，这个故事便成了尽人皆知的事。虽然杰斯廷太太康复了，但杰斯廷仍受到大家的嘲笑。人们不仅说这个傻村夫故意设法让他的家人生病，还说牛痘会肆虐他们的身体，甚至使他们长出犄角。

杰斯廷一家最终搬走了，定居在多赛特郡的渥斯·莫特莱沃斯（Worth Matravers）。但在詹纳成功之后，杰斯廷的故事引起了人们的支持，引发了一场向当时的权威机构原始牛痘疮研究所（Original Vaccine Pock Institute）争取官方认可的运动。1805 年，研究所部分认可了杰斯廷的贡献。然而，杰斯廷缺乏医学或其他相关方面的身份，不会威胁到已经成为知名人士的詹纳的地位。在渥斯·莫特莱沃斯，杰斯廷的墓碑上写着："……特别以引进牛痘接种的第一人而著称……"

在詹纳研究牛痘接种之前的二十年间，除杰斯廷之外，还有其他人记录了牛痘感染可以预防天花的能力。其中包括两个来自格洛斯特郡（Gloucestershire）的医生约翰·福斯特（John Fewster）和罗尔夫（Rolph）。1765 年，福斯特把《牛痘及其预防天花的能力》一文提交给伦敦医学会，却被束之高阁。在欧洲同样提倡牛痘接种的人士包括：1769 年，德国哥廷根的政府官员约布斯特·博泽（Jobst Bose）；1772 年，德国的塞维尔夫人；1791 年，丹麦的教师彼得·普勒特（Peter Plett）；以及 1791 年，德国荷斯

坦的农民延森先生。但在权威性、病例数量，以及在科学界的形象方面，

詹纳是无人能及的。

　　詹纳 1798 年出版的《关于牛痘的原因和作用的研究》一书中描述了

23 个病例，其中最著名的发生在 1796 年。在病例 17 中，他写道："为了

更准确地观察感染的进展，我选择了一名大约八岁的健康男孩，来给他接

种牛痘。"1796 年 5 月 14 日，詹纳将取自感染了牛痘的挤奶女工手上疮疡

治病救人
爱德华·詹纳在给一个孩子接种疫苗，这是因他的研究成果而获救的千百万人之一。由于他的开创性的
疫苗，免疫科学诞生了。

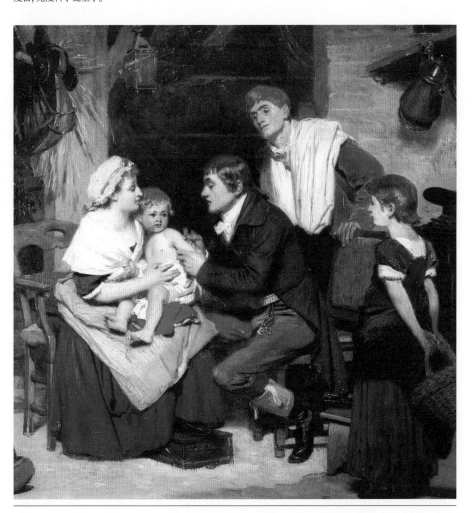

部位的物质，植入这个男孩胳膊上的两个切口，切口仅位于表皮（皮肤外层），每个切口大约半英寸长。男孩名叫詹姆斯·菲普斯（James Phipps），是詹纳园丁之子；挤奶女工则是莎拉·内尔姆斯（Sarah Nelmes），是詹纳的第 16 个病例。和先前的病例一样，莎拉曾自然地患过牛痘，所以没有感染天花。而詹姆斯不是自然得病的，他感染牛痘是人为的，詹纳故意让他感染牛痘，并且接种材料不是来自一头牛，而是来自一个患过牛痘且痊愈的人。约一周之后，詹姆斯遭受了一些轻微的肿胀、发烧、发冷，但随后痊愈。六周之后，经过慎重考虑，詹纳将取自天花患者脓疱中一定剂量的新鲜物质，植入詹姆斯手臂上的切口中。之后，詹纳如释重负地记录下："没有感染天花。"

像往常一样，起初有人反对詹纳的结论，其中四分之一来自保守的医学界。类似于 25 年前本杰明·杰斯廷的遭遇，不过这一次是全国范围内的嘲讽，大众的嘲弄演变成报纸上的漫画——接种人群变成了牛（或可能更糟的是变成卑微的挤奶女工），发出哞哞声来为詹纳辩解。但是回首人痘接种的所有成败案例之后，人们不久便认可了牛痘接种的疗效。三年之内，詹纳的成果发展为主流医学，并很快进入了政府的公共卫生政策。随着官方组织的成立，研究人员把接种理念应用到了其他传染病上。

到 1840 年，英国已经禁止了原始的人痘接种法——一种以人类天花患者的活天花病毒作为接种材料的方法。然而，包括詹纳、其支持者和直接继承人在内，没有人知道人痘接种的作用机理是什么。直到 19 世纪末和 20 世纪初，人们才发现天花病毒及其特征。最近，一些研究人员认为，从詹纳首创的技术中发展而来的疫苗材料，其来源可能根本不是牛痘，而更接近天花病毒。这可能是因为接种员使牛患的不是牛痘，而是人类的天花，由此产生了病毒的变异，变异后的病毒与两者相似，但实际上不是其中的任何一种，甚至和马痘有一定的关联性。遗憾的是，19 世纪的疫苗样本没有保留下来，现在已经无法对此进行分析。

詹纳的工作是否正当？现在，在没有官方许可、风险分析和适当防范措施的情况下在受试者身上做实验，被视为不道德、不专业的行为。最有争议的是利用还是孩子的詹姆斯·菲普斯做实验。然而，以当时的标准而言，詹纳已

已知的最后一个天花病例出现的年份

1978

经做了大量的准备工作，并已在成年人身上做了类似实验。他对自己的理论深信不疑，并且看到了牛痘接种给人们带来的巨大价值。虽然给詹姆斯接种牛痘的风险并不大，因为这是一种温和的疾病，但无可否认，在自然情况下菲普斯可能并不会感染这种疾病。给菲普斯接种活天花则易带来更严重的危害。然而，这基本上就是人痘接种的过程，许多人接受人痘接种，因为这让人们未雨绸缪，面对天花，增加了生存的机会，而不是仅心存侥幸，假设天花不会发生。此外，从詹纳以往病例积累的证据来看，菲普斯会对人为引入的天花产生一点儿反应，但在之后的许多年他都会对天花免疫。实验结果显示，菲普斯在一周后确实有轻微的反应，詹纳描述："他抱怨腋下（腋窝）不适……他变得有点儿怕冷，没有食欲，还有一点儿头痛……他整晚都坐立不安，但第二天就生龙活虎了。"多年以后，为了感谢菲普斯的参与，詹纳为新婚的菲普斯夫妇在伯克利的当地村庄提供了一套住宅。

从人痘接种到牛痘接种的进步，不仅仅是长期、复杂的对抗天花过程中的一个巨大飞跃，也是通过研究疫苗来抵抗其他传染病的开始。如今，疫苗已经挽救了千万人的生命（见 286~293 页）。詹纳的事业后继有人，终于在 1980 年功德圆满——这一年世界卫生组织宣布全球消灭了天花。

消灭天花

天花是一种曾经肆虐全球的致命病毒，也是目前唯一得到根除的人类疾病。天花是由天花病毒引起的，可以侵害皮肤、口腔和喉咙的小血管，并使患者全身长满充满液体的水疱。其中大约三分之一的患者会死亡，幸存者都会留下痘疤，有时甚至会失明。接种人痘（见292~293页）可以产生免疫力，但也存在引起全身感染的风险。使用与人痘相关的牛痘的疫苗接种法则是安全的，这种方法最终彻底消灭了天花。

中国的痘神

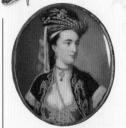

1718年，居住在土耳其的玛丽·沃特利·蒙塔古夫人，给她的儿子**接种**了人痘疫苗。

1796年，英国医生爱德华·詹纳将取自挤奶女工**牛痘水疱**中的脓液，接种给了一名叫詹姆斯·菲普斯的男孩，这是他首次成功实施牛痘接种。

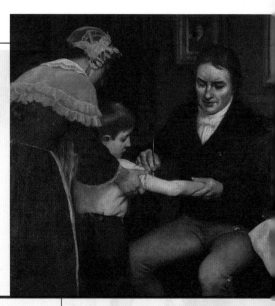

1520年，西班牙**征服者**把天花带到了美洲。

1721年，波士顿天花**流行**期间，医生扎布迪尔·博伊尔斯顿把人痘接种带到了北美洲。

1803年，**西班牙**将牛痘疫苗引入其在新大陆的**殖民地**。

1800年，哈佛大学教授本杰明·沃特豪斯（Benjamin Waterhouse）进行美国**第一次牛痘接种**。

1661年，中国医生实行**人痘接种**——将天花痘痂吹入病人鼻子。

1721年，蒙塔古夫人将人痘接种带到英国，并使之得以**广泛采用**。

1768年，医生托马斯·蒂姆斯代尔（Thomas Dimsdale）成功地为俄罗斯帝国的**叶卡捷琳娜二世**接种人痘疫苗。

1802年，马萨诸塞州成为**美国第一个**认可牛痘接种的州。

据估计，到20世纪末，全球死于天花的总人数

3亿

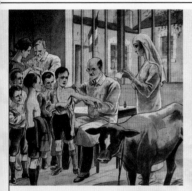

1900 年，将取自牛犊身上牛痘的物质用于人类疫苗接种，减小了**意外传播**其他疾病的风险。

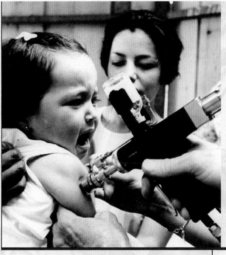

1967年，在政府和美国医疗志愿者发起的运动中，哥斯达黎加的全部人口都接种了**天花疫苗、麻疹疫苗和脊髓灰质炎疫苗。**

1918年，**冻干**疫苗的发展有助于控制热带国家的天花。

1820 年，伦敦引进牛痘接种后，天花的致死率迅速降至以前的**一半以下。**

1949年，美国**最后**的几个天花**病例**记录，其中一例死亡。

1980年，世界卫生大会宣布世界已消灭**天花**，并于1986年停止接种天花疫苗。

1853 年，在英国，新生儿在出生后三个月内**强制**进行牛痘接种。

1864 年，法国医生用取自接种疫苗**家畜**的材料做实验。

1967年，**世界卫生组织**推出"强化消灭天花计划"。

工业时代的
医学

（1820—1920年）

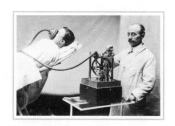

19 世纪，医学发展获得了强劲的动力。工业革命使城市环境急剧恶化，那里人满为患，人们营养不良，环境卫生条件恶劣，促使了传染病的发生。19 世纪 50 年代，英国医生约翰·斯诺（John Snow）对霍乱的研究，是流行病学的一个里程碑，尽管它当时只勉强得到了认可。

其他科学门类的影响逐渐渗透到了医学领域。1840 年，美国医生从化学中得到灵感，研究出了一种使患者在手术中感觉不到疼痛的物质。20 年后，苏格兰外科医生约瑟夫·李斯特（Joseph Lister）研究了化学药品预防感染的能力。40 年内，麻醉和消毒手术的进步，为手术的安全性做出了不可估量的贡献。与此同时，法国的路易·巴斯德将微生物学应用于医学，取得了一系列成功，包括牛奶和酒的巴氏灭菌法，以及一些针对动物疾病和人类狂犬病的疫苗。巴斯德的竞争对手（有时堪称大敌）德国医生和微生物学家罗伯特·科赫（Robert Koch）鉴别出了炭疽杆菌、结核杆菌和霍乱弧菌。最终，陈旧的瘴气说和自然发生说寿终正寝，细菌致病学说取而代之。

19 世纪，医学其他领域也出现了可喜进展。美国的伊丽莎白·布莱克韦尔（Elizabeth Blackwell）和英国的伊丽莎白·加勒特·安德森（Elizabeth Garrett Anderson）成功地发起了一场运动，在医疗行业为女性争取平等的教育培训和任职资格。她们都为女性设立了医学院校。虽然英国护士弗洛伦斯·南丁格尔（Florence Nightingale）19 世纪 50 年代在克里米亚的壮举最近产生了争议，但是她后来建立近代护理专业的成就不容置疑。随着 19 世纪的结束，奥地利神经学家西格蒙德·弗洛伊德（Sigmund Freud）的精神疗法激发了许多讨论，一直持续至今。

医学中的女性

女性一直在医疗服务中扮演重要角色，尤其是作为护士（见 188~193 页）、助产士（见 214~221 页）和草药医生，但是，纵观历史，男性一直主导着医疗行业。在文艺复兴时代的欧洲，大学禁止接收女学生，所以当大学文凭成为行医的必要条件时，女性就不可能成为医生了。直到 20 世纪初，女性才获得了学医和行医的权利，人们才逐渐对男女医疗从业者一视同仁。

　　大约 4 700 年前，在古埃及的医神伊姆霍特普的时代（见 22~27 页），梅里特·卜塔（Merit Ptah）是第一位青史留名的女医生。但除了她的大祭司儿子刻于其陵墓（位于塞加拉附近）上的碑文——"首席医师"，很少有其他线索可以彰显她的能力。在古埃及的漫长历史中——这段时间比从其灭亡至今的几千年还要长——女性在医学领域的影响力几经波折。虽然 3 500 年前，在赫利奥波利斯，女学生可以在医学院校深造，但是，女性仍然主要担任护理角色。在 2 600 多年前的古希腊，荷马（Homer）的史诗《伊利亚特》（*Iliad*）提到了伊利斯的国王奥革阿斯（Augeas）的女儿阿伽墨得（Agamede）："金发的阿伽墨得，认识生长在广袤大地上的所有草药。"在古埃及，千百年来由于城邦分别制定了不同的法律，女性的医学地位因时间和地点而不同。梅卓多拉（Metrodora）的《女性的疾病与治疗》（*On the Diseases and Cures of Women*）大约写于 2 300 年前，是第一部女性撰写的医书。梅卓多拉将个人经验与希波克拉底的学说相结合，应用于妇科医学（见 30~39 页）。希腊女医生一般只局限于治疗女性患者，为了突破这种限制，亚诺迪斯（Agnodice）曾尝试女扮男装（见 214 页）。这种计策后来在历史上屡次出现。1865 年，对英国军队外科医生詹姆斯·巴里（James Barry）的尸检结果表明："他"实际上是一个女人——巴里是一位毕业于爱丁堡大学的医生，曾在印度、南非、地中海和加勒比地区服役，成为军队医院的总监，并且 40 多年来热衷于饮食、保健和公共卫生的研究。

在伊斯兰世界，早在 8 世纪，就有女医师治疗女性疾病的记载，到了 15 世纪，萨本库格鲁·赛锐费丁（Sabuncuoglu Serefedin）所著的外科手册《皇家外科》（Imperial Sugery）中，描述了女性外科医生。在日耳曼，宾根的希尔德加德是 12 世纪的女修道院院长、诗人、作曲家和博物学家，也是当时的伟大医生之一。她的著作《简单医学之书》（Book of Simple Medicine），后来被称为《自然志》（Physica），赞颂了数以百计的草本植物、树木、动物器官和矿物质的医用价值。她的另一著作《综合医学》（Book of Composite Medicines），后来被称为《病因与疗法》（Causes and Cures），出版于 12 世纪 50 年代，全面论述了生理和心理疾病的症状与疗法，以及身体和灵魂的相互作用。例如发烧期间体液失衡（见 106~107 页）的情况："……灵魂在体内萎靡并等待着……一直持续到第七天，因为它还不能摆脱其失衡的体液……然而，如果注意到这些体液的涌动，因上帝的恩典开始有所消退……它再次聚集力量，通过出汗的方式使这些失衡的体液排出身体。"

同期的另一伟人是萨莱诺的特罗特拉·迪鲁杰罗（Trotula di Ruggiero），她生活在 11 世纪下半叶，然而其个人生活非常神秘，甚至是否确有其人也众说纷纭。意大利西南部的萨莱诺，有欧洲第一所被普遍认可的医学院（见 108~115 页），允许女性成为医生是它众多创举之一，当时不仅普遍禁止女性参加正规的医疗培训，而且禁止她们接受大多数高等教育。许多医学文本据称是特罗特拉所著，被统称为"特罗特拉医书"（The Trotula），成为几百年以来医学至关重要的资料，其中包括《女性疾病》、《女性疗法》和《女性化妆品》，

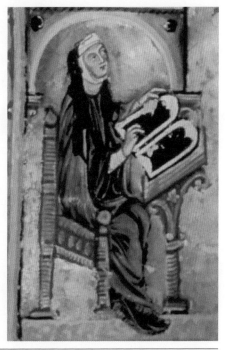

宾根的希尔德加德(Hildegarde of Bingen)
本笃会修士希尔德加德，是12世纪的作曲家、哲学家和本笃会的女修道院院长，也是当时一位伟大的医生。

其叙述直观，内容实用，很少有难以理解的内容。书中介绍了一些诊断疾病的方法，比如问病人问题，观察脉搏、呼吸、皮肤外观，以及分析尿液，这些在当时都是非比寻常的方法。书中也提出了利用草本植物和动物器官的治疗法，并在休息、减压、清洁、锻炼、饮食以及掩盖雀斑等方面给出建议。如果特罗特拉确有其人，那她就是妇科、产科和妇女健康方面的先驱。其书中涉及了女性卫生、月经、生育能力、受孕、妊娠和分娩。她更激进的理念是：不孕不育，可能错在男人。她还主张减轻分娩的疼痛，反对基督教里盛行的观点：因为夏娃在伊甸园犯罪，所以女人应该忍受痛苦。

　　遗憾的是，萨莱诺包容女性的传统并没有流传下来，禁止女性学医的潮流席卷了欧洲。1220年，巴黎大学禁止了女性学医；1390年，在伦

萨莱诺医学院
11世纪，萨莱诺医学院的一位女医生挽救了诺曼底公爵罗伯特二世(Duke Robert II of Normandy)。

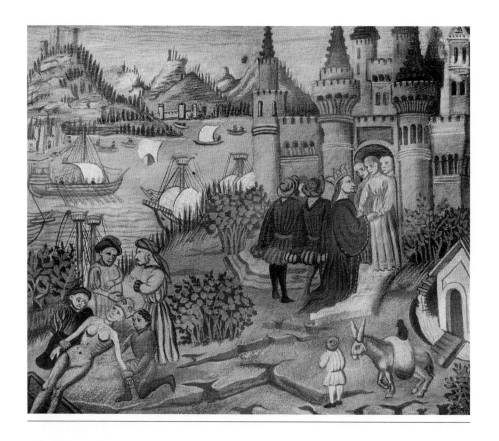

敦，女性实际上被排除在医学院校之外。但也有少数例外：1390 年，多罗泰娅·博基（Dorotea Bocchi）继承父业，担任博洛尼亚大学的医学和哲学教授长达 40 年——但是到 16 世纪，大多数欧洲大学都禁止了女性学医；1732 年，出身名门的律师之女劳拉·巴西（Laura Bassi）年仅 21 岁就成了解剖学

1914年，俄国的女医生多于所有西欧国家女医生的总和，人数为

1 600

教授；1775 年，同样是在博洛尼亚，安娜·曼佐利尼（Anna Manzolini）继承了她丈夫的职位。

巴西的成就给普鲁士王国奎德林堡（Quedlinburg）的一名女子多罗西娅·埃克斯莱本（Dorothea Erxleben）留下深刻印象。埃克斯莱本年轻时，决定继承父业，学习医学。她以桀骜不驯闻名的父亲，甚至放下身段，奏请腓特烈大帝准许女儿继续深造，最终，得蒙国王恩准。1754 年，埃克斯莱本撰写了《阻止女性学习的原因调查》（*Inquiry into the Causes Preventing the Female Sex from Studying*），她毕业于哈雷大学医学院，是普鲁士第一位合格的女医生。这又是一个个例，直到 1901 年，才有另一位女性在哈雷大学取得医生资格。

1847 年，美国纽约州的日内瓦医学院（Geneva Medical College）录取了伊丽莎白·布莱克韦尔，在此之前，她曾申请许多其他医学院校，都被拒绝。据说，日内瓦医学院对其申请犹豫不决，所以提议由学生投票决定，学生们认为这是一场恶作剧，竟然全体一致地投了赞成票。

布莱克韦尔出生于英格兰的布里斯托尔，1830 年随其家庭移居到纽约，八年后，又搬到辛辛那提。虽然她家的制糖生意需要大量的奴隶劳动，但年轻的布莱克韦尔却致力于社会改革、废除奴隶制和为穷人与弱势群体（尤其是女性）提供教育。医疗事业与她的雄心壮志相得益彰，所以布莱克韦尔从事教师工作，以筹集资金，与此同时，她利用业余时间学习医学。

　　1849 年，布莱克韦尔从日内瓦医学院毕业，获得医学学位，她是美国第一位获得医学学位的女性。然而，医院的工作很难找，所以她先去了伦敦，然后又去了巴黎，并在那里的一家妇产科医院找到工作，她的助产技能在那里获得了一致好评。随后她又转到伦敦的圣巴托罗缪医院工作，然而，英国对女医生的拒斥态度更加强硬。到 1851 年，布莱克韦尔回到纽约，在那里建立了一家诊所，后来又开设了一家药房，为贫穷的妇孺免费提供药物和治疗。1857 年，在其妹艾米莉以及志同道合的改革家、克利夫兰医学院毕业的玛丽亚·扎克热夫斯卡（Maria Zakrzewska）的支持下，她开设了纽约贫困妇幼医院（New York Infirmary for Indigent Women and Children）。此举非常成功，以至于一年内医院便需要更大的经营场所，最终成为现在（2013 年）的纽约下城医院（New York Downtown Hospital）。

　　布莱克韦尔发起的这场运动蓬勃发展，不久，在波士顿、费城和纽约，医学院纷纷开始招收女生。此后，1869 年，布莱克韦尔离开美国，回到英格兰，1874 年，她与索菲娅·杰克斯-布莱克（Sophia Jex-Blake）和伊丽莎白·加勒特·安德森一起创办了伦敦女子医学院，在此过程中发挥了重要的作用。杰克斯-布莱克是英国第一位女医生，她后来于 1886 年建立了爱丁堡女子医学院。伊丽莎白·加勒特·安德森于 1859 年与布莱克韦尔相识，在布莱克韦尔的激励下从事医学方面的工作。1860 年，她开始在伦敦的米德尔塞克斯医院做护士，在家人经济和精神方面的支持下，她聘请老师单独讲授解剖学、生理学、药物学等相关领域课程，也参加了化学讲座。第二年，她取得了药物学和化学的学位，1862 年，她加入了药师协会，再一次聘请老师单独授课。三年后，该协会给她颁发了医疗执业许可证，这是英国女性首次获得医疗执业许可证，尽管协会随后

伊丽莎白·布莱克韦尔
伊丽莎白·布莱克韦尔是美国第一位获得医学学位的女性，创办了纽约贫困妇幼医院。

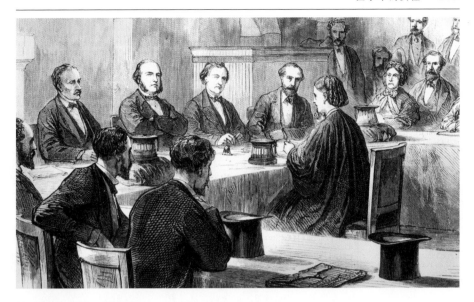

伊丽莎白·加勒特·安德森
1870年，英国女权主义者伊丽莎白·加勒特·安德森，通过考试获得了巴黎大学的医学博士学位。

即改变规定，禁止女性加入协会。

在医疗机构中，女性从业者仍受到不平等对待。因此，像布莱克韦尔一样，加勒特·安德森开办了一家私人诊所，并于1866年创立了圣玛丽妇幼医务室（St Mary's Dispensary for Women and Children）。1872年，医务室增添了住院床位，成为新妇女医院（New Hospital for Women），1918年更名为伊丽莎白·加勒特·安德森医院。此外，加勒特与他人联合创立了伦敦女子医学院，并于1873年成为英国医学会（British Medical Association）第一位女会员。从1883年到1902年退休，她担任伦敦女子医学院的第一位女院长，多年来也一直致力于推动女子参政运动。

1876年，英国议会终于通过了允许女性涉足医疗行业的法案。其他国家也这么做了。1875年，马德琳·布雷斯（Madeleine Brès）成为第一位获得法国医疗执照的女性；1900年，日本医生兼女权活动家吉冈弥生创立了东京女子医科大学。两年之后，中国广州开设了夏葛女子医学院（Hackeet Medical College for Women）。女性终于有机会学医了，但是进入20世纪后，医学界才真正建立起男女平等的关系。

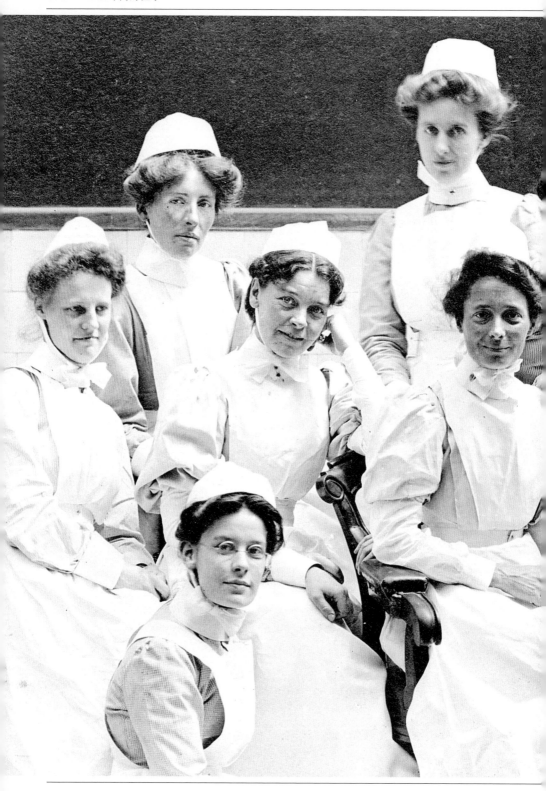

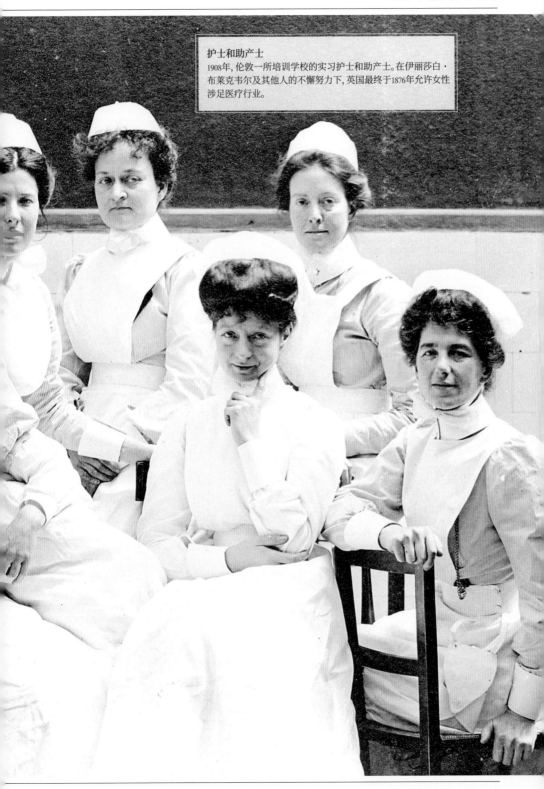

护士和助产士
1908年, 伦敦一所培训学校的实习护士和助产士。在伊丽莎白·布莱克韦尔及其他人的不懈努力下, 英国最终于1876年允许女性涉足医疗行业。

麻醉

今天，头脑正常的人一定不会选择在肮脏、充满细菌且没有止痛措施的情况下进行手术。然而，在 19 世纪中叶麻醉剂和杀菌剂兴起以前（见 206~213 页），历史上患者的确曾经面临这样的现实情况。全身麻醉使身体暂时失去知觉，对刺激甚至剧痛都反应迟钝，使病人不会因为疼痛而尖叫和挣扎，让外科医生能够在平静的身体上做手术。1846 年 10 月 16 日，牙医威廉·莫顿（William Morton）使用气态乙醚，完成了第一例成功的医疗麻醉公开演示，标志着现代麻醉医学时代降临，现在，每一年都在这一天庆祝"世界麻醉日"。不过在此之前，和大多数其他医疗实践一样，麻醉也有悠久而丰富多彩的历史。

6 000 年前，东欧和西亚的酿酒师们偶然发现了第一种麻醉剂，很有可能是在享受自己的劳动果实时发现的。放纵地吃水果会导致感觉迟钝，因为酒精刺激掩盖了疼痛等刺激。另一种古老的麻药，是由罂粟分泌的浆汁制成的鸦片。古代苏美尔的泥板上已提到鸦片迷乱人心、催眠的性能，在一些亚洲国家，鸦片成为生活的一部分。16 世纪以来，鸦片在欧洲也流行起来。杰出人物如帕拉塞尔苏斯（见 110~115 页）和 17 世纪的托马斯·西德纳姆（Thomas Sydenham）将鸦片、酒精和其他成分混合在一起，制成鸦片酊。基于鸦片酊所生产的专利药物，可以产生一定程度的止痛和麻醉作用，但也有副作用，特别是使人上瘾。

人们也曾长期将其他植物用于麻醉，包括大麻、天仙子和其他茄属植物、茄参、泻根、毒芹、洋金花、曼陀罗花、麻花头、野莴苣或毒莴苣——这些可以使人昏昏欲睡、缓解疼痛以及丧失意识。在美洲，人们利用了古柯植物的镇痛等性能（见 82~87 页）。埃贝斯纸莎草纸（见 26~27 页）的镇痛咒语描述了古埃及的镇痛实践，希腊医生迪奥斯科里季斯列出了茄参提取物的性能。在公元 2 世纪的中国，内科兼外科医生华佗在手术中使用了一种神秘的麻醉药——麻沸散。很久以后，在 19 世纪最初的几年，日本的内科兼外科医生华冈青洲重新研究了麻沸散，并利用茄属植物提取

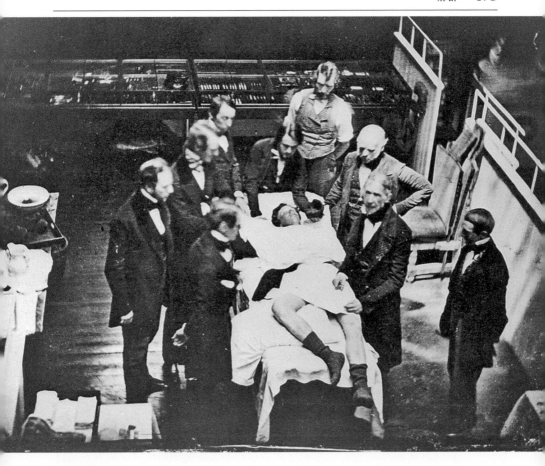

乙醚的首次使用
牙医威廉·莫顿在马萨诸塞州综合医院的圆形手术厅进行了麻醉演示。圆形手术厅现在被称为"乙醚穹顶（Ether Dome)"，并且被认定为美国历史遗产。

物创造了通仙散。据传说，华冈青洲的病人喝了通仙散后，在外科医生开始手术前就会失去意识。

　　在中世纪，能使感觉丧失的药水种类成倍增加。这类药水的施用方法包括"催眠海绵"——事先将抹布或海绵用麻醉剂浸泡，然后置于患者的鼻子和嘴巴上方。如果事情出了差错，可以快速移除海绵。阿拉伯医生伊本·西拿在他的《医典》中曾提及这一点（见 100~105 页）。使用这些药剂的主要缺陷是，无法预知活性物质的用量和功效。由于无法确保一种"标准剂量"，药剂有时可能几乎无效，有时得到适当的麻醉效果，有时却导致突然死亡。于是，人们尝试了非化学方法的麻醉。其中包括用冰雪包裹身体或击打头部，甚至还有勒住患者的脖子使其晕厥等方法。在 19 世纪的欧洲，一种不那么暴力的方法——催眠术麻醉和"镇痛玫瑰"——声名鹊起，这得益于弗朗茨·安东·梅斯梅尔（Franz Anton Mesmer）。医生们报告了一些成功的"催眠术"，但其过程非常不可信。

19 世纪 40 年代发生的一个事件，使以上所有的方法都黯然失色，永久地改变了医疗麻醉。促使这一刻到来的是始于 16 世纪欧洲的大量科学新发现。大约在 1540 年，德国科学家瓦勒利乌斯·科尔都斯（Valerius Cordus）发现了如何利用乙醇和硫酸产生乙醚，令这种挥发性液体变得唾手可得。曾发明鸦片酊的游医帕拉塞尔苏斯称，在食物中添加"甜矾油"（乙醚）"……能平息一切痛苦，而不会造成任何伤害，并能消除所有的疼痛，控制所有发烧，预防所有疾病的并发症"。但是，这些都基于他对鸡群做的实验。到 18 世纪晚期，人们开始通过吸入乙醚蒸气来缓解疼痛，此后，人们在参加"乙醚嬉戏"时也会吸入乙醚。在这些游戏聚会中，参与者吸入气体，并用轻浮、混乱的滑稽动作娱乐观众。一氧化二氮是当时另一种流行的吸入性药物。1772 年，英国化学家兼神学家约瑟夫·普里斯特利（Joseph Priestley）第一次制造出这种气态化合物（普里斯特利也是分离出氧气的先驱）。1800 年，另一位著名的英国科学家汉弗莱·戴维（Humphry Davy）报道称，吸入一氧化二氮（戴维称之为"笑气"）后不仅会大笑不止，而且有助于减轻疼痛，如牙痛。他想到，在手术治疗中，或许可以用这种气体来止痛。

在 19 世纪初的美国，乙醚嬉戏和笑气聚会风靡一时，在化学和医学学生之间尤为流行。有些学生发现，即使参与者在嬉闹过程中受了伤，他们似乎也没有因此感到不舒服。随着这两种气体获准在内科和牙科使用，有些人注意到它们明显的止痛效果，他们推断更大剂量的气体可以作为手术期间的麻醉剂。1842 年 1 月，佛蒙特州伯灵顿（Burlington）的威廉·克拉克（William Clarke）让一名牙科病人在拔牙期间吸入浸透在毛巾中的乙醚。两个月后，在佐治亚州的杰斐逊，另一位医生克劳福德·朗（Crawford Long）在切除患者颈部肿瘤时让其吸入乙醚。但是，当时克拉克和朗都没有公开自己的做法。

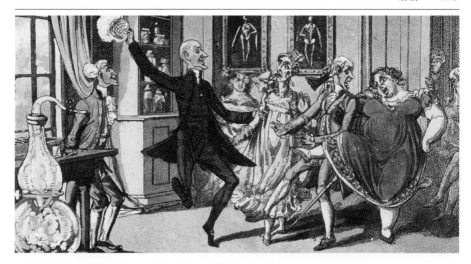

笑气派对

19世纪，一氧化二氮被用作消遣药物。宾客在聚会时吸入"笑气"，并沉醉于它带来的精神愉悦、忘却忧愁的效果。

1844年12月，在美国康涅狄格州的哈特福德，牙医霍勒斯·韦尔斯（Horace Wells）观看了一氧化二氮的舞台展示。他很惊奇地看到，一名参与者受了伤，但伤者本人似乎毫无察觉。次日，韦尔斯让另一个牙医约翰·里格斯（John Riggs）帮忙拔除自己疼痛的智齿，而展会主办人加德纳·昆西·科尔顿（Gardner Quincy Colton）用一氧化二氮帮韦尔斯消除了疼痛。这一实验奏效了，韦尔斯开始把一氧化二氮用于自己的病人。韦尔斯急于证明自己的成功，1845年1月，他在波士顿的马萨诸塞州综合医院安排了一场关于其新技术的公开演示。遗憾的是，这次演示并没有达到预期效果，还适得其反，在手术过程中，病人乱动并发出呻吟声。韦尔斯慌乱不已，"由于气袋撤得太快而出了问题……有好几个人认为这是一个骗局"。他的名声由此一落千丈。尽管他不断努力捍卫这一方法，但他未能恢复自己的名誉，三年后便自杀了。

第二年，即1846年9月，韦尔斯的前合伙人兼同事威廉·莫顿（曾帮助他安排那场失败的演示），开始用乙醚为他的病人实施麻醉。受到之前成功案例的鼓励，他也在马萨诸塞州综合医院举行了一场公开演示。10月16日，当权威外科医生约翰·科林斯·沃伦（John Collins Warren）做一台局部摘除下颌肿瘤的手术时，莫顿给患者爱德华·阿伯特（Edward Abbott）施用了乙醚。乙醚奏效了——阿伯特没有号哭，也没有对手术做出反应。

沃伦记录道，这个病人"……陷入一种无感觉的状态……当时没有经历任何疼痛，即使意识到手术正在进行……"。前来观看的医界人士为之深深震撼，消息不胫而走，受控全身麻醉的时代从此拉开了序幕。

与此同时，在大西洋的对岸形成呼应的是，欧洲人也创造了他们的麻醉剂。他们选择的气体是氯仿。1847 年 3 月，法国生理学家马里-让-皮埃尔·弗卢朗（Marie-Jean-Pierre Flourens）表示，吸入氯仿的动物会经历一个暂时无感觉的状态。八个月后，苏格兰医生詹姆斯·扬·辛普森（James Young Simpson）将氯仿麻醉应用到人类身上，如用于妇女分娩。辛普森在自己和朋友身上进行了首次氯仿麻醉实验，作为第一个吃螃蟹的人，他无疑冒了很大风险，但他幸运地安全无虞。流行病学的先锋、麻醉师约翰·斯诺（见 180~187 页），帮助确定了氯仿的安全用量，适用于不同程度的镇痛和昏迷，随后，他又确定了乙醚的安全用量。在斯诺的监督下，英国维多利亚女王（Queen Victoria）于 1853 年在生产其儿子利奥波德（Leopold）及四年后生产女儿比阿特丽丝（Beatrice）时，都使用了氯仿。她写道："斯诺医生使用了赐福的氯仿，其功效是减轻痛苦、使人镇静、令人极其愉快。"在皇室认可的促进下，公众迅速接受了麻醉这一理念。

让我们再次把目光聚焦于美国，乙醚麻醉已逐渐淡出人们的视野，氯仿成为人们青睐的麻醉药。但使用氯仿有一定的危险，有时会产生致命的副作用，因此在 20 世纪初被取而代之。后来，热情的研发活动带来了更安全、更有效的全身麻醉剂，包括氯乙烷（1903 年）、乙烯（20 世纪 20 年代）、氟烷（20 世纪 50 年代）、甲氧氟烷和安氟醚（20 世纪 60 年代）、异氟醚（20 世纪 70 年代）、地氟醚（1987 年）、七氟醚（20 世纪 90 年代）。随着用于麻醉的气体不断更新，给药的

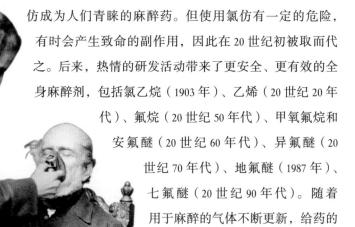

克洛弗和氯仿
约瑟夫·托马斯·克洛弗（Joseph Thomas Clover）发明了一个装置，通过面罩来施用大量氯仿。

方式也在改进。在难以控制的海绵和毛巾之后，诞生了用烧瓶、试管和泵组合而成的吸入器。18世纪晚期，在蒸汽机专家詹姆斯·瓦特（James Watt）和汉弗莱·戴维（因笑气而知

19世纪之前，手术后的死亡率接近

80%

名）的帮助下，英国医生托马斯·贝多斯（Thomas Beddoes）设计了一些创新型吸入器。19世纪60年代，钢丝面罩发展起来，将液态麻醉剂滴在上面，然后蒸发液体，可以实现麻醉。英国医生约瑟夫·托马斯·克洛弗在面罩上增加了调节阀和气袋。1917年，在伦敦的圣巴塞洛缪医院，亨利·博伊尔（Henry Boyle）引入了一种"麻醉机"，它是一辆包括供气设备、泵、储液器、阀门、流量表、压力表、口罩和所需的其他设备的拖车，可以控制气态麻醉剂的持续流入，并监测患者的状况，在使用时将导气管放入气管，能够更精确地控制用量。在20世纪30年代，巴比妥类药物硫喷妥钠（sodium thiopental）成为第一种通过静脉注射（直接进入血液循环）实现全身麻醉的药物。

这个时代，不仅有让人"不省人事"的全身麻醉，而且发展出其他类型的麻醉剂。19世纪70年代，第一种局部麻醉剂（可以使人体的局部失去感觉）是可卡因。早在1860年，德国哥廷根大学的阿尔伯特·尼曼（Albert Niemann）就已经从古柯类植物中提取出了可卡因。后来科学家发现了可卡因的毒性，因此开始研究更安全的局部麻醉剂，如1905年发明的普鲁卡因和20世纪40年代发明的利多卡因。局部麻醉术麻痹身体的一处较大的或较深的部位，如腹部。19世纪90年代，德国外科医生奥古斯特·比尔（August Bier）引入了脊髓麻醉，可使注射部位以下的身体失去知觉；20世纪40年代，一种改进过的硬膜外麻醉成为主流的麻醉方式（见214~221页）。

麻醉的进步改善了人们对医学的期望。在大型手术时，甚至在看牙医时，如果没有麻醉，想象一下会发生什么！现在，人们仍然在探索更安全、更有效的麻醉方法。虽然人们对此的估计不太精确，但在最新的护理下，全身麻醉直接导致的死亡率已经低至七千分之一到二十万分之一。

早期麻醉剂

19世纪40年代，麻醉药的使用迅速发展，它是一种可以暂时引起感觉或意识丧失的物质。患者通过吸入化学物质，如氯仿、乙醚或一氧化二氮气体，使自己感知不到疼痛。在手术期间使用麻醉剂变得越来越普遍，医生和制造商设计了更完善的设备，使这些化学药物可以更安全地被施用。

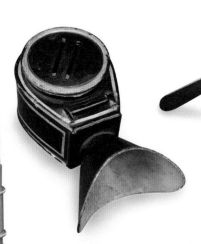

斯金纳改进的麻醉面罩（1862—1901年）

妇科医生托马斯·斯金纳（Thomas Skinner）设计的这款面罩轻便易用。使用时将液态氯仿或乙醚滴到法兰绒覆盖物上，在吸入麻醉剂之前，患者可以举着覆盖物或将其挂在鼻子上。

墨菲型氯仿吸入器（1850—1900年）

这种吸入器包含一个浸泡在氯仿中的海绵，在19世纪下半叶经常用作妇女分娩时的麻醉。

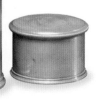

斯诺的氯仿吸入器（约1848年）

1847年，詹姆斯·辛普森发现氯仿可用作麻醉剂（见176页）。此后，英国第一位专业麻醉师约翰·斯诺设计了这种吸入器。管的顶部连接在病人戴的铅制面具上。

一氧化二氮气瓶（1840—1868年）

1868年，发现了一种可以把一氧化二氮（也称"笑气"）变为液体的方法，这样就可以将其存储在气瓶里。以这种形式出售的一氧化二氮成为一种流行的麻醉剂，特别是在牙科领域。

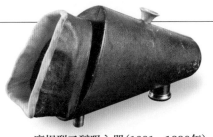

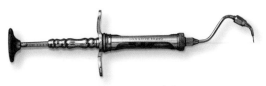

摩根型乙醚吸入器(1881—1890年)

英国外科医生约翰·H. 摩根（John H. Morgan）研制了这种吸入器。将用乙醚浸泡的海绵放置在圆锥狭窄的底部，病人通过宽的一端吸入乙醚。

皮下注射器(1885—1900年)

19世纪的皮下注射器（例如图中的美国式）变得越来越受欢迎，尤其是在牙科麻醉中。

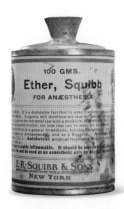

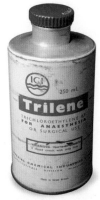

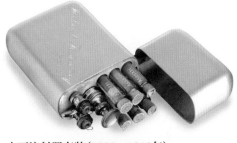

皮下注射器套装(1885—1910年)

这种注射器装于一个紧凑的铝制容器中，有两支针和一定量的麻醉药片。外科医生捣碎这些药片，溶解稀释后给患者注射。

乙醚(1891—1930年)

19世纪40年代，乙醚的麻醉效果在美国被公开演示后，乙醚麻醉迅速流行起来。过去大多数手术都使用了乙醚，从拔牙到切除肿瘤都用它麻醉。

三氯乙烯(1940—1960年)

当时市场上销售的三氯乙烯。这是一种具有挥发性的液体化学药品，产妇通过吸嘴吸入后，可以减轻分娩的痛苦。三氯乙烯虽然流行了几十年，但后来被一氧化二氮取代。

"ESO"氯仿装置(1945年)

这种装置在"二战"期间被研制出来，可通过吸嘴送入氯仿蒸气。它制造得足够结实，可以承受伞降的冲击，一般在战场上使用。

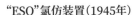

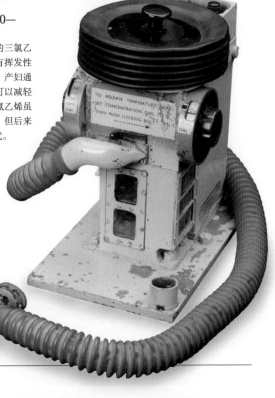

约翰·斯诺和流行病学

流行病学是对人群中疾病（健康状况）的模式、原因和影响的研究，调查和分析疾病的模式，寻找控制疾病、防止疾病重新感染人体的方法。然而，自 19 世纪末发现细菌以来（见 222~227 页），准确识别疾病才成为可能。在此之前，人们普遍认为流行病是由"有毒空气"或"瘴气"造成的（见 196~197 页），除此之外，人们认为这些气体是从腐烂的有机物中散发出来的。挑战这一观点的第一人是英国医生约翰·斯诺，1854 年英国伦敦霍乱暴发期间，他提出，疾病和供水之间有联系。由于在这一领域的开创性工作，他被人们称为现代流行病学的创始人之一。

现实中存在许多与霍乱症状类似的情况，导致在诊治这一疾病的悠久历史中出现了许多误解。古印度的《妙闻本集》（见 77~79 页）、记载了胆汁是四种体液之一（见 106~107 页）的《希波克拉底选集》（见 30~39 页）以及 11 世纪的阿拉伯医生伊本·西拿的作品（见 100~105 页），都描述了这些症状。今天，我们知道，霍乱是由一种被称为霍乱弧菌（*Vibrio cholerae*）的细菌引起的，它影响肠道，导致大量的水样呕吐和腹泻。这会打破体内液体和盐的平衡，从而引起脱水，甚至导致死亡。

1854 年，在伦敦苏豪区的中西部，出现了一系列霍乱死亡病例。约翰·斯诺住在距离这里只有几条街的地方，所以非常了解该地区。在 1831—1832 年，他也遇到过霍乱，这场劫难（发生于拥挤的工人阶级矿区）对他来说仍历历在目。在纽约完成早期教育后，斯诺一直做纽卡斯尔外科医生威廉·哈德卡斯尔（William Hardcastle）的学徒。1830 年，斯诺来到伦敦，1836 年，他开始在苏豪区执业行医。第二年，他来到威斯敏斯特医院，1838 年加入英国皇家外科医学院，1850 年加入皇家内科医学院。

1846 年末，斯诺对美国麻醉技术的进展产生了兴趣（见 172~179 页）。他开始涉足这个新专业，还设计了新器材，并于 1847 年出版了《对乙醚蒸气吸入的研究》（*On the Inhalation of the Vapour of Ether*）。到 1853 年，他在麻醉师行业名声大振，以至于维多利亚女王在分娩其子利奥波德时，也要求他为她施用氯仿。

斯诺一直保持着对流行病（特别是霍乱）的兴趣，在英国伦敦东北部和其他地区，斯诺经历过多次流行病疫情，他仔细研究了这些流行病的模式和影响因素（如过度拥挤、缺乏卫生意识、饮食质量和整体生活条件低劣）。斯诺认为，病源并不指向"瘴毒空气"，而是指向了水里的某种东西，这一定程度上是因为霍乱最初的症状出现在肠道中，而不是在肺部或血液里。1849 年，霍乱再次暴发，斯诺出版了《论霍乱的传播方式》（*On the Mode of Communication of Cholera*），书中主张霍乱"存在于排泄物中，通过饮食传播"，主要通过饮水传播，但是医学界对他的研究置若罔闻。

1854 年的夏天，伦敦暴发了霍乱。8 月 31 日，苏豪区突然出现了严重的霍乱疫情。三天之后，超过 100 人死亡，两周之后，死亡人数已经超过 500 人。为了证明污水是造成该病的原因，斯诺探查了死者的住处，并调查了附近大街上从井中取水的抽水机。大部分死者集中在布罗德大街附近，在牧师亨利·怀特黑德（Henry Whitehead）的帮助下，斯诺询问了当地居民并了解到，来自布罗德大街抽水机的水，连日来非常浑浊，并且散发着恶臭。为

约翰·斯诺
英国医生约翰·斯诺正确推断出"霍乱是通过液体（包括饮用水）传播的"。

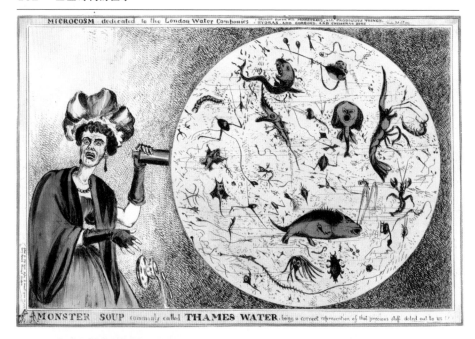

"怪物汤"（暗喻泰晤士水务公司）
这个1828年的讽刺性版画，展示了一位女士观看疾病泛滥的河水的画面，但经过许多年之后，人们才认识到污水和疾病（如霍乱）之间的直接联系。

了阻止疾病传播，斯诺提议拆掉抽水机的把手，禁止人们继续使用这里的水。按照斯诺的提议拆掉把手后，霍乱病例立即减少了。斯诺认为，死亡数量的下降，可能只是因为许多人已逃离该地区，或已经死了；但是他将死者居住的位置标注在地图上后，直观地展示了死亡与抽水机之间的关系。

调查最终显示：布罗德大街的水井，深9米，非常靠近一个陈年的粪坑，粪坑渗漏的污浊排泄物污染了井水。研究还发现，那些从疾病中幸存下来的人，使用的是自己家水井中的水，而一户离此地有一定距离的家庭使用布罗德大街水井的水后全家丧生。然而，这场瘟疫一退去，苏豪区的这种情况就恢复如初，丝毫没有改变。政府重新安装了抽水机把手，卫生局在报告中写道："（据猜测）布罗德大街通常使用的这一口水井……井水已经受到了污染……经过仔细调查，我们认为没有理由接受这个观点。"瘟疫后没有发生显著的公共卫生变革。

　　1855 年，斯诺出版了《论霍乱的传播方式》的修订版，增加了篇幅。他在这本书中写道："在 200 米之内的地方……10 天内有超过 500 人受到霍乱的致命袭击……我怀疑布罗德大街居民常用的抽水机的水源受到了一些污染。"然而，政府仍旧对他的主张置若罔闻，霍乱继续横行于世。当时瘴气理论仍然盛行，直到在 19 世纪 60 年代受到了路易·巴斯德所做实验（见 196~203 页）的挑战，瘴气理论才受到质疑。不幸的是，斯诺那时已经死于中风，享年 45 岁。之后不久，人们出版了他的书《关于氯仿和其他麻醉剂及其效果和应用的研究》（*On Chloroform and Other Anaesthetics and Their Action and Administration*）。

　　斯诺的研究在当时并没有推翻他那个时代的主流观点，尽管如此，主流观点也没有证据能推翻斯诺创造的流行病学。其他的流行病学先驱包括丹麦人彼得·安东·施莱斯纳（Peter Anton Schleisner），他通过推行卫生措施，降低了冰岛新生儿死于破伤风的概率；匈牙利人塞麦尔维斯·伊格纳茨（Ignaz Semmelweis）通过引进消毒方法，降低了维也纳的婴儿死亡率。让我们再次把目光聚焦于英国，斯诺是伦敦流行病学会的创始人之一，该学会在一场更早的流行病暴发后的会议上经提议成立，其目标包括"严谨研究流行病的起源、传播、缓解的原因和条件，及其预防方法"。它成立于 1850 年，1907 年并入英国皇家医学会。该学会主要通过死亡证明和类似的市政记录开展研究，这种研究方法是由业余科学家约翰·格朗特（John Graunt）在 17 世纪所开创的。历史上，英国每个地方各自负责本地人口的出生、死亡和婚姻记录，然而，1837 年，英格兰和威尔士创建了一个全国

"我认为，本世纪已经出现了人类的一位大恩人。"

牧师亨利·怀特黑德评价约翰·斯诺

性的信息库，从而使科学家们更有效地跟踪死亡率和疾病的发展趋势。19世纪，许多其他国家也建立了类似的系统，为社会调查、公共卫生需求和经济规划带来便利。当流行病学家开始研究疾病传播的国际趋势时，这些记录将为之提供巨大的帮助。1957 年，国际流行病学协会（International Epidemiological Association）在荷兰诺德韦克举行了首次会议，有 20 个国家的代表出席；今天，它已经拥有 100 多个成员。1983 年，该协会宣布："流行病学的终极目标和目的是促进、保护和恢复人们的身体健康。"

流行病学家的主要工作，是将健康人群与给定人群的相关数据做比较，并将结果用数字表达出来，比如用"每 YYYY 人中有 XXXX 人"来表示某种疾病的发病率。他们可以通过选择一些因素来细化这些原始数据，这些因素包括性别、年龄、季节、职业、生活方式（如是否吸烟）等等。这种比较能衡量以下两种主要现象：一是发病率——在一个特定的时间周期内，每个组中具有同一病症或症状的新病例数量；二是患病率——特定时间内的总病例数。因此，如果每年 10 万人中有两个人产生这种病症，则其发病率是十万分之二。如果这种症状持续一年，则其患病率也是十万分之二，但是如果它持续 10 年（在此期间未导致死亡），其最终患病率就是十万分之二十。

这种数据分析带来了 20 世纪最大的医学进步——揭示了吸烟与肺

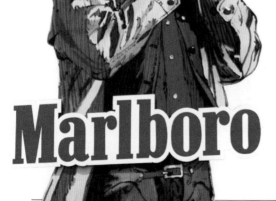

万宝路牛仔
从1954年到1999年，"万宝路牛仔"的形象被用来宣传万宝路香烟。多年后，担任这一人物形象模特的三个人都死于肺癌。

癌和其他恶性疾病之间的联系。20 世纪 20 年代，德国临床医生注意到了肺癌发病率的上升，并调查了多种因素，如工业废气污染、道路铺设的沥青、机动车普及造成的大量使用燃油、1918 年的大流感，甚至第一次世界大战的毒气战。1929 年，德国医生弗里茨·林肯特（Fritz Lickint）发明了"被动吸烟"这个术语，并公布了流行病学证据——肺癌患者有很大可能是吸烟者。他还提倡了禁烟措施。1939 年，德国人弗朗茨·穆勒（Franz Muller）所做的一项调查报告称："烟草用量的急剧增加，是肺癌发病率上升的最重要原因。"到 1950 年，尽管面临烟草行业的全力阻击，但医学界已经积累了更多统计学上的证据，由理查德·多尔（Richard Doll）和奥斯汀·布拉德福德·希尔（Austin Bradford Hill）率领的一个英国团队公布的结果显示，肺癌患者普遍吸入二手烟。多尔为提高流行病学的地位而不懈努力，使它在医学领域的地位由无足轻重变为至关重要。

1955 年，E. 凯勒·哈蒙德（E. Cuyler Hammond）和丹尼尔·霍恩（Daniel Horn）进行了一项大型的流行病学研究，样本数近 20 万人，总体上可以得出以下结论：吸烟会增加死亡率，使患肺癌增加 10 倍，冠状动脉疾病的死亡率也受类似因素的影响。这项研究暴露了吸烟的风险，同时是一项巨大成就，将数百万人从痛苦和早逝中拯救出来。

约翰·斯诺致力于推进个人卫生、环境卫生和公共卫生措施，在流行病学领域产生了巨大影响。他为细菌学家的工作铺平了道路，如俄国人沃尔德马·哈夫金（Waldemar Haffkine）为印度引进霍乱疫苗。倘若斯诺在世，他将震惊于当今医学研究的便利——现代人拥有更简单的数据采集方式、分析能力强大的计算机、即时的全球通信，以及循证医学（见 383~384 页）等领域的发展。苏豪区的布罗德大街（1936 年改名为布罗德维克大街）与斯诺的名字自此紧密相连，1992 年，原址（可以说是流行病学的诞生地）附近安装了一台纪念性的抽水机。

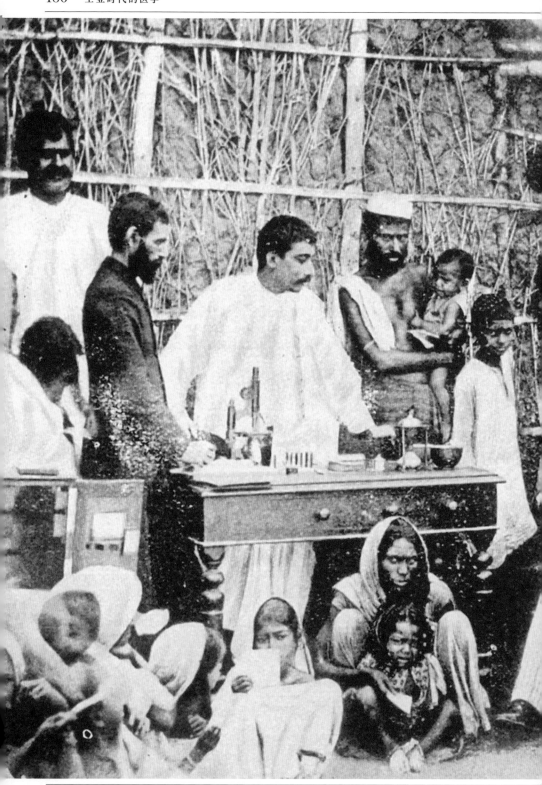

防治霍乱的疫苗接种

1894年, 在印度的加尔各答, 沃尔德马·莫迪凯·沃尔夫·哈夫金给一群人接种了霍乱疫苗。霍乱是流行病学最早研究的传染病之一, 而哈夫金是研究霍乱疫苗和鼠疫疫苗的先驱。

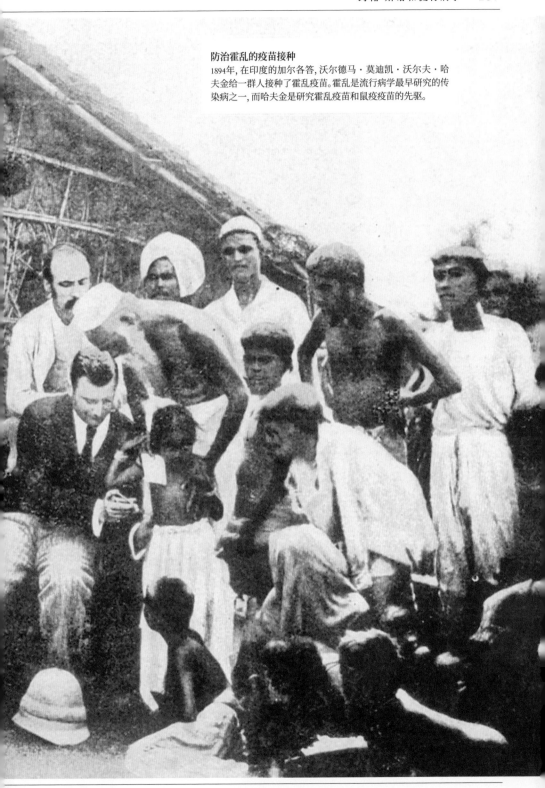

弗洛伦斯·南丁格尔

今天，护理是一个至关重要的关怀照顾专业，但在 19 世纪之前，从事护理者却不需要技能和培训。他们的动机各不相同，有的是因为流行风气，有的是因为家庭义务，有的是因为内疚感或宗教感召。护理的工作——如清洁或喂病人吃饭——被视为仆人的工作，通常在家里进行。随着住院治疗变得更加普遍，对更好的卫生条件及更高水平的护理和培训的需求逐渐凸显出来。弗洛伦斯·南丁格尔对促成这些改革发挥了至关重要的作用。

在古代文献中，与护理有关的例子比比皆是。埃及纸莎草卷提到，神庙的侍者清洗病人，安排他们的饮食和运动。希腊人和罗马人用诸如"助手""看护者""帮手"等术语来称呼他们。希腊的治愈之神是阿斯克勒庇俄斯，他的女儿许癸厄亚和帕那刻亚由于对病人的关怀态度而受到人们的顶礼膜拜。在古代，护理和宗教紧密地交织在一起，最早的医院就是由宗教机构开设的。4 世纪末，罗马贵妇法比奥拉（Fabiola）皈依基督教，在罗马，她用家中的财富建立了一所来者不拒的医院。她在那里照顾病人，和男医生一起工作。法国里昂的主宫医院建于 542 年左右，在这里，日常照料病人的人有男性也有女性。大概 100 年后，奥古斯丁姐妹会

护士弗洛伦斯
弗洛伦斯·南丁格尔没有结婚生子，把一生都奉献给了护理事业。她创立了第一所正式的护理培训学校。

（Augustinian Sisters，基督教神父创建的第一个专门提供护理的修会）建立了巴黎主宫医院。然而，占据欧洲中世纪护理领域主导地位的是男性——特别是本笃会的修士。十字军东征时，急救和急诊后对伤员进行护理成为一项重要工作（见 356~357 页）。

　　在世界其他地方，护理技能非常受重视。追溯到大约 2 500 年前，梵语文本《妙闻本集》（见 77~78 页）叙述道："……医生、病人、药物和护士是医学的四个组成部分，也是治愈的保障。"7 世纪的伊斯兰医院，也称为"病坊"（bimaristans），其团队员工包括医生、护士、搬运工和清洁工。患者们被安置在不同的病房照顾，比如专门为外科手术、骨折、发烧、眼科疾病、肠道问题以及其他情况准备的病房。这个时代的第一位女护士是洛凡达（Rofaidah）——一位内科医生的女儿。人们称赞她的同情心、临床技能、善良以及她组织和激励他人的能力。在欧洲，16 世纪的新教改革后，许多欧洲国家与罗马天主教会决裂。随着冲突的接踵而至，天主教的医护修会衰落下去。在英国，许多已经关闭的修道院的附属医院情况变得尤其糟糕。个人卫生和环境卫生标准下降，护理技能也失传殆尽。18 世纪中后期，工业革命使本来卫生条件就不好的城市变得过度拥挤，情况进一步恶化了。

　　在工业污染和疾病流行的背景下，弗洛伦斯·南丁格尔 1820 年出生于一个富有的英国家庭，并因她出生在意大利城市佛罗伦萨而得名。第二年，南丁格尔一家回到了英国。弗洛伦斯的家族拥有得天独厚的财富和人脉，她逐渐成长为一名独立的、无比虔诚的年轻女性。她喜欢学习，尤其擅长数学，也是一位文采斐然的作家。1837 年，南丁格尔第一次获得一种宗教体验——这些宗教体验指导了她的生活和工作。她开始表现出对护理的兴趣，并以在医院帮助别人的天主教修女为榜样。几年后，尽管有合适的追求者，但她宣布自己决定不结婚生子。她开始追求自己的新兴趣，广泛阅读关于医疗、护理、药物、个人卫生和环境卫生的书籍。她在医院和疗养院获得了一些实践经验，甚至前往埃及，在亚历山大港，花时间与圣文森特·德保罗慈善修女会（Sisters of Charity of St Vincent de Paul）相处，这是 1633 年成立于巴黎的原慈善修女协会的一个分支。修女们走访病

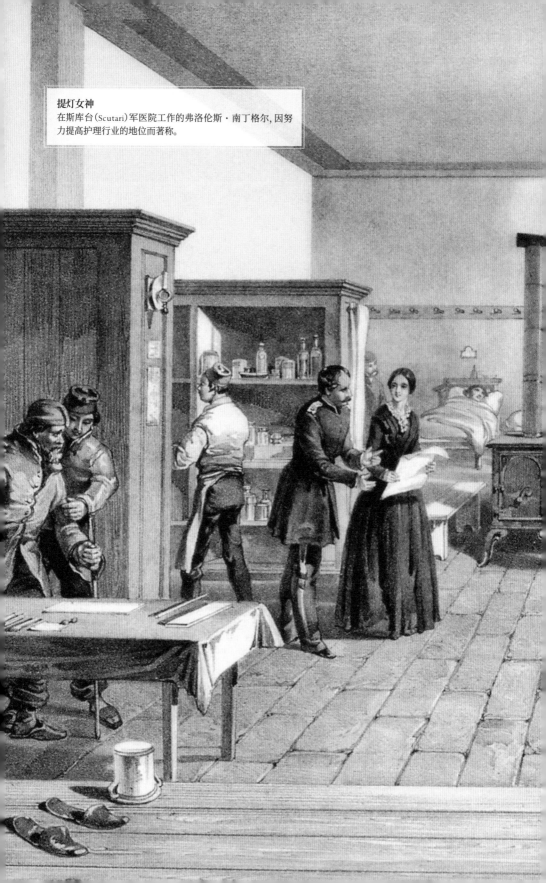

提灯女神
在斯库台(Scutari)军医院工作的弗洛伦斯·南丁格尔, 因努力提高护理行业的地位而著称。

"……医院的第一原则是：
不能伤害病人。"

弗洛伦斯·南丁格尔

人家庭，而不是待在女修道院。与松懈的、缺乏教育的英国同行相比，她们高标准的护理和照顾工作给南丁格尔留下了深刻印象。1851 年，在德国杜塞尔多夫附近的凯撒斯韦特（Kaiserwerth）的一个新教执事区，她参加了一个为期三个月的护理培训课程。培训课程由牧师西奥多·弗利德纳（Theodor Fliedner）创办，由女执事运营，并继承了天主教帮助病人、穷人、孩子，以及囚犯和获释囚犯的传统。女执事已经存在了上千年，《圣经》中描述的非比（Phoebe）就是女执事。凯撒斯韦特的女执事是上门服务的护士，为病人提供护理、食物和药品。此外，她们通过教学和辅导，促进了妇女的自力更生和解放。南丁格尔对自己在德国的经历大感惊讶，回到英国之后的 1853 年，她在伦敦哈利街开始了职业生涯，担任妇女疗养院的院长。此时，她已经成为医院和护理界公认的权威。

在南丁格尔逐渐进入她的新角色时，克里米亚战争爆发了。沙俄威胁土耳其，法国和英国则派军队支援土耳其，主要战役发生在克里米亚半岛。通过电报这种相对较新的方式，关于战争进展的报道以前所未有的速度送到读者手中；战地摄影是另一个新形式，可以将公众与戏剧性展开的事态紧密地连接在一起。南丁格尔了解到战场上治疗伤员的医院条件非常恶劣之后，便渴望能为这些伤员提供一些力所能及的帮助。她的密友、军务大臣西德尼·赫伯特（Sidney Herbert）让她组织一批护士。1854 年 11 月，南丁格尔和她的 38 名女护士，到达土耳其斯库台的塞利米耶（Selimiye，现属伊斯坦布尔）军营医院。这里的惨状超出了南丁格尔的预期。伤病员源源不绝，一切几乎都供不应求：没有盛水的容器和任何类似形式的器具；没有肥皂、毛巾、衣服，也没有病号服。男人身穿制服躺在床上，满身血污，十分肮脏，悲惨的画面几乎无人可以描绘，伤员们身上布满了蚊虫……南丁格尔着手重建设施并改善食品和水的供应。她重组了护士团队，并要求得到更多、更好的设备。她动用自己在英国的人脉，召来了卫生委员会，第二年春天，他们来清理了下水道，改善了卫生条件。认识到健康饮食的重要性后，她还呼吁为伤病员改善营养。斯库台军医院的死亡率由此下降。关于死亡率降低了多少，降低得多快，以及为什么会降低，一直存在争议；而南丁格尔自己从来不自居有功。尽管如此，公众通过《泰晤士报》的报道，了解到她不知疲倦的奉献精神："随着夜晚、寂静和黑暗的降临，所有军医都休息了……可以看到她身影孑然，手里提着一盏小灯独自巡视。"回到英格兰后，南丁格尔因此获得了"提灯女神"的称号。

1856 年，克里米亚战争结束后，南丁格尔回到家乡，并在不久之后向维多利亚女王请求优先考虑军医院的改革。她决心阻止这种恶劣状况的重演，她利用自己的统计技能使当局相信：清洁措施对于避免感染至关重要。她发明了一种统计图表，类似于现代的饼图，用来比较士兵们的死因，包括创伤、可预防的疾病等其他原因。南丁格尔为人低调，但著作很多，她在《影响英国军队的健康、效率和医院管理事项的纪要》(Notes on Matters affecting the Health, Efficiency and Hospital Administration of the British Army，1858 年)中对克里米亚战时医疗的描述，起到了至关重要的作用，为军医院带来了更好的卫生设施、现代化的营养条件以及全面改善的护理措施。她的才能也展示在其他地方：印度兵变的消息，让她认识到那里英国军队的境况以及当地人民的贫困和营养不良，南丁格尔利用自己的影响力，成功地说服了印度政府建立一个卫生部门。1859 年，她出版了名作《护理札记》(Notes on Nursing)，其中写道："这是每个人都应该具备的知识，它不同于仅在行业内部掌握的医学知识。"次年，她在伦敦的圣托马斯医院（St. Thomas's Hospital）为护士创办了南丁格尔寄宿培训学校。这所学校使护理成为一项正式职业，拥有适当的培训、资格认证、职业发展体系和报酬。护理学校的教学方式是理论和实践相结合，学生的进步会被记录在档案中，被选中的学生将入住旨在"倡导纪律"和"养成品格"的护士之家。

多年以来，南丁格尔写了成千上万的信件，尽管她自己健康状况不佳，但仍不辞劳苦地四方奔走。1855 年，她在克里米亚期间，就身患克里米亚出血热（Crimean fever）长达 12 天，这导致了她后半生的残疾和长期卧床。不过，为改善护理和卫生水平而努力的，并不只有南丁格尔一个人。玛丽·希科尔（Mary Seacole）在 1855 年——克里米亚战争期间——来到克里米亚。在那里，她在巴拉克拉瓦（Balaklava）附近建立了"英国酒店"，为受伤的欧洲盟国士兵提供护理、食物和住所，尽管这行为基于商业目的，也没有南丁格尔对于正规护理体系的影响力，但她的护理技能和来到战场的勇气，为她赢得了赞誉和"希科尔妈妈"的绰号。

与当时的医疗机构一样，南丁格尔对医学进步的态度是保守的。虽然她对细菌致病学说（见 222~227 页）表示怀疑，但即便如此，在 1882 年的奎因《医学词典》（*Medical Dictionary*）中，她建议："护士要常常用氯化苏打水洗手，特别是在为一个疑似患者穿衣或触摸他后。这个方法可能以破坏角质层为代价来消灭细菌，但如果它可以使角质层脱落，就一定有害于细菌。"

弗洛伦斯·南丁格尔长期不懈地工作，开创了现代护理行业和相关原则。她漫长的职业生涯激励了其他许多人建立专业护理学校，1907 年，她成为第一位被授予功绩勋章的女性。许多护理学校、机构以及各种奖项都以南丁格尔为名，她的名字以这种形式流传后世。每年的 5 月 12 日被设立为"国际护士日"，这一天是南丁格尔的诞辰。然而在生活中，南丁格尔淡泊名利，不愿在公共场合抛头露面，她在汉普郡举行的葬礼也是一件不事张扬的家族私事。

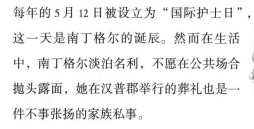

玛丽·希科尔
玛丽·希科尔是半个牙买加人，她作为一名护士，对改善伤兵境况也有重要影响。

测量血压

血压是循环的血液施加在动脉壁上的压力，使用仪器和脉搏测出血压，可以帮助诊断病人的健康状态。高血压是血量升高或血管狭窄的结果，可能是由缺乏锻炼、酗酒、高盐饮食等因素造成的。心脏和动脉承受较高的血压，会增加中风、心脏病、肾脏衰竭及其他疾病的风险。低血压与年龄、疾病或失血等因素有关，并且可能导致头晕、晕厥，在极端的情况下会导致休克。以上两种情况也可能是由遗传导致的。每次心跳时血压都会发生变化，因此只能用一个范围来衡量（见对页）。

历史上的脉搏和血压诊疗

千百年来，医生一直将号脉作为诊断方法之一。古埃及人把简单的脉搏计数和其他古老文化从中国带到了希腊，从理论上推测它的强度、节奏和质量。1733年，牧师斯蒂芬·黑尔斯（Stephen Hales）发现了血压，他将管子插入动物的动脉，测量血液可以上升到什么高度。19世纪以来，血压的测量仪器出现了，这些仪器使用了袖带，便不需要划破皮肤，比如动脉压脉搏描记器和血压计（见对页）。

17世纪晚期的中国脉诊图

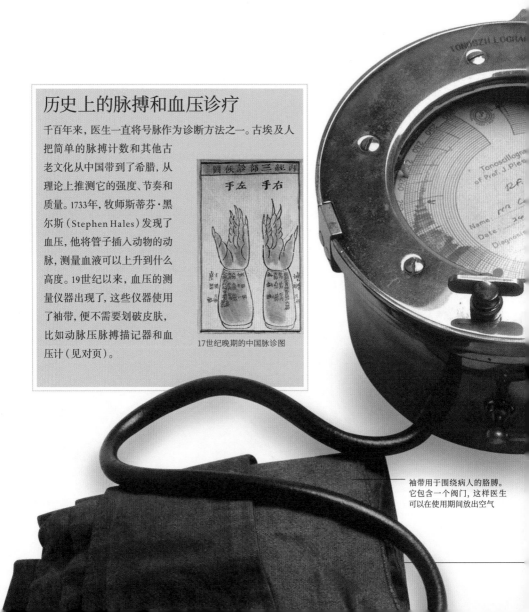

袖带用于围绕病人的胳膊。它包含一个阀门，这样医生可以在使用期间放出空气

动脉压脉搏描记器
英国, 1931—1940年

匈牙利的科学家兼内科医生亚诺什·普雷施（János Plesch）是阿尔伯特·爱因斯坦（Albert Einstein）的朋友，他研制了动脉压脉搏描记器，该仪器于20世纪30年代被广泛使用。它的关键部分是一个充气袖带，是今天所用血压计的先驱。这种仪器易于使用，并可以产生一个图表形式的记录

工作原理

如今，我们用血压计测量血压的最高点（收缩压）和最低点（舒张压）。测量时，将可充气的袖带缠绕在上臂，并将收听设备听诊器[勒内·雷奈克（René Laennec）1816年发明]放置于袖带下面。膨胀的袖带使动脉闭合，血液停止流动。医生慢慢给袖带放气，在收缩压下动脉打开，这时，通过听诊器可以听到第一个声音，在舒张压下，血液将自由流动。

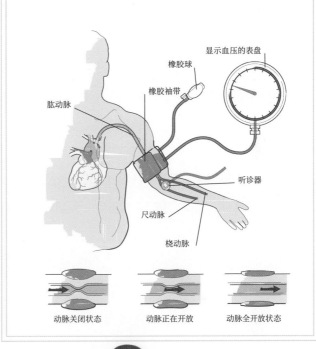

显示血压的表盘

橡胶球

橡胶袖带

肱动脉

听诊器

尺动脉

桡动脉

动脉关闭状态　　动脉正在开放　　动脉全开放状态

病人的血压被记录在一个可转动的图表上，称为脉搏波

该设备包含一个用来测量压力的装置，它的作用就像一个气压计：压力的变化使金属腔扩展或收缩，并通过杠杆将这些变化传递到刻度盘上

用橡胶球给袖带填充空气，使病人的动脉血暂时停止流动

巴斯德和微生物学

细菌是肉眼看不见的敌人。这些微型生物体可能会损害人体和其他生物的健康，但它们非常小，只有通过显微镜才能观察到。不仅所有古老的微型有机体或微生物是致病的，细菌也是致病的——它们在体内繁殖，并引起传染病或感染。17世纪，早期的光学显微镜（见150~151页）就展示了无数种微生物。但直到19世纪，才证明这些小型入侵者会造成疾病，从而产生了细菌致病理论。法国科学家路易·巴斯德的非凡成就，对于细菌致病理论的发展至关重要，德国科学家罗伯特·科赫也是如此（见222~227页）。

　　千百年以来，人们将传染病和其他疾病归咎于各种原因，其中包括愤怒之神的报复和罪孽深重。盛行的理论主要有两个，第一种是瘴气理论。"瘴气"一般指能够以某种方式传播疾病的、污浊的、有毒的空气。这个观点并不完全荒谬：受腐烂物污染的土壤或水会散发出难闻的气味，而且排泄物总是与霍乱、痢疾等疾病如影相随。古希腊的希波克拉底认为有害气体与瘟疫密不可分。同样，公元前1世纪的罗马建筑师和工程师维特鲁威（Vitruvius）曾考虑过鼻孔吸入源于沼泽、死水和下水道的空气的危害。两百年之后，盖仑用他的体液理论将污浊空气和疾病联系起来（见43页）。盖仑的理论在整个中世纪占主导地位，该理论对天花、鼠疫等流行病给出了自己的解释。人们认为有毒气体可以传播疾病，并称之为瘴气。据说，人们认为空气有一种"传染效应"，当空气遇到腐烂物质，就会变成可以导

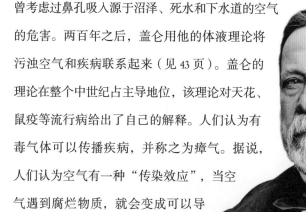

路易·巴斯德
巴斯德和其老对手罗伯特·科赫（德国医生和科学家），被认为是微生物学的奠基人。

致疾病的恶性瘴气。欧洲文艺复兴时期，志存高远的人开始探索其中的奥秘。16 世纪 40 年代，意大利的医生和科学家吉罗拉莫·弗拉卡斯托罗（Girolamo Fracastoro）指出，这种传染可能要归咎于一种微小粒子——孢子。100 年之后，安东尼·凡·列文虎克等人的显微镜揭示了"微生物"（见 145 页）。1700 年，法国执业医生尼古拉·安德里（Nicolas Andry）记录了他对微小、蠕动的"蠕虫"的观察结果，他认为"蠕虫"可能会导致疾病。他观察到的"蠕虫"中，有一些是寄生生物，如绦虫，其他的"蠕虫"（安德里怀疑可能会导致性病）实际上是精子或精子细胞。安德里作为瘴气理论的重要支持者，认为污浊的空气可能含有"蠕虫种子"。

在古希腊，亚里士多德首次记录了第二种理论，这就是"自然发生说"。该理论认为，由于某种方式的"生命力"，生命物质可以由非生物成分产生。这似乎是对以下现象的一个合理解释，如吃剩的面包上突然长出的霉菌，腐烂的肉上看似从无到有的蛆虫，以及本来没有而后来出现的成片虱子和跳蚤。随着新的显微镜技术逐渐揭开微生物的秘密，持怀疑态度的科学家们搜集到更多的证据，对传统理论提出了质疑。1668 年，意大利的博物学家兼医生弗朗西斯科·雷迪（Francesco Redi）用装有不新鲜肉的罐子展示了自己的实验。他将一些罐子完全敞开，一些罐子盖上有网眼的布，其他的罐子用软木塞塞住。雷迪指出：实际上，只有落过苍蝇的肉上，才会出现蛆虫，因此，腐肉不会自发生蛆。然而，当时对自然发生说的信仰非常普遍，雷迪的发现因此未造成大的影响。18 世纪中叶，英国教士兼生物学家约翰·尼达姆（John Needham）尝试了一种不同的实验方法。他煮沸鸡汤，以摧毁其中一切生命，然后将其密封隔离空气。一段时间后，肉汤变得混浊，尼达姆将其归因于微生物的自然产生。他主张，"生命原子"（vital atom）包含生命的性质，遍布于自然界，激活周围环境，创造生命。现在看来，很可能是尼达姆的煮沸时间不足以消灭肉汤中的所有微生物，并且当肉汤露天冷却时，苍蝇可能落在肉汤上造成了污染。18 世纪 60 年代，另一位教士、意大利人拉扎罗·斯帕兰扎尼（Lazzaro Spallanzani）进一步研究了尼达姆的实验。他煮肉汤的时间更长，并确保将它快速、安全地密封于玻璃瓶中。结果，密封的肉汤样品保持完好不腐，而那些暴露于空气中的样品很快便挤满了小生命。反对者们执着于自然发生说的信仰，反驳说这样剧烈的处理破坏了尼达姆所谓的"生命原子"——它们需要与空气接触来维持生命力。

19世纪初，一种令蚕感染的疾病在欧洲蔓延，激起了意大利昆虫专家阿戈斯蒂诺·巴西（Agostino Bassi）的兴趣。在一系列艰苦的实验之后，他最终在1835年得出结论：疾病是由接触某种传染病或传染性颗粒（一种微型生命形态）造成的，疾病通过人们接触或接近粉状孢子来传播。十年之后，他提出微生物也可以作为人类病原体。巴西的研究，首次提出了接触传染源可引发疾病的证据，后来侵害桑蚕的真菌——球孢白僵菌（*Beauveria bassiana*）——就以他的名字命名。此时，他已不再孤军奋战。在德国，解剖学和组织学的后起之秀弗里德里希·古斯塔夫·雅各布·亨勒（Friedrich Gustav Jacob Henle）写了一篇文章，支持活传染源（"活菌"）的理论："传染性物质不仅是有机的而且还是活的……它是一种与病人有关的寄生生物。"另外两个重大医学进展为传染理论提供了支持。1847年，维也纳产科医生塞麦尔维斯·伊格纳茨推断，医生和医学院学生携带的"苍白粒子"是产褥热（见220页）发病率异常高的原因。七年之后，在伦敦霍乱暴发期间，约翰·斯诺实施了其著名的拆除抽水机把手的行动，并怀疑是传染病在起作用（见180~187页）。虽然疾病传染理论或细菌致病理论取得了进展，但瘴气观念仍然影响着19世纪60年代的欧洲。瘴气似乎解释了一些问题，例如为什么霍乱在拥挤、贫穷的地区以及个人卫生和公共卫生恶劣的城市会如此普遍。根据这一理论，污浊的空气以及人类排泄物散发的腐烂臭气中含有大量瘴毒，所以城市中有更多的人死于霍乱。

法国是欧洲和亚洲众多经常暴发霍乱的国家之一。1832年霍乱迅速席

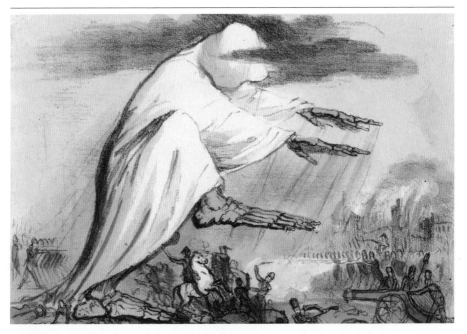

霍乱阴云
19世纪，人们非常相信瘴气论（"污浊"空气传播疾病），以致细菌致病论者难以表达自己的观点。

卷巴黎，1849 年霍乱"故地重游"。时势造英雄，未来微生物研究的巨人路易·巴斯德，就在此登上历史舞台。巴斯德于 1822 年出生于法国东部的多勒（Dole），后来在贝桑松（Besançon）的皇家学院获得学士学位。1843 年巴斯德考入著名的巴黎高等师范学院，他的化学资质被认为超过常人。他毕业后，成为一名化学助教，也曾暂时在第戎市（Dijon）教授物理课程，后来成为斯特拉斯堡大学的化学教授。1849 年，巴斯德与玛丽·洛朗（Marie Laurent）结婚，1854 年举家搬迁至里尔；他在这里被任命为化学教授和科学部主任。两年之后，他又回到了巴黎的母校，担任科学研究部主任。巴斯德坐镇首都，声望日隆。他对细节要求严格，并且眼睛敏锐，犹如鹰隼。他非常成功地解决了畜牧业、兽医学、人体健康和医学等领域的许多问题。

　　巴斯德的研究，经过了几个主要阶段。一开始他研究的课题是光线如何穿过不同形状和排列方式的晶体。到 19 世纪 50 年代中期，他的兴趣已转

"这个简单的实验所造成的致命打击，令自然发生说再也不能死灰复燃了。"

路易·巴斯德

向发酵和液体变酸的原因。在里尔期间，人们请求他研究啤酒的变质原因，以挽救酿酒业的巨额亏损。通过研究葡萄酒和啤酒，巴斯德证实，与流行观念相反，发酵并不是一个纯粹的化学过程，同样与微生物有关。他还指出，啤酒的正常发酵过程中，必须存在一种特定的微生物——圆形酵母菌。变酸的啤酒样品中则含有异常的微生物。1859 年，巴斯德继续尼达姆和斯帕兰扎尼的工作，进行了一组决定性实验，实验中使用了煮沸的肉汤和玻璃烧瓶，对玻璃烧瓶进行了不同形式的封闭或完全使其敞口放置，就像他的前辈所做的那样。巴斯德的一些烧瓶的瓶颈向外伸出、向下弯曲，允许空气流入和流出，但将空气浮尘和致病颗粒阻挡在外，这些烧瓶中的肉汤保持不腐的时间最长。而颈部上弯的烧瓶允许潜在的污染颗粒进入，其中的肉汤更早地长出霉菌。来自这样一位德高望重的科学家的研究成果，沉重打击了自然发生说的支持者，增强了细菌理论的合理性，并进一步论证了污染颗粒可能会导致人类疾病的说法。19 世纪 60 年代初，巴斯德继续与法国德高望重的生理学家克劳德·贝尔纳（Claude Bernard）开展合作，两人一起，为饮品变质问题设计了解决方法：用高温杀死污染物，但不改变产品的味道。现在人们通常称这种热处理方式为巴氏灭菌法。

大约在 1865 年至 1871 年间，巴斯德还研究了蚕病。与上文所述的巴西早期成果相呼应的是，巴斯德表明，这类疾病是由微生物（一种后来确定为真菌，另一种为病毒）引起的，从而帮助重振了法国的蚕丝业。因为巴斯德对饮水和桑蚕产业做出了巨大贡献，法国皇帝拿破仑三世向他表达了自己的感谢之情，这进一步提高了巴斯德的声望。

到 19 世纪 70 年代，巴斯德对疫苗接种产生了兴趣。疫苗接种已经广泛用于预防天花（见 152~161 页），但巴斯德的鸿鹄之志是找到人、畜其他疾病的疫苗，尤其是预防霍乱和炭疽热的疫苗。他组建了一个团队，其中包括青年才俊埃米尔·鲁（Emile Roux）和夏尔·尚贝兰（Charles Chamberland）医生，用鸡霍乱进行实验，该病会感染鸡、火鸡和类似鸟类。鲁继续研究白喉，而尚贝兰发明了一种过滤器，可以将细菌从溶液中分离出来。两人后来都在巴斯德研究所（巴斯德创办于 1887 年）工作。巴斯德及其团队在实验室中培养、纯化并繁殖了这种导致鸡霍乱的细菌，此后，将该细菌命名为多杀巴斯德杆菌（*Pasteurella multocida*）。他们培养病菌用来使鸡患病，因而可以测试不同的疫苗接种技术。

　　1879 年，部分是由于尚贝兰的健忘，其中一组细菌未能正常茁壮成长。这些细菌使鸡只产生了轻微的症状，然后，这些鸡异乎寻常地都恢复健康了。巴斯德对这个现象感到很困惑，就给这些鸡注射了最大强度的细菌制剂，结果它们并没有患鸡霍乱。他怀疑，这组奇怪的培养物包含的细菌以某种方式削弱或降低了毒性。通常情况下，每组培养物都不会暴露在空气中，但被遗忘的这组培养物却暴露在空气中了。这是否是使细菌削弱的原因呢？为了检验自己的理论，巴斯德培养了一些新的霍乱菌，一些暴露于空气中，而另一些则密封于试管中——其中的氧气会被迅速用完。随后，为了测试它们的毒性，巴斯德用它们给鸡接种，看看有多少鸡生病并死亡。最终结果具有决定性意义："显然，实验结果表明，在这些条件（无氧）下细菌的毒性，与原来密封的试管中用于接种的细菌（第一组实验中完全强度的细菌）完

血库
这些试管来自法国巴黎的巴斯德研究所博物馆，它们装着因注射鸡霍乱细菌而死的母鸡血样。

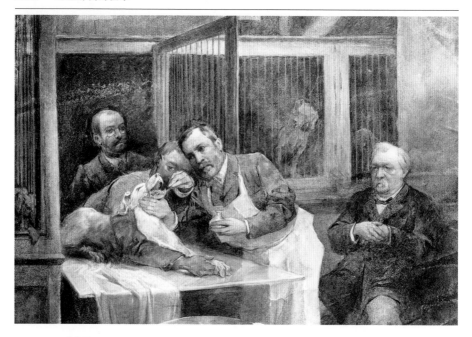

口吐白沫

巴斯德知道狂犬病是通过唾液传染的,他从疯狗嘴中采取唾液样本,深入研究这种疾病。

全一样。同时,那些暴露于空气中的培养物,要么死亡,要么具有非常弱的毒性……于是问题解决了,导致毒性减弱的是氧气。"巴斯德成功地培养出了一种人为削弱毒性的传染性菌株,可用于接种疫苗。与牛痘疫苗不同,它是天然存在的细菌变种。养殖家禽的农民都很感激他,这一发现启发了对其他疾病的许多研究,人类霍乱疫苗最终于 1900 年问世。

　　大约在同一时间,巴斯德也在研究炭疽热,这是一种严重的疾病,可以感染牛、羊、其他家畜和野生动物,也可能使人丧命。19 世纪 70 年代中期,巴斯德的对手罗伯特·科赫(见 222~227 页)已经分离并鉴定出了致病的炭疽杆菌。通过对几个农场的研究,巴斯德采用了研究鸡霍乱的方法:培养出一种弱毒性的菌株,将其作为抵抗最大强度炭疽热的疫苗。1881 年,他在巴黎东南默伦(Melun)附近的普伊堡(Pouilly-le-Fort)的一个农场进行了一次实验。他使用了两组家畜,每组包括 25 只绵羊、几头牛和几只山羊。巴斯德给第一组中的每一只动物都接种了两次新的炭疽疫苗,两次间隔 15

天。另一组动物不接种。距第二次接种15天后，他给两组动物都注射一剂活炭疽杆菌。让人吃惊的是，结果一目了然：所有接种过疫苗的家畜都幸存了下来，它们"嬉戏追逐，给我们一种身体非常健康的印象"。未接种疫苗的家畜则在两天之内死亡。怀疑疫苗的人，至此理屈词穷，支持自然发生说和瘴气论的人士，从此哑口无言。畜牧业迅速从巴斯德的研究成果中受益，然而直到1954年可用于人的炭疽疫苗才出现。

巴斯德疫苗接种研究的最后一个主要阶段，重点是可怕的狂犬病（见204~205页）。狂犬病使犬类深受折磨，但任何恒温动物都有可能感染这种疾病，人一旦被这些动物咬伤，就有可能被传染。巴斯德研究了许多关于狂犬病的著作，作者有（前面提到的）吉罗拉莫·弗拉卡斯托罗和德国科学家格奥尔格·戈特弗里德·青克（Georg Gottfried Zinke）——1804年，他证明了狂犬病通过唾液传染。引起狂犬病的微生物是一种病毒，会影响神经系统，特别是中枢神经系统（脑和脊髓）。巴斯德的同事鲁发明了一种生产疫苗的方法，先使兔子染病，然后剖出其脊髓并烘干，以弱化并杀死这种微生物。1885年，这种疫苗在狗身上进行测试。就在同一年，九岁男孩约瑟夫·迈斯特（Joseph Meister）被一条疯狗咬伤。在迫切需要帮助的情况下，他母亲带他找到了巴斯德。当时，狂犬病令人万分恐惧，以至于一些人被疯狗咬伤后，宁愿自杀也不愿忍受这种痛苦。巴斯德仔细考虑了这一状况，并向别人请教。"我们博学的同事格朗谢博士（Dr. Grancher）认为，根据咬伤强度和伤口数量，约瑟夫·迈斯特几乎必然会感染狂犬病。"尽管当时这种疗法尚无资格用于人类，巴斯德仍然冒着激怒当局的风险，给约瑟夫接种了这种疫苗。结果，约瑟夫没有患狂犬病，因此人们认为这种疫苗是成功的。各种相关医学实验迅速进行，巴斯德的声誉上升到了新高度。

约瑟夫·迈斯特后来成为巴黎的巴斯德研究所的负责人。这家世界知名机构是抵抗传染病的医学研究方面的领头羊，伟人巴斯德的丰功伟绩永远值得致敬。

恐怖的狂犬病

狂犬病是一种危险的病毒性疾病，它会侵袭大脑，在晚期会带来一系列可怕的症状，包括寒战、刺痛感、恐惧和幻觉等。如果没有立刻接种疫苗，它将导致患者死亡。狂犬病可以跨物种传播，而人类通常因为被受感染的狗咬伤而感染。直到19世纪后期人类狂犬病疫苗出现之前，这种病都无法医治。现在，同样可以用疫苗来预防动物罹患该病，但是全球每年仍有约5.5万人死于狂犬病。

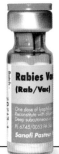

狂犬疫苗瓶

1548年，意大利医生吉罗拉莫·弗拉卡斯托罗把狂犬病的**传播**归因于患者唾液中的一种物质。弗拉卡斯托罗还以拉丁文"狂暴"命名这种病毒。无论是人类还是动物感染者都会大量流涎，并表现出攻击性。

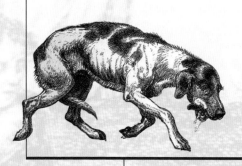

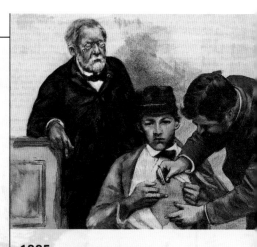

1885年，巴斯德和鲁制造了狂犬病疫苗，是年，几百个病人成功地**接种了疫苗**。

1804年，德国医生格奥尔格·戈特弗里德·青克**给动物**注射狂犬病毒证明了狂犬病具有传染性。

1884年，巴斯德和鲁描述了如何在**脊髓**和大脑中发现狂犬病毒。

1271年，德国的一个村庄**被受感染的狼群**入侵后，有30人死于狂犬病暴发。

1881年，法国科学家**路易·巴斯德**和埃米尔·鲁开始研究狂犬病。

1793年，塞缪尔·阿金特·巴兹利（Samuel Argent Bardsley）医生提出在英国建立隔离**检疫**体系，用于隔离动物和杜绝传染，但这个想法没能实现。

1881年，法国教授皮埃尔-维克多·加尔捷（Pierre-Victor Galtier）给绵羊**注射**带有狂犬病毒的唾液，这似乎使它们免于进一步的感染。

1883年，埃米尔·鲁刊文发表了他和巴斯德的**研究**。

未接种疫苗的狂犬病确诊病人的死亡率为

100%

1936年，莱斯莉·韦伯斯特（Leslie Webster）和安娜·克洛（Anna Clow）在实验室中培养出狂犬病毒。该病毒具有一种独特的**子弹样**外形。

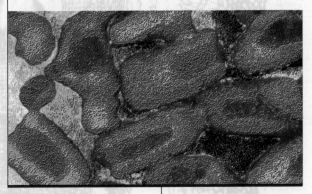

Impfgebiet
TOLLWUT

In diesem Gebiet sind z. Z.
Impfköder mit Tollwut-Impfstoff so ausgelegt,
daß Füchse sie aufnehmen und damit gegen Tollwut
geschützt werden.

Bitte beachten:

• Impfköder nicht berühren
• Hunde nicht frei laufen lassen
• Haustiere von Impfködern fernhalten
• Bei Kontakt Arzt oder Tierarzt befragen
• Informieren Sie bitte Ihre Kinder

20世纪**70—80**年代，欧洲当局通过给狐狸的食物中加入**口服疫苗**来控制大批动物感染狂犬病的情况。

1902年，英国宣布消灭了**狂犬病**，虽然自那以后仍有个别偶发病例。

1932年，拉斯·普菲斯特（Russ Pfister）医生在**吸血蝙蝠**身上发现狂犬病毒。

1976年，HDCV疫苗获准进入欧洲；它需要的**注射**疗程比先前的疫苗更短。

1979年，科学家在菲律宾研制出一种用于**狗的疫苗**，使该国部分地区摆脱狂犬病。

2008年，世界动物卫生组织宣布德国消灭了**狂犬病**。

2009年，共有**67**个国家报告过去的12个月中无狂犬病病例。

1955年，给狗接种狂犬疫苗成为美国几乎所有地区的**法律要求**。

1967年，科学家成功研制出高效的HDCV（**人类二倍体细胞狂犬疫苗**）。

1984年，美国的威斯塔研究所（Wistar Institute）研制出用于动物口服的**VR-G 疫苗**。

李斯特与消毒剂

66 手术成功，病人死亡"是 19 世纪常见的医院记录。19 世纪 40 年代的医疗麻醉革命，意味着外科医生不需要再奋力对付病人的痛苦挣扎，或迅速手术以尽量减少病人的痛苦（见 172~177 页），并且在病人处于昏睡和无知觉的状态下，医生可以更加小心谨慎地探索新的手术方式。然而，即使在最好的医院，许多病人仍在术后不久死去，通常是因为感染。

到了 19 世纪 60 年代中期，由于路易·巴斯德的工作（见 196~203 页），细菌致病理论已经开始扩展到医学领域。另外，约翰·斯诺对十年前伦敦霍乱蔓延的深入观察（见 180~187 页）以及塞麦尔维斯·伊格纳茨对 40 年代维也纳产褥热的研究（见 220 页）也同样对此做出了贡献。即便如此，这个观念仍花了很长时间才被广泛接受。传统的理论已经支配了几个世纪，其中包括瘴气说——认为污浊空气中的一些有害化学物质引发疾病——以及自然发生说——认为寄生虫和瘟疫源自无生命的物质（见 196~198 页）。医疗体系往往对新理论采取审慎立场，即使微小改变也会遭受较大的质疑。

一些外科医生仍然不接受麻醉的好处，他们坚持认为"疼痛是治疗和康复的一部分"。他们认为，使用麻醉消除疼痛，甚至麻药本身，都可能导致诸如术后伤口溃烂、化脓或坏疽（hospital gangrene）产生的肌肉腐烂等问题。败血症或脓毒血症（源自希腊语的"腐败"）是感染的终末期阶段，常伴随一系列症状，包括蔓延的炎症、血栓，最

约瑟夫·李斯特
李斯特致力于清除手术室的污物和消灭造成术后高死亡率的细菌。

终导致器官衰竭。考虑到术后感染导致的高死亡率，外科手术需要做出改变。英国医生约瑟夫·李斯特通过展示杀菌剂（antiseptic）能解决细菌感染问题，使外科手术发生了革命性的变化，极大地改善了病人的命运。

1852 年，约瑟夫·李斯特在伦敦的大学医院（University Hospital）取得初级医生资格，成为英国皇家外科医学院的一员。1853 年，他搬到爱丁堡，于次年开始与著名的外科医生和医疗改革者詹姆斯·赛姆（James Syme）共事（李斯特后来娶了他的女儿）。在赛姆的开拓精神引导下，李斯特成为一名敏而好学的研究员，研究肌肉动作、血液凝固（凝血）和炎症并撰写报告。1860 年，他被任命为格拉斯哥大学外科学的钦定讲座教授，并开始在该大学附属的格拉斯哥皇家医院（Glasgow Royal Infirmary）行医。现如今的参观者会被当时典型的手术室吓坏：医生、护士和其他工作人员很少，甚至根本不注意卫生，给不同病人做手术时，他们的手、衣物（通常就是工作服）以及手术器械很少在手术前后清洗。在康复病房，渗出的脓汁、坏疽的恶臭和可怕的败血症随处可见。当时，人们普遍认为是空气中的氧直接作用于外露的血肉，发生化学反应，而引发坏疽。解决方法是紧紧包扎捆绑伤口，以隔绝空气。这减少了组织中血流量和氧含量——讽刺的是，这正是导致坏疽的致病菌所喜爱的环境。李斯特尝试了不同的方法，希望改变这个令人沮丧的情况。他开始在手术中保持自身、衣物和手术器械的清洁；他还使用止血带来减少术中出血，这也能使手术区域更容易看清楚。其他医生对李斯特的努力嗤之以鼻，少数人甚至公开嘲笑他，因为他们认为自己衣服上的鲜血和淤血是伟大地位的象征。但李斯特仍然坚持不懈，他采取的措施开始起效，他的手术成功率不断攀升。

19 世纪 60 年代中期，格拉斯哥大学的化学教授托马斯·安德森（Thomas Anderson）向李斯特展示了巴斯德的工作，并提出造成医院内坏疽和其他感染的可能是细菌。李斯特还得知，塞麦尔韦斯为防止产褥热发起了清洁运动。他推测："……通过放置含有能够破坏飘浮微粒的敷料……或许能避免伤口的腐烂。"巴斯德已经证实了三项阻止生物腐败的措施：过滤、高温和化学药品。李斯特十分渴望救死扶伤，提高他手术的成功率，他开始四处寻找合适的化学物质进行实验，偶然发现了从煤油中提取的石炭酸（现在通常称为苯酚）。石炭酸在 19 世纪 30 年代开始生产，被作为防腐剂应用于各个方面，亦用于中和下水道污水。其浓烈而独特的芳香焦油气味，被认为可以清除污浊致命气体——瘴气。李斯特回忆说："1864 年期间，石炭酸处理卡莱尔（Carlisle，英格兰西北部城镇）的污水颇为有效的报告触动了我……它不仅能够完全去除被垃圾污染的土地的臭味，而且据说能消灭平时肆虐牧场畜群的体内寄生虫（蠕虫和类似的寄生虫）……我认为这样一种强力的消毒剂特别适用于实验……我很自然地联想到石炭酸在复合骨折治疗中（见下文）的适用性。"李斯特从安德森那里获得物资，并进行初步实验，研究石炭酸对人体皮肉的影响。受实验结果的鼓舞，他开始用石炭酸液在手术前、中、后清洗双手和手术器械，以及浸泡绷带。

1865 年 8 月 12 日，一起事故将 11 岁的詹姆斯·格林利斯（James Greenlees）送进了格拉斯哥皇家医院。这名男孩被马车撞伤，左胫骨（小腿骨）出现了复合性骨折。在复合性骨折或者说开放性骨折中，不仅骨头断裂，皮肤也出现破损，一些污垢、细菌和其他污染物会轻易地进入伤口。在李斯特所处的那个时代，这种创伤通常会发展为败血症，最后导致死亡，除非截肢——而这又是另一种高风险的手术。李斯特亲自为男孩清洗伤口，用浸泡过石炭酸溶液的纱布包扎，并用夹板将腿固定。每隔几天，他就重复这个清洗和包扎过程。六周后，克服重重困难，詹姆斯没有出现感染，并能用两条完好的腿来行走。这次成功之后，李斯特规定，所有他监管的外科手术都要遵循包含使用石炭酸的

消毒剂出现之前，外科手术的存活率是

50%

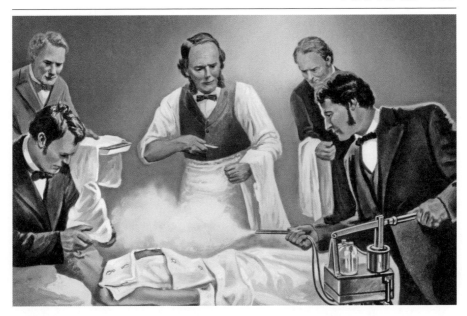

喷雾清洁
李斯特发明了一种用石炭酸的细水雾杀死空气中细菌的机器。手术之前,他会指出喷雾的范围。

新规程。同时,他继续寻求改进。未经稀释、加工的石炭酸会引起一些问题,如刺激皮肤甚至脱皮。因此,李斯特使用更纯净的石炭酸,进行稀释,并与其他物质(如亚麻油、碳酸钙)混合施用。随着信心的增长,他也开始演讲,并将其早期研究结果总结为《外科手术实践消毒原理》(*Antiseptic Principle of the Practice of Surgery*),发表在 1867 年版的《英国医学杂志》(*British Medical Journal*)上:"在实施治疗时,第一目标是消灭任何可能已进入伤口的感染性细菌……用医用镊子夹住在石炭酸液中浸泡过的纱布,将石炭酸涂满所有够得到的伤口深处……在其他情形下势必被毫不犹豫地宣判截肢的病人,将很有希望被治愈。"李斯特监管的大型手术的死亡率从近 50% 下降到了 15%。消毒方法被越来越广泛地应用在挫伤(擦伤)、撕裂伤和脓肿的治疗。

　　1869 年,李斯特以临床外科学教授的身份回到爱丁堡。大约那个时候,他设计了一个喷雾器,可以让石炭酸细水雾笼罩手术室的所有人和物,消灭手术室内飘浮的污染物。李斯特的喷雾器经历了几个版本:一开始是费

法国喷雾器
在法国，朱斯特·卢卡-尚皮奥涅（Just-Marie-Marcellin Lucas-Championnière）改进了李斯特的技术，革新了李斯特的喷雾器。

力的手动或脚动泵。被称为"驴机"（donkey engine）。到了 1871 年，改为蒸汽驱动。后来喷雾器被逐步淘汰了，因为发现空浮污染比吸入石炭酸喷雾的危害还要小。一些英国外科医生始终不为所动，甚至不屑一顾，并提出李斯特的结果另有缘由——是因为更好的饮食、护理和当地的气候。他们不愿承认自己长久以来的做法竟然会传播细菌、造成感染，甚至也不愿为他们看不到的微生物而改变习惯。

相比于英格兰，欧洲大陆（尤其是德国）更快、更积极地采取了消毒措施，杀死已存在的细菌或抑制其滋生的过程。随着细菌致病理论逐渐被接受，人们开始尝试用其他消毒剂代替石炭酸。抗菌战的另一条"战线"也随之展开，也就是巴斯德最初的三项措施之一——高温。在 1879 年，巴斯德的助手夏尔·尚贝兰（见 201 页）发明了一种类似烤箱的装置，叫作"高压灭菌箱"，能用高压饱和蒸汽杀死细菌。7 年后，在柏林，生于拉脱维亚的外科医生恩斯特·冯·伯格曼（Ernst von Bergmann）引入了对手术器械和敷料蒸汽灭菌的方法。在之前做军医时，他采用李斯特的方法并取得了巨大的成功。冯·伯格曼的消毒举措的应用标志着从抗菌到完全无菌的转变。随之而来的是我们熟悉的手术室的白色口罩、长袍、闪亮的托盘和清洁的手术器械。

抗菌剂是可以相对安全地应用于活体组织的杀菌剂或细菌抑制剂，李斯特不是使用抗菌剂的第一人，但他却规范了它们的医学使用，并论证了其医学功效。对于如手术器械、床、地板等无生命物质而言，消毒剂也有同样的效果。几千年来，一直有一些物质被用作抗菌剂和消毒剂。在古希腊、印度和中国，都有使用酒精（乙醇）和醋的记载，而在古罗马，塞尔苏斯（见 111 页）曾使用醋和百里香精油。几千年来，人们将沥青和油类倒在开放性伤口上消毒，或用于快速截肢（见 126~131 页）。人们还尝试过铜、银和水银的化合物，不过其中的一些现在已被证明有很大的毒性。今天，许多医院中的手部消毒剂都基于酒精或碘。碘于 1811 年被分离出来，1829 年，法国医生让·纪尧姆·奥古斯特·鲁戈（Jean Guillaume Auguste Lugol）将碘配制成碘溶液。鲁氏碘液后来成为一种广泛使用的抗菌剂、消毒剂，成为各种各样健康和卫生问题的"万灵药"。

1879 年，《英国医学杂志》终于承认了李斯特的成就："……李斯特先生是为去除外科手术'耻辱'贡献得最多的人。"此时，他已经成为国王学院的临床外科学教授和维多利亚女王的常任私人外科医生。他被授予特权切开女王左腋下的大脓肿后，获得了王室的认可。女王记录道："……我痛得厉害。我必须被施氯仿麻醉……那个脓肿，直径有 6 英寸（约 15 厘米），很快被切除了……李斯特先生使用了其伟大发明，一个能消灭所有细菌、微生物的石炭酸喷雾器……"1883 年，李斯特被封为准男爵；1891 年，他和别人联合创立了英国预防医学研究所（现在称为李斯特预防医学研究所）并任主席；1897 年，他成为第一个因其医学成就获封男爵的外科医生。

李斯特也许既没有出众的手术技巧，也没有太多的幽默感——当医学生拿他的喷雾器开玩笑，在手术前喷洒时说"让我们喷洒（英文中与祈祷谐音）吧"，李斯特的回应只是沉默——但是不管李斯特为人多么孤僻、格格不入，他消灭手术室感染源的努力挽救了许多病人的生命，使他名垂青史。

碘酊
碘于1829年首次被配置成碘溶液，是应用得最广的早期消毒剂，至今仍在医院中使用。

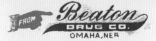

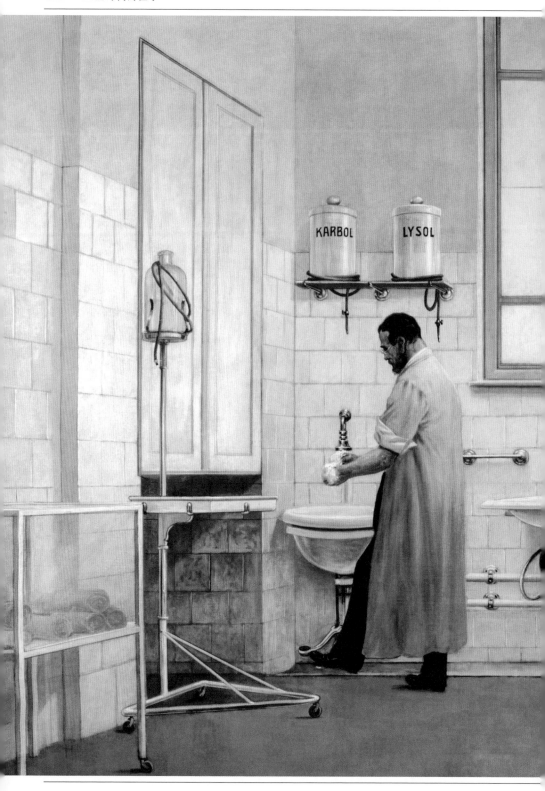

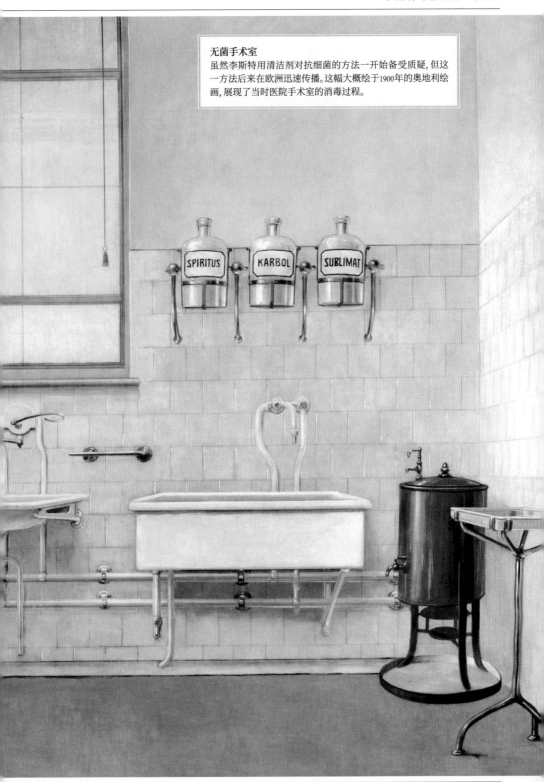

无菌手术室

虽然李斯特用清洁剂对抗细菌的方法一开始备受质疑,但这一方法后来在欧洲迅速传播。这幅大概绘于1900年的奥地利绘画,展现了当时医院手术室的消毒过程。

SPIRITUS　　KARBOL　　SUBLIMAT

母婴医学

在当今常规医学中，产科医生和助产士是产后期照顾母亲和婴儿的核心人物。产科医生是专门从事孕妇和新生儿医疗保健的执业医生。助产士是提供护理和建议的合格专业人士，她们通常为母婴、产妇伴侣及家庭提供建议，并提供更完整和全面的情感和社会关怀。一般来说，助产士的作用，是在妇女健康怀孕和正常生育时给予帮助和监护；产科医生，则是在妇女遭遇更困难或复杂的生育问题时，提供更专业的帮助。

从巴比伦和埃及最早时期开始，人们就描绘了女助产士帮助新产妇分娩的情景。2 500多年前的古埃及画像显示了母亲蹲着或坐着生孩子，埃贝斯纸莎草纸（见26~27页）中也有关于助产士的描述。2 300多年前，在古希腊有一个著名的名字叫亚诺迪斯（见164页），虽然目前还不清楚她是否是神话人物。当时，允许女性医生行医照顾其他女性的怀孕和分娩，但很少允许女医生从事其他的医学活动。据说，亚诺迪斯为了获得成为普通医生的资格，剪去秀发，女扮男装。300年后，盖厄斯·尤利乌斯·希吉努斯（Gaius Julius Hyginus）描述："她听到一个女人因分娩的阵痛而大声

亚诺迪斯透露身份
为了行医治病，亚诺迪斯在女扮男装多年之后，暴露了她的女儿身。

哭喊，所以她过去帮忙。而那名妇女以为她是个男人，拒绝她的帮助；但亚诺迪斯掀起衣服并透露自己也是女人，因此得以实施医治。"女病人学会通过名字找"他"，这引起了其他医生的怀疑。面对指责，愤怒的亚诺迪斯最后在公众面前掀起自己的长袍坦白了自己的性别。她被指控欺骗并被判处死刑，但病人的游说使她获赦，这之后女性得以更广泛地行医治病。

在公元 1 世纪，希腊医生以弗所的索兰纳斯写的《妇科医学》，详细记载了产科和助产的内容。她描述了臀位难产（胎儿的臀或脚在子宫口处）的困难，并展示了如何操作子宫内的胎儿使其"转头"。她建议，产妇坐在分娩椅上，而助产士坐在她面前，手上备好绷带、油和草药，做好迎接新生儿的准备。她会促进新生儿呼吸，剪断脐带，在残余部分洒上治疗药物，然后检查并清洗新生儿以便递给母亲——其中一些经典的助产程序今天仍在实行。公元 6 世纪，穆肖（Muscio）改写了索兰纳斯《妇科医学》的一部分，公元 16 世纪，尤里卡乌斯·罗斯林（Eucharius Rösslin，也叫 Rhodion，见下文）再次改写了这本书。

剖宫产术通过切开产妇腹壁和子宫来娩出婴儿，是已知最古老的外科手术之一。在希腊神话中，太阳神阿波罗正是用这种方法救出了医药之神阿斯克勒庇俄斯。剖宫产（cesarean section）这个名字，通常被认为来自以这种方式降生的罗马皇帝尤利乌斯·恺撒（Julius Caesar），不过在罗马时代，通常在产妇已死或濒死时，为了救出胎儿才实施这个手术——然而，恺撒的母亲奥勒莉娅活了下来。更有可能的是，剖宫产一词来源于拉丁语的"caedare"，意为"切开"。1598 年，位高权重的法国皇家外科医生雅克·纪尧姆（Jacques Guillemeau）发表了关于产科学的研究论文，使用的术语是"剖宫产术"而不是"手术"，这个词逐渐得到普遍使用。

约 850 年，东亚的中国医生昝殷撰写了 52 章的《经效产宝》（又名《产宝》）。这是中国最早的产科学专著，包含中国传统医学的许多方面，如气的调节（见 64~73 页），以及 300 多个中药处方。昝殷的研究涵盖了流

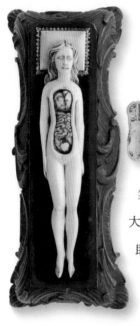

解剖模型
在17世纪的欧洲，这种有可拆卸部件的象牙制孕妇模型是很常见的，助产士用它来教导妇女分娩。

产、失血过多、妊娠剧吐（严重的晨吐）、早产和难产（如臀位难产）。古印度的文献表明，印度的助产士来自富裕家庭，有丰富的专业知识。《妙闻本集》（见 77~79 页）详述了妇女待产时，应躺在枕头上，大腿屈曲，由四个年长的、经验丰富且指甲修剪平整的助产士辅助。

我们今天所了解的"助产学"作为正规专业，在 16 世纪的欧洲开始成型。著名的法国战地外科医生安布鲁瓦兹·帕雷（见 126~131 页）是开始对产科学感兴趣的众多著名的医学家之一。他使用一种叫"胎足倒转术"的方法，可以将在子宫内横位的婴儿改变位置，变成一种相对简单的、脚先出生的胎位。后期活字印刷机的发明，以及杰出医学家（如帕雷）倾向以当时普遍使用的语言而不是学术上使用的拉丁语书写，使公众得以学习医学和卫生保健，让男医生有机会在妊娠和分娩的过程中崭露头角。在德国，药剂师及医生尤里卡乌斯·罗斯林对助产士的低水平感到惊愕，为了增强其技能，他出版了《孕妇和助产士的玫瑰花园》（*The Rose Garden for Pregnant Women and Midwives*）。在 17 世纪的法国，路易丝·布儒瓦（Louyse Bourgeois）成为首位撰写有关妇产科学术专著的女性，1609 年，她出版了《对不孕、流产、生育、分娩以及妇女和新生儿疾病的各种观察所得》（*Various Observations on the Sterility, Fruit loss, Fertility, Childbirth and Diseases of Women and Newborn Infants*）。但在法国，男性逐渐进入了助产士这个传统的女性领域，并因此产生了新术语"男助产士"或"产科男医师"。荷兰的历史资料记载了助产士培训，外科医生协会任命的产科医生负责进行培训，出现分娩并发症时，助产士须向产科医生进行专业咨询。助产士的地位因此相对弱化，人数也减少了。荷兰城市莱顿就是一个典型例子，17 世纪有 10 名助产士登记在册，到了 18 世纪却只有 5 名了。

　　18 世纪上半叶，产钳得到广泛使用，它能够固定在婴儿头部，使分娩更容易。这在很大程度上要归功于苏格兰产科医生威廉·斯梅利（William Smellie）。斯梅利分别在格拉斯哥、巴黎和伦敦受过培训。他大大地拓展了医学界对分娩的认识，并展示了如何使用产钳安全接生，即使产妇没有

男助产士
18世纪, 漫画家以半男半女的漫画形象讽刺男助产士。

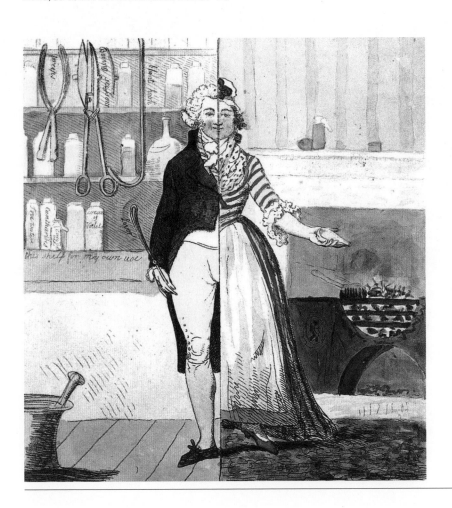

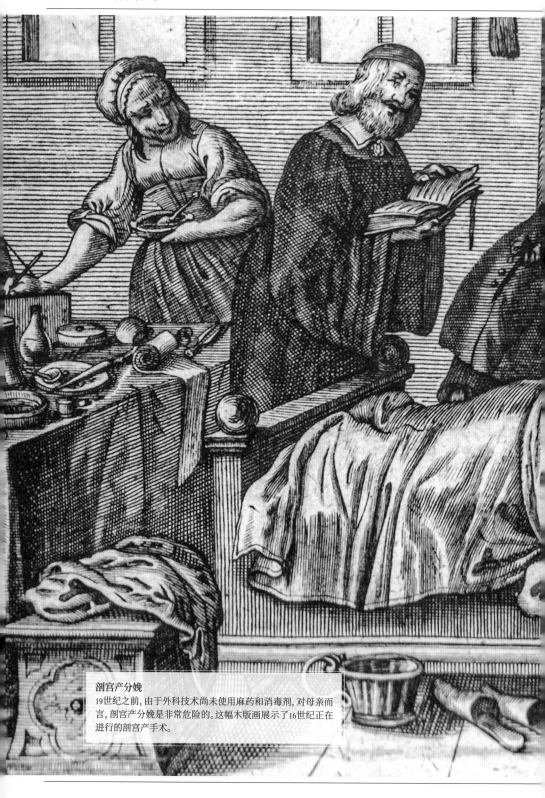

剖宫产分娩
19世纪之前，由于外科技术尚未使用麻药和消毒剂，对母亲而言，剖宫产分娩是非常危险的。这幅木版画展示了16世纪正在进行的剖宫产手术。

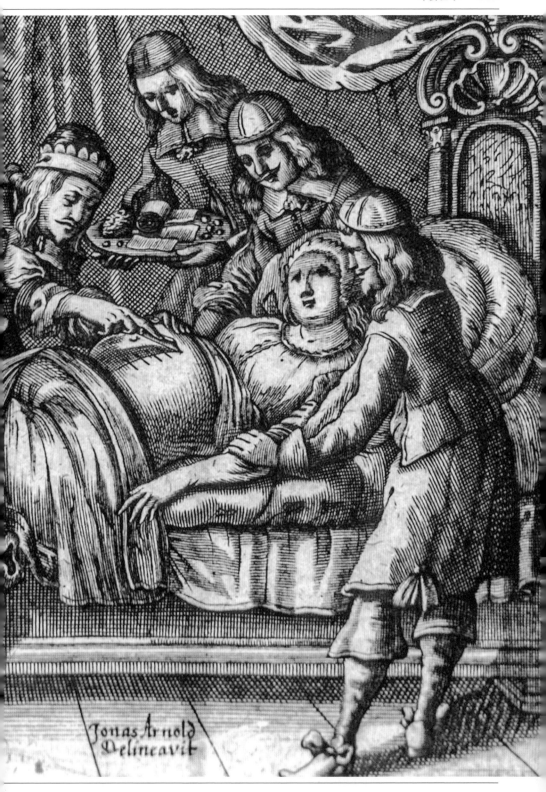

Jonas Arnold
Delineavit

出现生命危险。这一转变注重同时挽救母亲和婴儿的生命，而不仅仅是婴儿。斯梅利发表过多部作品，包括 18 世纪 50 年代出版的《助产学的理论和实践论述》(*A Treatise on the Theory and Practice of Midwifery*)。

阴道窥器，至少在古罗马时代就已经存在（见 46~47 页），在 18 世纪则得到广泛应用。它使人们能够内窥阴道，特别是在分娩期间。对于医生来说，它是比助产士更好的助手——它的一个好处是，减少了医生触摸女性生殖器的必要。

这一时期，女王以及其他贵族女性开始要求男医生从事产科，这使得助产士行业进一步没落。从在家分娩到医院分娩的模式转变，也对产科医生发展有利。医疗机构的一些成员甚至建议废除助产士这一行业。1842 年，著名的英国医学周刊《柳叶刀》刊登了一封信，其中写道："众所周知，助产士到场……在许多方面肯定有害，在无数情况下，妇女如果顺其自然会更安全。"其他一些欧洲国家和北美地区也充斥着同样的态度。

当时，匈牙利医生塞麦尔韦斯·伊格纳茨在维也纳医院产科工作。他苦苦思考那种常见但可怕的病症——"产褥热"，也就是产后发烧，现在我们知道病因是细菌感染。维也纳医院有一个诊室的产褥热发病率非常高。1847 年，塞麦尔韦斯推断原因可能是"尸体物质"，因为在高发病率诊室的员工是医学生，他们很多都负责验尸、尸体解剖或其他相似的工作。塞麦尔韦斯建议学生用含氯的洗手液清洗双手，结果成效显著。一年内，这个诊所的产褥热病例大幅减少，这个事实也有助于细菌致病理论的确立（见 222~227 页）和医院内消毒剂的使用（见 206~213 页）。1860 年，

"……助产士应该……冷静、耐心、谨慎且没有外表残疾……"

威廉·斯梅利

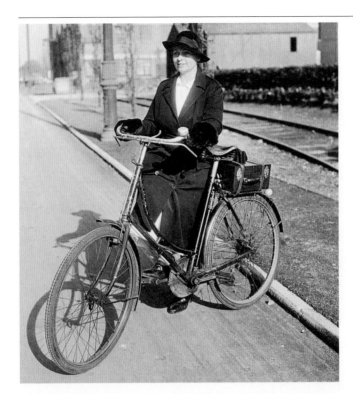

一名待命的助产士
1938年，一名女助产士用自行车运送一台止痛气体机。当时，男性仍占据产科和助产的主导地位。

弗洛伦斯·南丁格尔创立了第一所现代护理学校（见188~193页）。1881年，生于俄国的富有的慈善家路易莎·哈伯德（Louisa Hubbard）建立了助产士协会，旨在"提高效率，改善助产士的地位以及请求议会的认可"，标志着助产士获得了类似的认可。1902年，英格兰和威尔士的《助产士法案》，使助产士成为一个正式的行业，包括监督培训、认证和注册的制度。该行业仍以男人为主，但无执业资格人员从事助产都是违法的。

国际上，助产学以不同的方式在发展。荷兰，比欧洲其他地方更早地建立助产士培训学校，使助产学避免了被边缘化；荷兰第一所培训学校成立于1861年。法国的助产士获得了重要的地位，可以诊断和治疗一系列广泛症状。1955年美国护理助产学院（American College of Nurse-Midwifery）获准成立。到了20世纪中叶，这个行业在大多数发达国家打下了坚实的基础，保障母亲和婴儿共同的幸福未来。

细菌致病理论

19 世纪末，人们对细菌和其他致病微生物发现的速度，几乎和细菌的繁殖速度一样快。科研人员盯着显微镜，记录各种新的细菌、酵母菌、原生动物（单细胞的动物类生物）、微虫等等。他们用新的方式培养、固定和保存微生物，为更易于研究，还会将其进行染色或着色。这些微小的生命形式在发酵、降解、疾病和整个自然界中的作用变得明显，这赋予了它们新的意义。与路易·巴斯德（见 196~203 页）齐名的细菌学说关键创始人是罗伯特·科赫，一位勤奋的德国医生和显微镜学家。虽然这两位科学家有很多共同之处，但他们很快就开始极力反对对方。他们的斗争对应当时法国和德国的政治竞争，不过主要是通过医学媒体进行的。科赫侮辱巴斯德的"穷人的土方法"，巴斯德报复性地指责科赫"借用了法国科学的方法"。但不管巴斯德如何评价，毫无疑问，科赫使得医学微生物领域获得了巨大的飞跃。

罗伯特·科赫出生并成长于德国西北部的克劳斯塔尔（Clausthal），在哥廷根大学学医，1866 年以优异的成绩获得医生资格。科赫的职业生涯很快从医治病人转到令他充满激情的微生物研究上。他无疑受到了哥廷根大学解剖学教授雅各布·亨勒的启发——1840 年，亨勒推断某些疾病是由寄生生物引起的（见 198 页）。在多个医院和全科医生的职业经历后，科赫自愿承担普法战争的医疗工作。1872 年，他搬到沃尔

罗伯特·科赫
对炭疽和霍乱的开创性工作以及对人类肺结核的致病菌的确认，使科赫闻名于世。

施泰因（Wollstein，现为波兰的沃尔什滕），担任地区卫生官员。公务之余，科赫在家从事医学研究。他的妻子埃米送给他一台显微镜作为礼物，他其余的设备是他讨来的或是临时拼凑的。正是在狭小的、自己搭建的实验室里，科赫完成了他关于炭疽的第一项重大发现。

1850 年，法国医生皮埃尔·拉耶（Pierre Rayer）和卡西米尔·达韦纳（Casimir Davaine）在病羊的血液中观察到微生物；此前一年，德国医生阿洛伊斯·波伦德（Aloys Pollender）观察到了"杆状小体"。但尚未有人确认这些微生物是疾病的成因、副作用，或是后果。十多年之后，达韦纳发现，给动物输送被感染动物的血液，也会传播疾病——炭疽病。在当时，炭疽是一个严重的问题，经常在家畜中暴发，偶尔也会感染人类且后果严重。因为这种疾病似乎会随时暴发，所以即使隔离畜群也没有效果。科赫决定对此进行研究。他使用简易的木刺，分别给小鼠接种农场里健康动物和患病动物脾脏中提取的样本。结果那些接种了患病样本的小鼠感染了炭疽，而接种健康样本的小鼠却没有，这证实了该疾病可以通过血液传播。随后，科赫着手提纯微生物，并在动物宿主体外培养它们，使用牛眼球内的液体制成的实验室培养基。在他的职业生涯中，他尝试使用许多不同的营养物质来繁殖细菌，包括马铃薯片、肉汤、蛋、面包和海藻提取物等。科赫还首创了显微摄影，并用炭疽病菌测试这项技术，此外，他还发明了添加有色物质、染色剂的方法来给微生物染色，使它们更易于识别。

科赫培养了多代炭疽病菌，他指出，当培养的病菌被注入动物体内之后，仍能引起炭疽病。他还发现在不利于生存的条件下，每个微生物似乎会在自身内部形成一个壳体。它能抵抗不利条件，如高温、低温、干燥、缺氧等；随着条件改善，这种壳体——一个内生孢子——会再次复活成细菌。这解释了炭疽会突然在未曾与受感染的动物接触过的家畜中再次暴发的原因：孢子能在土壤中存活。1876 年，科赫向许多杰出的科学家展示了他的工作成果，包括植物学家和微生物学家费迪南德·科恩（Ferdinand

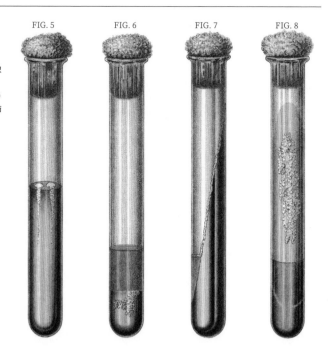

FIG. 5　FIG. 6　FIG. 7　FIG. 8

瓶装细菌
这些不同的细菌样本图像是科赫的同事费迪南德·许佩尔（Ferdinand Hueppe）绘制的。图7和图8显示了肺结核细菌的培养。

Cohn），科恩此前已经研究了炭疽细菌，即炭疽杆菌（*Bacillus anthracis*）。杆菌（*Bacillus*）一词来自拉丁语，表示杆、棍或棒，指细菌的棒状外形；炭疽（*anthracis*）也来源于拉丁语，表示炭或无烟煤，指的是炭疽病的皮肤坏死发黑症状。科赫解释了他对微生物的生命周期、传播以及控制措施的研究结果。科恩深受震撼，并安排出版科赫的研究论文，结果大获好评。这是细菌致病理论跨出的伟大一步，令自然发生说和瘴气说（见 196 页）的支持者遭受了进一步的沉重打击。

1880 年，科赫调职到柏林的皇家卫生局。十年后，他制定了科赫法则，这是一套用于确认细菌引发疾病的准则。随着时间的推移，他会把这些法则应用到他新发现的每一种细菌。科赫法则可以归纳为四点：第一，受感染的生物体（植物、动物）或组织包含大量可疑的微生物，而在健康者体内则没有；第二，从受感染的生物体或组织分离出这样的微生物并纯化培养；第三，当将培养的微生物引入健康的生物体时，该生物体感染同样的疾病；最后，再次提取和分离"第二代"微生物，并证明它们与原始微生物相同。科赫试图用他的法则确定微生物和疾病是分不开的。然而，医学很少能明确地"一刀切"。例如，一些人或动物是疾病的"携带者"，表面健康，很少或根本没有症状，但他们的身体却是传染他人的病菌的储存所。所以，科赫法则变为理想的标准，而不是绝对的准则，直到今天仍是如此。

在柏林，科赫终于拥有了一个像样的实验室和助手，这标志着他工作的第二个大阶段——结核病研究的开始。他和他的团队继续开发新的方法和技术，大约在 1881 年，他们实现了一个重大创新：使用从海藻中提取的冻状琼脂凝胶作为培养细菌的营养物质。细菌在小块琼脂中的生长容易观察，也能方便地取用，这大大优于漂荡在肉汤中或深埋于试管中的细菌。这种方法是科赫的助手瓦尔特·黑塞（Walther Hesse）发明的，他的妻子安吉莉娜在制作果冻和果酱时加入琼脂作为胶凝剂，这启发了他。科赫的另一名助手尤利乌斯·里夏德·彼得里（Julius Richard Petri）发明了培养皿（Petri dish），后来培养皿以他的名字命名。他将琼脂铺在这些扁圆的玻璃盘上，用盖子密封，这样可以很容易观察到里面的细菌。现在，世界各地的实验仍在使用琼脂和培养皿。

与此同时科赫正在寻找结核病致病菌（结核病是世界上最常见的慢性疾病之一，往往导致死亡）。该细菌比炭疽杆菌小，染色反应也不同。这是一项十分复杂而艰苦的工作。1882 年 3 月，科赫欣喜若狂地宣布，他和他的团队已经找到并确认结核病致病菌——结核杆菌。他在演讲中说道："如果以致死数衡量一种疾病对人类的重要性的话，结核病肯定比瘟疫、霍乱等那些最可怕的传染病重要得多。"

科赫接着介绍了他新的染色方法和其他技术，并解释了他如何用豚鼠以及来自人、猿和农场动物的组织做实验。他们从病源动物中提取细菌，放在培养基中让细菌生长，之后再次放入动物体内，每一次都会

在19世纪的欧洲，因结核病死亡人数占死亡总人数的

25%

引发结核病。为增加证据，科赫准备了显微镜、涂有染色细菌培养物的载玻片、装有组织样本的瓶子以及其他设备，让观众可以亲自查看。这个消息在一个月内传遍了欧洲、北美洲、非洲和亚洲。最初这种细菌被称为科赫式杆菌，现在被称为结核分枝杆菌（*Mycobacterium tuberculosis*）。

随后，科赫将他的注意力转向霍乱病菌。1883 年，他作为德国霍乱委员会的领导人被政府派往埃及的亚历山大研究霍乱的暴发，他在那里发现了一种可疑的逗点状细菌。之后他又去往印度，在那里继续他的研究。最终，他准确地找到了致病细菌。他描述，细菌通过受污染的饮用水和食物（见 180~187 页）传播，并介绍了预防和控制措施。这些成果，使科赫赢得了 10 万德国马克的巨大奖励，也进一步提高了他的全球声誉。事实上，早在差不多 30 年前的 1854 年，意大利解剖学家菲利波·帕奇尼（Filippo Pacini）就已经发现了霍乱细菌（后来称为霍乱弧菌）。但当时细菌致病理论不合潮流，所以帕奇尼的成就没有得到广泛认可。

科赫在结束关于炭疽、结核病和霍乱的划时代的工作后，事业不再一帆风顺。1890 年，他大张旗鼓地推荐一种治疗结核病的药物——结核菌素（tuberculin）。但他拒绝公开该药的来源，只是声称药物已经通过了动物实验。一开始，结核菌素的人体试验报告令人满意，但后来发现它会引起某些严重的反应，甚至死亡——这根本不是所谓的治疗药物。科赫承认，结核菌素是结核杆菌的一种特殊提取物，但他无法描述其具体成分。公众舆论转而反对他。当大众得知他的研究费用由政府支付，但他却与结核菌素制造商有利益瓜葛时，事态开始恶化。他离开了自己的妻子，而和年轻的黑德维希·弗赖贝格（Hedwig Freiberg）的恋情更无助于他的声望。科赫离开了德国，再次开始了他的旅程。他游历了意大利、非洲、印度和新几内亚，研究人畜共患的鼠疫、麻风病、疟疾、狂犬病以及特异发烧（exotic fevers）。1897 年，他推出了新改进的结核菌素，这次虽然也失败了，但它能够对结核病做出一个及时有效的诊断测试。终于，在 20 世纪 20 年代，

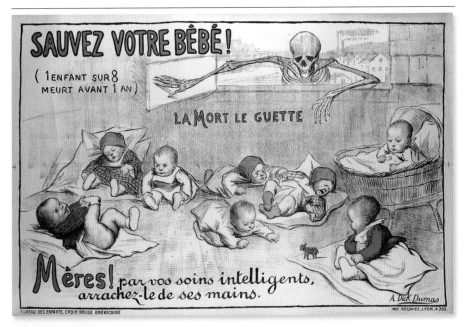

母亲的关怀，1918年
这幅海报由美国红十字会制作，旨在增加人们对儿童因病（如结核病）死亡率的认知。

有效的人类结核病疫苗终于问世，讽刺的是，其研发机构是巴斯德（科赫最大的竞争对手）创建的巴斯德研究所。

尽管科赫后来失败了，他还是激发了医学界研究细菌和感染的新浪潮。他的学生也成果丰硕：1884年弗里德里希·勒夫勒（Friedrich Loeffler）发现并培养了白喉菌；1894年，曾同时参与白喉研究的北里柴三郎成为鼠疫杆菌的共同发现者；1901年，埃米尔·冯·贝林（Emile von Behring）因其对白喉研究的贡献，成为第一位诺贝尔生理学或医学奖获得者；1906年，奥古斯特·冯·瓦塞尔曼（August von Wassermann）制定出一种诊断早期梅毒感染的测试方法；1909年，保罗·埃尔利希（Paul Ehrlich）发现了抗梅毒药物肿凡纳明（撒尔佛散）。1905年，罗伯特·科赫因他"关于结核病的调查与发现"，获得了诺贝尔生理学或医学奖。这是他开创性发现的证明，源自他不懈追求的工作原则。在医学院，他附在一篇获奖文章后的座右铭是拉丁语"Nunquam Otiosus"，意为"永不停歇"。

病毒在行动

病毒是极小的传染性颗粒，大小约为细菌的千分之一，只有用电子显微镜才能看见。每一个颗粒，都包含了一套能成千上万地复制自身的指令。世界上有数百万种不同的病毒，它们会引起一系列的疾病，从普通的感冒发烧到艾滋病、脊髓灰质炎及肝炎等致命疾病。

环境中的病毒，会伺机侵入细菌、和动植物体内。它们能通过空气、液体或昆虫传播。抗生素对病毒不起作用，但接种疫苗（见286~293页）有助于对一些病毒提供免疫力。

德米特里·伊凡诺夫斯基 (Dmitri Ivanovsky)

1890年，俄国生物学家德米特里·伊凡诺夫斯基前往克里米亚半岛研究烟叶疾病。他压碎受感染的烟叶，使用能滤除细菌的微孔过滤器，得到提取物。然而，他发现感染源仍然存在，随后他找到了比细菌更小的传染物质——病毒。

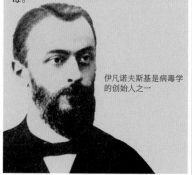

伊凡诺夫斯基是病毒学的创始人之一

病毒如何工作

病毒没有细胞，所以为了生存并产生更多病毒，它必须侵入细菌、植物或动物细胞内部，并接管其复制机制。在这个过程中，病毒通常会杀死宿主细胞。

宿主细胞

1 附着——病毒与宿主细胞的细胞膜结合

3 复制——病毒的遗传物质进入宿主细胞的细胞核

2 侵入——病毒进入细胞，破开衣壳，释放体内的遗传物质

宿主细胞核

病毒的形状

1931年，德国研制出了电子显微镜。30年代末，德国医生赫尔穆特·鲁斯卡（Helmut Ruska）用电子显微镜观察病毒。科学家很快确定了病毒的基本结构。他们发现，病毒在形式和结构上差异很大，这使它们能有针对性地穿透特定的宿主细胞，并抵抗来自宿主免疫系统的攻击。现在已经确定了四种主要的病毒形状。

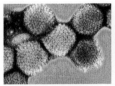 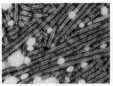 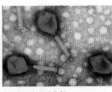 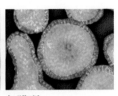

二十面体对称结构
许多动物病毒是多面体的形状。

螺旋对称结构
一些病毒有一个螺旋形的衣壳。

复合对称结构
复合对称结构的病毒有变化的衣壳，如一个"尾巴"。

包膜型
一些病毒用宿主的细胞膜覆盖自身。

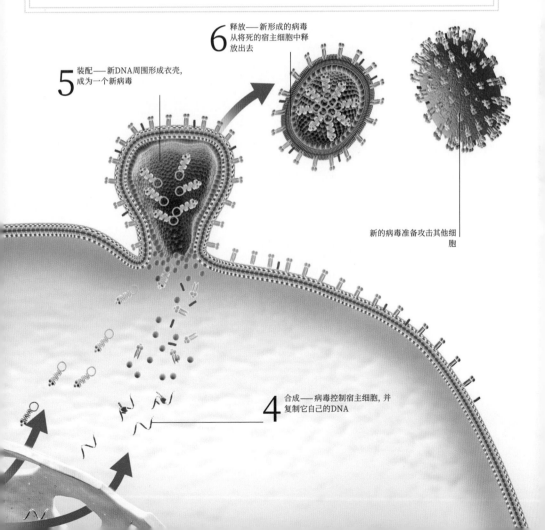

6 释放——新形成的病毒从将死的宿主细胞中释放出去

5 装配——新DNA周围形成衣壳，成为一个新病毒

新的病毒准备攻击其他细胞

4 合成——病毒控制宿主细胞，并复制它自己的DNA

医学与精神

尽管精神疾病的名称经历过多次改变，但在整个历史上它一直伴随着我们，并且可能是石器时代最早的外科手术——环钻术（见 20~21 页）产生的原因之一。在古代文明中，人们通常认为精神疾病来自神的惩罚，有时还认为与月相有关——因此从月亮（luna）一词中衍生出"疯狂"（lunatic）一词。患者往往成为家庭的负担，带来的是耻辱和歧视，并且除了平静的环境和一些舒缓的草药、矿物质之外，几乎没有治疗的方法。在最好的情况下，如果疾病是短暂且偶发的，人们可能认为患者是神明传达预言和决定的渠道；在最坏的情况下，患者可能被限制人身自由或隔离。在美索不达米亚和古埃及，巫医举行咒语仪式和献祭，来使患者摆脱恶魔；在巴比伦，患者被鼓励通过唱歌、跳舞和绘画，来净化他们自身的邪恶。数千年来，在许多社会中这种精神疾病是超自然现象的观点占主流，即使在今天，这种观点仍然存在于世界的某些地区。

2300 年前，在古希腊，医生希波克拉底（见 30~39 页）却有着另类的想法。他认为精神问题的根源完全在身体上，尤其是在四种体液（见 106~107 页）的平衡上。有人认为，人与人之间轻微的体液比例差异产生正常范围内的人格，但一个人身上体液的明显不平衡会导致精神障碍。希波克拉底描述了几种我们今天已经确认的疾病，包括妄想症、狂躁症和抑郁症，抑郁症也被称为忧郁症（melancholia），因为它被认为是由黑胆汁（melanchole）过多造成的。希波克拉底一直提倡使用温和疗法治疗忧郁症，如利用安静平和的环境和令人放松的药草制剂。古罗马的盖伦（见 40~45 页）的医学统治了整个中世纪，盖伦遵循希波克拉底的指导，但是他往往关注主要症状，而不是整体病情。印度传统的阿育吠陀医学（见 74~81 页）有另一个版本的体液学说，认为流体能量的不平衡会导致精神问题。在古代中国，《黄帝内经》（见 64~68 页）等文献提倡通过相反的情绪或情感来抵消精神状态的疗法，所以，抑郁症患者应该得到礼遇，而焦虑可以通过

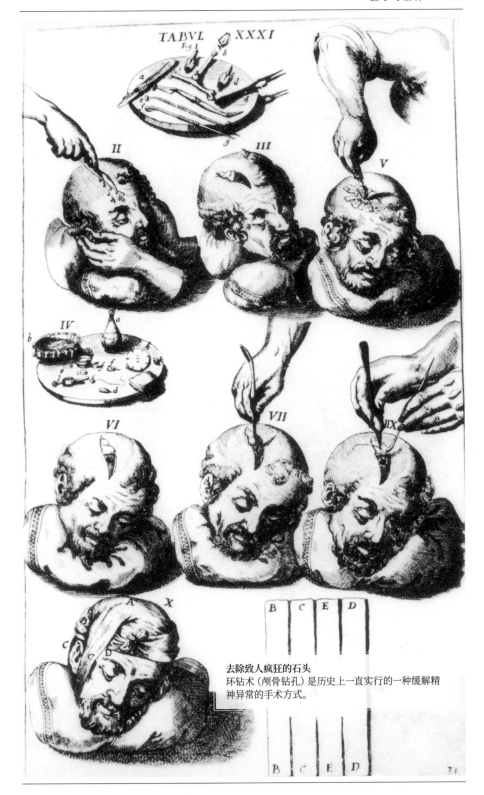

去除致人疯狂的石头
环钻术（颅骨钻孔）是历史上一直实行的一种缓解精神异常的手术方式。

坚强的后盾和安全感来应对。

　　注重家庭和祖先荣誉的社会对精神病带来的羞耻和侮辱格外敏感。对这类疾病可能传染或世代相传的猜疑，会导致一个家族被社会孤立。例如，在中国，患者会悄悄地远离社会生活，并且经常被藏起来，甚至被遗弃。中世纪欧洲的情况更糟，对精神病患者的歧视也更严重。尽管基督教教义倡导友善对待所有人，但难以在家中照顾的患者还是可能遭受虐待、殴打和禁闭。幸运的病人会被修道院接纳，而其他的只能去救济所或普通医院，靠施舍生存，或从事最低贱、卑微的工作来赚取面包皮。庸医和骗子横行，他们提供的"治疗"包括不同种类的护身符，佩戴后能缓解或防止各种精神疾病的发作。这些佩戴在脖子上或额头上的护身符带有《圣经》相关的图案或语录，并用有益健康的草药（如圣约翰麦芽草）装饰。它们的神力依赖于佩戴者念诵祷文、唱赞美诗、常去教会以及朝拜圣地。

　　体贴的、人道的精神疾病疗法出现在伊斯兰黄金时代（见 100~105 页）。正如《古兰经》所说："请勿把财产给那些缺乏理解力的人，真主派你管理它们，供给他们吃穿，并尊敬地同他们说话。"在 8 世纪，巴格达建立后不久，设立了专供精神病人使用的医院病房，在接下来几个世纪，非斯、开罗、大马士革以及阿勒颇也设立了类似的设施。然而，这种更加开明的态度在整个亚洲只是零星地传播——在城市中很少见，在农村更是罕见。在欧洲，从 15 世纪开始，情况发生了另一种转变。不受家庭、教会和慈善机构照顾的患者们被聚集在精神病收容所。首批收容所之一建立于 1410 年左右，在西班牙的瓦伦西亚。随后在西班牙和整个欧洲出现了更多的精神病收容所，包括建于 17 世纪 40 年代早期的著名的巴黎沙朗通精神病院（La Maison de Charenton）和建于 1784 年的维也纳疯人

对抗邪恶
基督徒会佩戴绘有圣经图案的护身符来抵御各种精神和身体上的疾病。

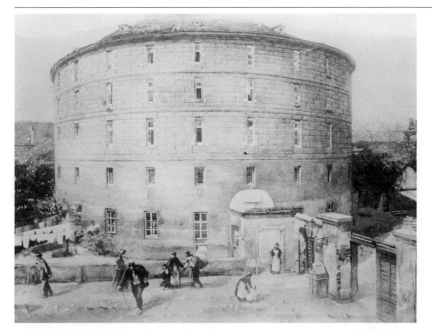

疯人塔
维也纳要塞般的疯人塔建于1874年，有139个监禁精神病人的房间。

塔（Lunatics'Tower）。于是，一个精神病人受恐惧和贫苦折磨的臭名昭著的时代开始了。据访客讲述，那里的环境简陋而原始，病人被忽视，遭到虐待。病人住的房间拥挤、寒冷、阴暗、臭气熏天，往往比监狱还糟糕，病人戴着手铐或脚镣，有时甚至连续几天都戴着枷锁。衣服和食物极度匮乏，清洁卫生条件十分糟糕。精神病收容所也是罪犯（包括理智的和疯狂的）、梅毒患者和其他不被社会接纳的人的收容所。

治疗（如果有的话）比之前更残酷。在体液学说的观点下，精神病人恢复健全身心的方法包括用催吐药和泻药净化身体、拔罐、暴晒，以及所有方法中最常用的放血疗法。从脖子上的颈静脉放出的血被认为直接来自大脑，人们认为那里体液失衡最严重。人们以治疗的名义尝试了几乎所有形式的酷刑：用沸水或冰水浇淋病人，让他们暴露在震耳欲聋的噪声中，鞭打他们，将他们手脚悬挂，让他们忍受饥饿，用酸或其他化学物质灼烧他们，让他们几乎窒息或几乎溺死。这些"精神病院"很多是国家出资运营的，而那些在英国最臭名昭著的则是私营的。一些家庭付钱让精神病院

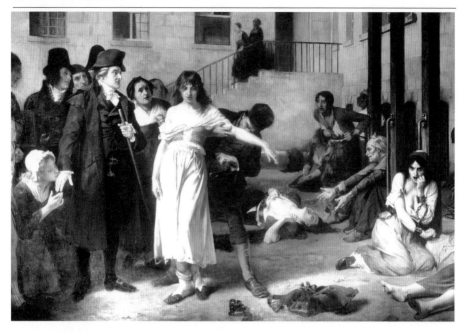

人道地治疗病人

18世纪90年代的巴黎, 先驱医生菲利普・皮内尔(Philippe Pinel)将萨尔佩特里埃女子医院的精神病人从锁链中解放出来。

监禁他们的患病亲属, 病院的所有者因此发财, 他们的贪婪也使患者的处境日益恶化。一个有利可图的副业是让公众付钱观看这些"囚犯"和他们滑稽的动作。因此而恶名远扬的"精神病院"是伦敦的圣玛丽伯利恒医院(St. Mary Bethlehem Hospital), 后来被称为"疯人院"(Bedlam)。1725 年, 法国旅行家及书信家塞萨尔・德索叙尔(César de Saussure)记述了疯人院的样子:"二楼是留给危险的疯子的走廊, 他们大多数被栓着, 惨不忍睹。在节假日, 众多普遍来自下层社会的男女参观这个医院, 以观看这些不幸的可怜人为消遣、取乐。"这个医院本身(现在被认为是开创性的机构)几易其址, 现为伦敦附近的伯利恒皇家医院(Bethlem Royal Hospital)。

虽然状况这样悲惨(或可能正是因为这样的惨状), 人们的态度在逐渐改变。1770 年左右, 公众停止了参观疯人院; 1793 年, 法国医生菲利普・皮内尔接管了巴黎的比塞特医院(L'Hôpital Bicêtre, 一家男子精神病院), 使精神病治疗进入了更为人道的新时代。在皮内尔看来, 居住在精神病院的人应该称为病人, 而不是囚犯, 应该给予他们正常的衣食、阳光和新鲜空气，而不是潮湿和阴暗。1794 年，他向巴黎自然历史学会宣读了他题为《论精神错乱》(*Memoir on Madness*)的论文，其中阐述了他的"心理疗法"以及精神疾病能被治愈的理念。他呼吁医生花时间在病人身上，与他们访谈并做好记录、写下病历，其中应该记下所有会造成病人病情

1770 年之前，每周参观疯人院的人数为

2 000

突发的事件。对于严重的精神病人，他写道："此时，我免不了投出我最坚决的一票，来支持疯子的道德品质。在他们平静和理智的间隙，我从未在精神病院之外见过如此温柔的丈夫、如此慈爱的父母。"《论精神错乱》是现在称为精神病学的学科最早的著作之一，包含了精神疾病的诊断、治疗和预防。

1795 年，皮内尔担任庞大的萨尔佩特里埃女子医院（Hospice de la Salpêtrière for women）的主治医师，并在这里继续推行他的理论体系。在比塞特医院，他得到了志同道合的医院主管让-巴蒂斯特·普桑（Jean-Baptiste Pussin）的很大帮助。1797 年，普桑发布命令，除极端的情况外，不能再束缚病人；之后不久，他也加入了皮内尔的萨尔佩特里埃医院。1804 年，皮内尔当选为法国科学院院士，并于 1820 年成为法国医学科学院的创始成员。他的著作《疾病分类》(*Nosographie*)与医学领域的疾病分类有关，他的另一著作《精神疾病的医学哲学分析》(*Traité Médico-Philosophique sur l'Aliénation Mentale*)进一步论证了其"心理疗法"。

其他地区也取得了进展。19 世纪中叶，杰出的法国医生让-马丁·沙尔科（Jean-Martin Charcot）奠定了神经学的基础，神经系统的研究对精神疾病有着特殊的意义。在意大利，18 世纪 80 年代晚期，温琴佐·基亚鲁吉（Vincenzo Chiarugi）医生开始改善位于佛罗伦萨的圣多罗泰娅医院（Santa Dorotea Hospital）和圣博尼法乔医院（San Bonifacio Hospital）的条件。1796 年，英格兰的威廉·图克（William Tuke，一位贵格会教徒以及经营茶和咖啡的富有商人）建立了约克疗养院（York Retreat），一个为精神病人提供人道环境的慈善机构。其他人也加入这场改革运动，它被称为"医治

"你从未见过一个非常忙碌的人不快乐。"

多罗西娅·迪克斯

道德"或"道德管理"运动，因为它强调治疗中的道德伦理和宗教义务。美国活动家及教师多罗西娅·迪克斯（Dorothea Dix）在参观英格兰并经历这些贵格会激起的改革后，于 1840 年返回美国，开始推行漫长而艰难的改革——后来被称为"心理卫生运动"。

早在 18 世纪 70 年代，当弗朗茨·安东·梅斯梅尔的"动物磁性说"运动兴起时，人们就期待能出现一种治疗精神疾病的全新疗法。梅斯梅尔认为每个人都有一种"生命能量"，它可以通过基督教式的"按手之礼"传递给病人。这个想法得到普及并产生了分支（如催眠术），但到了 20 世纪早期，它从以科学为依据的医学界中逐渐消失了。19 世纪早期，随着德国医生弗朗茨·约瑟夫·加尔（Franz Joseph Gall）的工作，颅相学开始引人注目。颅相学包括感觉和测量头盖骨的轮廓，以确定大脑区域或下面的"器官"的大小和发育状况。每个脑"器官"控制一种独有的精神、智力或道德能力。如今神经学已经表明，大脑的区域确实是存在专门分工的，但不是颅相学提出的那些方式。尽管颅相学深受大众欢迎，但它没有科学根据，到了约 1900 年，它也从常规医学中脱离了。

1895 年，奥地利医生约瑟夫·布罗伊尔（Josef Breuer）和西格蒙德·弗洛伊德出版了《歇斯底里研究》（*Studies in Hysteria*），另一个重要的时期开始了。他们描述了一种新形式的疗法，叫作精神分析，弗洛伊德在接下来的几十年里更为详细地发展了精神分析学。《歇斯底里研究》调查了几个患有一种当时称为歇斯底里症的妇女。病人"安娜·欧"的症状包括神经性咳嗽、视听觉异常、右侧麻痹和昏厥。交谈中，布罗伊尔和安娜讨论了所有可能造成她病情的原因，并引导她回忆青年时期以来的创伤性事件。布罗伊尔使用的一个方法是"自由联想"——病人说出所有想起的事情，然后在医生的引导下，谈论这可能意味或象征着什么。这种治疗只需要简单的谈话。

　　通过对病人人生中发生在童年的且被压抑的最重要事件的研究，弗洛伊德将上述方法及其他方法发展为他自己的精神分析学理论。弗洛伊德还提出了人格的三个基本组成部分："本我"实际是无意识的，即原始的性冲动和攻击冲动的领域；"超我"，包括意识和无意识，对抗"本我"并试图发挥文明的作用；"自我"在两者之间调解，平衡原始欲望和社会认同。这些人格或精神要素之间的冲突，可能会引发精神问题。深入研究无意识，揭示其深层次的内容，是治疗的一部分。进入无意识的方法包括分析梦境或通过幻想操作，如同《梦的解析》（*The Interpretation of Dreams*，1900年）和《日常生活的精神病理学》（*The Psychopathology of Everyday Life*，1901年）中所描述的。

　　在这个时期，精神病院的条件得到改善，并且数量也迅速增长，尤其是在西方。在美国，精神病院的人数由1880年的约40 000人增加到1900年的250 000人。这导致越来越多的制度化问题。新的精神疾病疗法不断出现，包括胰岛素休克疗法、脑叶切除术、电休克（"电击"）疗法和服用氯丙嗪及其他抗精神病药。而使用"谈话疗法"的精神分析学有支持者，也有批评者。受弗洛伊德的启发或提醒，其他人发展了另外的体系，如阿尔弗雷德·阿德勒（Alfred Adler）的个体心理学和卡尔·荣格（Carl Jung）的分析精神病学。尽管每天有数以百万计的人咨询他们的"分析师"以寻求心理健康问题的帮助，但他们的理念仍然是有争议的。

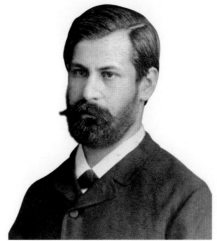

西格蒙德·弗洛伊德
弗洛伊德，精神分析学之父，他认为许多精神障碍都是由被压抑的童年精神创伤引起的。

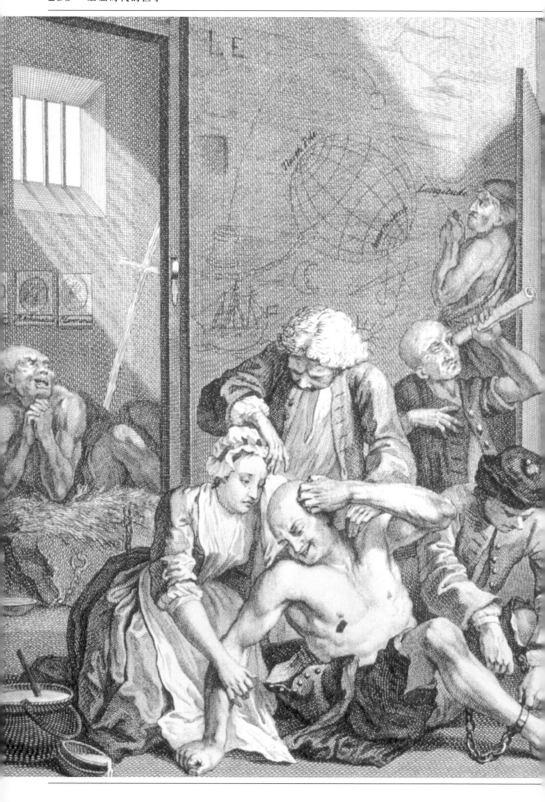

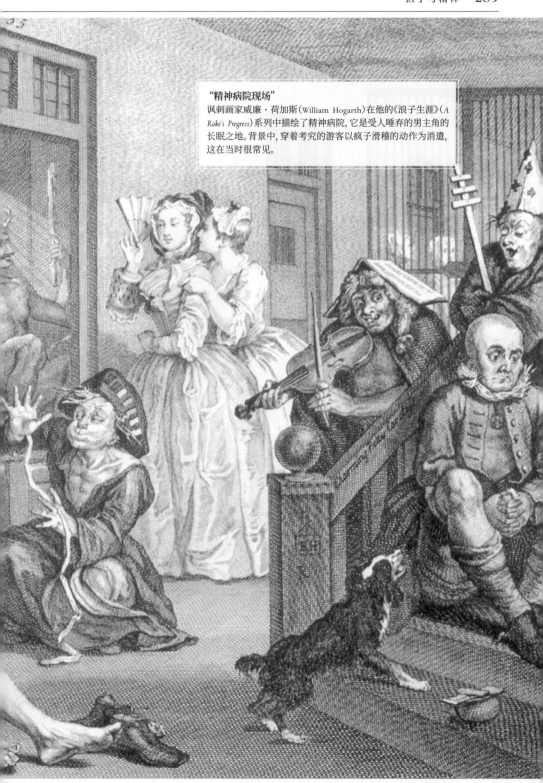

"精神病院现场"
讽刺画家威廉·荷加斯（William Hogarth）在他的《浪子生涯》（*A Rake's Progress*）系列中描绘了精神病院，它是受人唾弃的男主角的长眠之地。背景中，穿着考究的游客以疯子滑稽的动作为消遣，这在当时很常见。

现代医学

（1920—2000年）

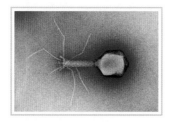

医学在 20 世纪取得了巨大的进步。早期的突破是卡尔·兰德施泰纳（Karl Landsteiner）对于血型的研究，这有助于各种急救和手术。1921 年和 1922 年，弗雷德里克·班廷（Frederick Banting）和他的团队在多伦多开始用胰岛素治疗糖尿病。几年后，亚历山大·弗莱明注意到霉菌污染了他的细菌样本，"罪魁祸首"是青霉素，但要等到第二次世界大战的需求推动，这种最早的抗生素才大量生产。

在这之后，人类见证了化疗在治疗癌症方面的一次重大进展。小儿麻痹症疫苗使该病加入了可预防疾病的清单，这份不断增长的清单已经包括天花、白喉、肺结核和流感。为了对抗全球性的疾病威胁，从老对手疟疾到最近出现的严重的传染病，尤其是艾滋病疫情的迫切情况，疫苗研究仍在继续。此外，免疫抑制药物带来了器官移植的巨大成功。1967 年，南非外科医生克里斯蒂安·巴纳德（Christiaan Barnard）完成了第一例心脏移植，震惊世界。医疗技术和生物力学也成为头条新闻。约翰·查恩利（John Charnley）的工作给数以百万计的病人提供了人工髋关节；而 1969 年出现的一种临时人工移植物的新闻，更加振奋人心。20 世纪 70 年代以来，CT（电子计算机断层扫描）、MRI（磁共振成像）和其他电脑医学扫描仪创造了新一代的人体图像。

马乔里·沃伦（Marjory Warren）等老年医学先锋的工作，以及西塞莉·桑德斯（Cicely Saunders）发起的现代临终关怀运动，改变了老年人和绝症患者生命终结的方式。1978 年，随着帕特里克·斯特普托（Patrick Steptoe）和罗伯特·爱德华兹（Robert Edwards）成就了第一个试管婴儿，生命的开始也有了新的方式。

血型与血糖疾病

无论人兽，血液看起来大多是一样的，所以早期医生想知道能否用其他生物的血液来代替人失去的血液，尤其是动物的血液能否用于给人类输血。威廉·哈维 1628 年发现了血液循环（见 134~143 页）之后，医生开始输血实验。1665 年，英国医生理查德·洛厄（Richard Lower）证明两只狗之间可以互相供血；1667 年，法国医生让-巴蒂斯特·德尼（Jean-Baptiste Denys）将羊羔的血输入到一名发热的男青年体内。德尼又实施了几次动物对人的输血，直到他的第四位病人死亡，他被控谋杀。同年晚些时候，洛厄和埃德蒙·金（Edmund King）在英格兰第一次尝试了动物对人输血，受血者是"怪异"学者阿瑟·科加（Arthur Coga），由萨缪尔·佩皮斯（Samuel Pepys）观察记录。根据金的描述，科加的大脑"有时有点儿太热"，而此次尝试的目的是用羔羊的血来冷却它。在意大利也进行了类似的实验。有一个问题是，血液一旦暴露在空气中，就会凝结。

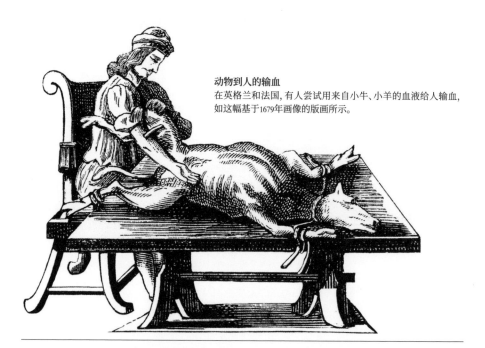

动物到人的输血
在英格兰和法国，有人尝试用来自小牛、小羊的血液给人输血，如这幅基于1679年画像的版画所示。

因为没有办法阻止血液凝结，早期的输血是直接沿着管子从一个身体输到另一个身体。在没有任何关于抗凝血剂、血型或现代输血程序的知识的情况下，所有这些早期的输血实验之所以成功，很可能是因为输入的血液量少。但频繁的死亡导致法国、英格兰和意大利禁止了输血实验，输血被放弃了 150 年。

约 1820 年，人们重新开始输血实验，当时伦敦产科医生詹姆斯·布朗德尔（James Blundell）尝试通过输血来挽救新妈妈们，她们在分娩期间或之后失血过多（分娩出血或产后出血）。布朗德尔临时拉来人类血液捐献者——通常是站在床边的病人的丈夫——将他的血液通过管子输送给病人。布朗德尔还试着用注射器或其他容器输血。结果喜忧参半：一些病人死了，另一些活了下来。不过这已经给了医生们足够的鼓励，他们尝试新的输血方法，使用手压橡皮袋、泵、活塞并给管子添加巧妙的阀门。有些人试图用生理盐水（食盐溶液）来稀释血液，或将血液与其他化学物质混合，以防止血液凝结。然而，结果依然顽固地反复无常。

然后，在 19 世纪 70 年代中期，德国生理学家伦纳德·兰多斯（Leonard Landois）取得了关于凝血的重大突破。他使用血液样本、实验室试剂（促进化学反应的物质）和显微镜开展研究，他发现动物血和人血混合后，红细胞会聚集在一起（凝集）。在某些情况下，红细胞还会破裂，这可能会导致一种类型的贫血。奥地利的卡尔·兰德施泰纳取得了更多的进展，他首次发现不同血型的存在。兰德施泰纳于 1891 年自维也纳大学医学专业毕业，并成为维也纳卫生研究所（Vienna Hygiene Institute，该大学的病理学部门之一）的研究成员。他对免疫（人体保护自身对抗细菌、癌细胞和"外来的"物质，如过敏原的方式）以及身体如何产生抗体抵抗这些物质（见 286~291 页）特别感兴趣。免疫也涉及血清学的新领域，它研究的是血清——去除了凝结物质的血浆（血液的液体部分）。

大约在 1900 年，兰德施泰纳开始进行混合人类血液样本的实验。他观察到，只有当某些个体的血液样本混合时，红细胞才会聚集和破裂。为了确定每一种组合的效果，他精心检验了每一个血样与其他血样的混合样本。根据实验结果，他推断，有三种不同类型（或组别）的血液，A 型、

B 型和 C 型（现在称为 O 型），每个人都属于其中一种。同组的血液混合不会引起凝集，而不同组的血液混合则会。这是因为每种血型的血清中的抗体不同。1902 年，兰德施泰纳的同事，来自维也纳的研究员阿德里亚诺·斯图尔（Adriano Sturli）和肾脏移植先驱阿尔弗雷德·冯·德卡斯特洛（Alfred von Decastello），鉴定出第四种血型，AB 型。在 20 世纪第一个十年，兰德施泰纳细化了这项工作。另一个研究团队，海德堡实验肿瘤研究所（Heidelberg Institute for Experimental Cancer Research）的路德维希·希茨费尔德（Ludwig Hirszfeld）和埃米尔·冯·东格恩（Emil von Dungern），在 1910 年证明了血型的遗传模式。兰德施泰纳曾猜想过该模式，并提出这些模式可以用来解决亲子鉴定的问题。

第一次世界大战后，兰德施泰纳移居纽约，在洛克菲勒医学研究所就职。他对继续鉴定更多血型的热情未减。1927 年，他与菲利普·列文（Philip Levine）合作发现了 MN 型血和 P 型血。1940 年，他与法医学创新者亚历山大·威纳（Alexander Wiener）一起发现了血液中的 Rh 因子——与恒河猴（一种著名的实验动物）有着间接的联系。恒河猴的血液和兔子的血清混合会导致凝集反应，如同人血和兔子血清一样。Rh 因子与新生儿的溶血性疾病有关，患该病的婴儿有黄疸、贫血和其他严重症状，这是因为婴儿血液中的 Rh 因子和母亲的不相容。

因其 1901 年发现人类血型，兰德施泰纳获得了 1930 年的诺贝尔生理学或医学奖。29 年之后，他的发现已经转变为应用于实际的、挽救生命的措施。基于兰德施泰纳的发现，通过匹配捐献者和接受者的血型，安全输血得以实现。但两个新的分组系统使这个问题变得混乱：1907 年捷克教授扬·扬斯基（Jan Jansky）的 I、II、III 和 IV 型（相当于 O、A、B 和 AB 型）系统，以及 1910 年美国威廉·莫斯（William Moss）的系统，它的 I 和 IV 型与詹斯基的相反。这个命名问题一直没有解决，直到 20 世纪 30 年代末，ABO 体系成为标准。

医学往往借助于巨大的冲突取得进步，这次使输血技术得以提高的契机是第一次世界大战。外科医生发现，血液可以冷冻，并添加柠檬酸钠作为抗凝剂来减缓它自然凝集的趋势。这克服了捐赠者必须在现场的困难。

从 1916 年 1 月开始，可以用存储的血液给伤员输血，这使医务人员有足够的时间来确保血型匹配。在第二次世界大战中，输血是司空见惯的，同时政府呼吁百姓献血，用以治疗受伤的士兵。

当兰德施泰纳发现血型时，另一条方向的研究也正在走向突破——认识能量是如何从血液中（以葡萄糖的形式）传递到全身数以亿计的细胞上的。人们发现，这个过程是胰岛素控制的，胰岛素是胰腺分泌的一种激素，其分泌一旦中断，就会导致糖尿病（diabetes），公元前 1500 年的埃及人就已经知道的一种致命疾病。这种疾病的全称"diabetes mellitus"，字面意思是"传递蜂蜜"，这个词是由 2 世纪的希腊医生阿雷提乌斯（Aretaeus）创造的，因为这种疾病的早期检测方法之一，是品尝一个人的尿中是否含糖。这种糖，或者说血糖，是身体主要的能量来源，在胰岛素的帮助下，血糖自肝脏及其他地方的存储中获得补充。在 1 型糖尿病中，胰腺不能够制造足够的胰岛素，因为身体的免疫系统会攻击产生胰岛素的 β 细胞（这和身体出现胰岛素抵抗的 2 型糖尿病相反）。这些 β 细胞由胰腺中约 100 多万个微小的、名为胰岛（the islets of Langerhans）的结构产生，这是以保罗·朗格尔汉斯（Paul Langerhans）命名的，这位德国的医学生在 1869 年首次描述了它们。缺乏胰岛素的细胞不能从血液中吸收葡萄

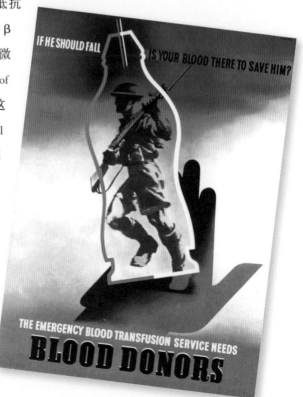

献血！
在第二次世界大战期间，海报号召百姓献血，用来给士兵提供输血服务。
如果他倒下，是你的血液在救他吗？
紧急输血服务需要献血者。

糖，就会停止正常工作。然后未被使用的葡萄糖会在血液中堆积，导致一种被称为高血糖的疾病。为了给身体提供能量，肝脏分解脂肪来代替，这导致血液中的一种名为酮的酸性物质危险地累积（酮症酸中毒）。这会反过来损害组织和器官，并且可能严重到引发"糖尿病性昏迷"的地步。多余的血糖由肾脏过滤后进入尿液（尿液中的葡萄糖称为尿糖），古老的尝尿测试就是为了诊断这种"糖病"。

1889—1890 年，生于立陶宛的病理学家奥斯卡·闵可夫斯基（Oscar Minkowski）和德国的生理学家约瑟夫·冯·梅林（Joseph von Mering）在斯特拉斯堡大学通过切除狗的胰腺，首次确定了胰腺在血糖调节中至关重要的作用。在接下来的 35 年里，狗一直被用作糖尿病研究最前沿的实验动物。1891 年，约翰·霍普金斯大学（位于美国马里兰州的巴尔的摩）的美国病理学家尤金·林赛·奥佩（Eugene Lindsay Opie）观察到，糖尿病人的胰岛似乎退化了。一系列实验表明，如果从胰腺输送消化酶到小肠的管子（胰管）被结扎（打结），胰腺（腺泡）会使这些酶变质。然而，胰岛完好无损，葡萄糖也没有进入尿液。这些发现促使研究人员将注意力集中在胰岛本身。

今天，人们对"激素"一词已耳熟能详，它是指在血液中循环并调控身体的各种生理过程的化学物质。1905 年，英国生理学家欧内斯特·亨利·斯塔林（Ernest Henry Starling）最先使用这个名字，他和威廉·马克多·贝利斯（William Maddock Bayliss）于 1902 年发现了促胰液素（secretin），这是第一个被发现的激素。另一个英国生理学家，爱德华·艾伯特·沙比谢弗（Edward Albert Sharpey-Schafer）曾在 19 世纪 90 年代提出胰岛细胞可能会产生一种影响血糖的物质，激素的概念与这个想法非常契合。之后，1913 年，沙比谢弗提出，影响糖的物质可以被称为"胰岛素"。事实上，1909 年，比利时生理学家约翰·德·梅耶尔（Jean de Meyer）已经提出了"胰岛素"这个名字。

闵可夫斯基和其他的研究人员早就尝试过提取和纯化胰岛产生的物质。测试时，一些提取物确实能降低血糖，但它们也有副作用，会引起脓肿和发热。1920 年，加拿大研究人员弗雷德里克·班廷读到有关胰岛和

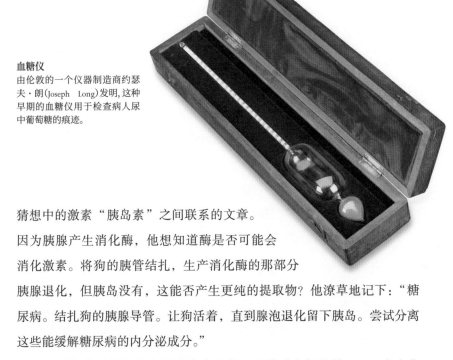

血糖仪
由伦敦的一个仪器制造商约瑟夫·朗(Joseph Long)发明,这种早期的血糖仪用于检查病人尿中葡萄糖的痕迹。

猜想中的激素"胰岛素"之间联系的文章。因为胰腺产生消化酶,他想知道酶是否可能会消化激素。将狗的胰管结扎,生产消化酶的那部分胰腺退化,但胰岛没有,这能否产生更纯的提取物?他潦草地记下:"糖尿病。结扎狗的胰腺导管。让狗活着,直到腺泡退化留下胰岛。尝试分离这些能缓解糖尿病的内分泌成分。"

　　班廷把自己的想法告诉多伦多大学生理学系主任约翰·J. R. 麦克劳德(John J. R. Macleod)——他当时正致力于研究葡萄糖和糖尿病。班廷和麦克劳德没有达成一致,但麦克劳德同意向班廷提供实验室设施、实验用狗,以及助理查尔斯·贝斯特(Charles Best)。1921 年 5 月,班廷和贝斯特开始工作,麦克劳德监督。实验节奏很快,因为其他人也在追求同样的目标。二人尝试用化学技术,提纯从结扎狗的胰腺中提取到的激素,并进行测试,将它注入因切除胰腺而患有糖尿病的狗体内。他们的结果在一步一步地改善。其中一只名叫马乔里的狗,或者叫实验狗 33,通过注射这种激素存活了十天,但结果一直不稳定。最终,班廷和贝斯特改进了他们的方法,以获得更大量的有效成分,他们称其为"isletin",麦克劳德主张称之为"insulin"(胰岛素)。然而,让他们受挫的是,麦克劳德推迟了这项研究,要求重复试验。这导致他和班廷发生冲突与矛盾。这个团队知道,狗的胰腺永远无法产生足够的激素供人类使用,就设计了一种替代方案,从牛的胰腺中提取这种激素。

最终，他们认为已为人体试验做好了准备。1922 年 1 月 11 日，在多伦多综合医院，他们将最新的牛胰腺提取物注入 14 岁的糖尿病患者伦纳德·汤普森（Leonard Thompson）体内。结果令人非常失望：他的血糖水平只有轻微改善，并出现了一些副作用。这时，加拿大的生物化学家詹姆斯·培特朗·科利普（James Bertram Collip）加入了这个团队，为提取过程提供专业知识。第一次人体试验的一周后，科利普发现了一种纯化提取物的改良方法。他将提取物注入健康的兔子体内，兔子们的血糖水平随后就降低了。

几天之后，他们开始为这名病人注射新的提取物，连续数天，这一次成功了。伦纳德的血糖、酮症酸中毒和其他症状转向正常，副作用大大减少，他的整体状况明显改善。在接下来的几周，更多的年轻患者在多伦多综合医院接受治疗，并从糖尿病昏迷中恢复，这给工作人员、家人和朋友带来了喜悦。他们的早期研究结果发表在 1922 年 3 月的《加拿大医学协会杂志》（*Canadian Medical Association Journal*）上："这些结果综合起来，已经毫无疑问地说明，通过使用这些提取物，我们实现了一种治疗措施，这在对人类疾病的某些阶段的治疗中，有着不容置疑的价值。"随着研究的进展，该团队给出了一个更详细的说明，由麦克劳德于 1922 年 5 月提交给美国医师协会（Association of American Physicians）。他们将这种活性成分命名为胰岛素，并不知道这个名字已经有人提出过。然而，仍有许多障碍需要克服：扩大生产规模、减少污染物、浓度标准化以及制定出合适的剂量。制药公司也参与进来：礼来公司（Eli Lilly and Company）解决了很多问题，尤其是如何在一定的酸性范围内准备提取胰岛素，以提高产量和纯度。在 1923 年初，礼来公司的设备开始大量生产高质量胰岛

目前糖尿病患者人数是

3 700万

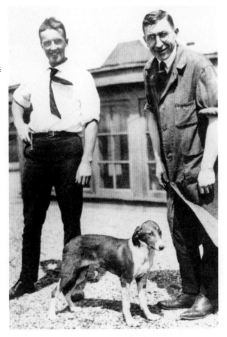

玛乔里，实验狗 33
在多伦多大学医学大楼的屋顶上，弗雷德里克·班廷
（右）、查尔斯·贝斯特和注射胰岛素后存活数周的狗。

素，帮助了成千上万的糖尿病患者。在两年内，1 型糖尿病已经从一种潜在的致命疾病转变为一种在胰岛素治疗下病人可以正常生活的疾病。

　　遗憾的是，与这项拯救生命的工作并存的，是一个关于怨恨和嫉妒的故事。班廷和麦克劳德一直无法融洽相处，而科利普则是一个惴惴不安的参与者。1923 年，因为"胰岛素疗法的发现"，麦克劳德和班廷共同获得了诺贝尔生理学或医学奖。班廷因贝斯特被排除在外而极为愤怒，并和贝斯特分享了自己的奖金；麦克劳德对科利普亦是如此。其他从事胰岛素工作的科学家也要求得到认可。随后几年，诺贝尔委员会重新讨论了胰岛素的问题，给予贝斯特更完整的荣誉，也承认罗马尼亚生理学教授尼古拉·保列斯库（Nicolae Paulescu）之前的成就。在 1916 年他就在奶牛体内发现了胰岛素（pancreatine），但没有找到在人类身上使用它的方法。

　　胰岛素疗法不断取得进展。1982 年，人类胰岛素成为首个被科学家应用 DNA 重组技术，或"基因工程"（见 338~349 页）制造的重要的治疗药物。到 2000 年，可供使用的胰岛素类药物超过 300 种，其中 70 种来源于动物，80 种来源于人类，150 种由 DNA 技术合成。有了这些各种类型的胰岛素，以及使用如今尖端的血糖仪，医生可以定制疗法，使糖尿病患者可以更准确地监测和控制自己的血糖水平。糖尿病治疗中的这些进步极大地改善了糖尿病患者的生活质量，显著提高了他们的平均寿命。

接受输血

17世纪，医生首次尝试将输血作为一种治疗方法，但收效甚微。到了19世纪，科学家们怀疑不同的人的血液是不同的，所以在输血前，他们混合献血者和受血者的血液，看看是否会出现凝血。到1902年，卡尔·兰德施泰纳医生和他的团队（见243~244页）确定了4种不同的血型：A，B，AB，C（现在称为O）。他意识到，当受血者血液中出现抗体时，输血会失败——因为抗体能抑制异物，攻击献血者的血液，造成严重的过敏反应。如今，输血是一个常见且安全的过程，全球每年大约进行9 200万次献血。

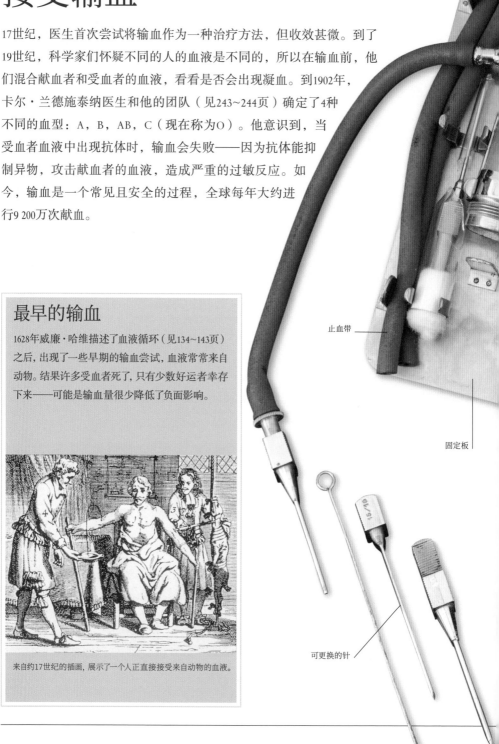

止血带

固定板

可更换的针

最早的输血

1628年威廉·哈维描述了血液循环（见134~143页）之后，出现了一些早期的输血尝试，血液常常来自动物。结果许多受血者死了，只有少数好运者幸存下来——可能是输血量很少降低了负面影响。

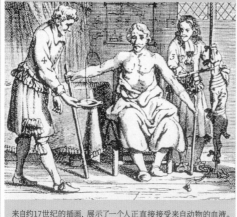

来自约17世纪的插画，展示了一个人正直接接受来自动物的血液。

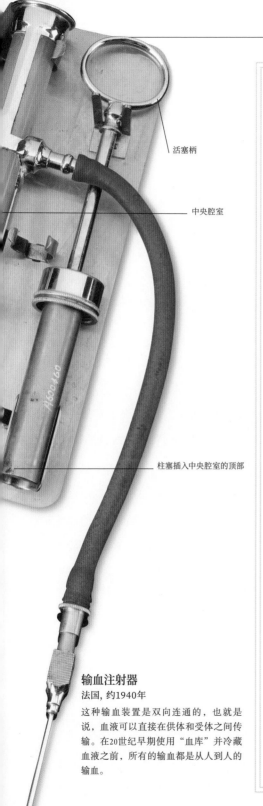

活塞柄

中央腔室

柱塞插入中央腔室的顶部

输血注射器
法国，约1940年
这种输血装置是双向连通的，也就是说，血液可以直接在供体和受体之间传输。在20世纪早期使用"血库"并冷藏血液之前，所有的输血都是从人到人的输血。

血型

血型的差别源自血液中存在的抗体和抗原。抗体（在血浆中）检测体内异常的或危险的物质，并攻击和它们自身不匹配的红细胞。抗原（在红细胞表面）与正确类型的抗体结合。在现代输血中，只给病人输送红细胞，而不是全部的血液，这限制了发生不良免疫反应的概率。

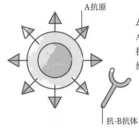

A抗原

抗-B抗体

A型
A型血液中有A抗原和抗-B抗体。它不能输给B型或O型血的人。

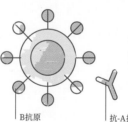

B抗原

抗-A抗体

B型
B型血液中有B抗原和抗-A抗体。它不能输给A型或O型血的人。

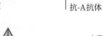

B抗原

A抗原

AB型
AB型血液中同时含有A抗原和B抗原，但没有抗体。它只能输给相同血型的人。

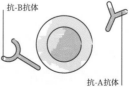

抗-B抗体

抗-A抗体

O型
O型血没有抗原，但同时含有抗-A抗体和抗-B抗体。O型血能输给所有血型的人。

第一种抗生素

大多数医学发现是科学家和医生团队兢兢业业、详尽研究的成果。但医学史上最重大的突破之一，却出于偶然。1928 年，苏格兰医学研究员亚历山大·弗莱明结束假期回到他异常寒冷、凌乱的实验室，注意了到一块霉菌的奇怪作用。他在无意中"撞到"了第一种抗生素——青霉素，这种药物将拯救数千万的生命，直至今日仍是良药。但它直到 40 年代才开始被广泛使用。为什么会有这么长的时间间隔？

人们对霉菌杀菌特性的认识，有一段悠久的历史。几百年来，医学专家认为渗出脓汁和排出污秽，意味着身体排出有害物质。同样，几百年来，偏方推荐使用发霉的面包、蛋糕或水果来治疗化脓的伤口。许多成功例子可能归功于存在于土壤和许多其他地方的微小、不起眼的真菌——青霉属霉菌（Penicillium）——的抗菌作用。在正规医学中，只有约翰·廷德尔（John Tyndall）、路易·巴斯德、约瑟夫·李斯特以及其他人零星地记录道，霉菌阻止了细菌感染实验室的样本，破坏了他们试图培养的细菌培养物（见 201~203 页）。1896—1897 年，年轻的法国医生埃内斯特·迪歇纳（Ernest Duchesne）甚至发现，注射青霉属霉菌似乎消除了实验室动物的细菌感染性伤寒。然而，他没能建立明确的相关性，所以法国医疗机构根本就未予注意，而迪歇纳随后就被送去服兵役了。

术语"抗生素"（antibiotic）的意思是"对抗生命"，出现于 1942 年，美国微生物学家赛尔曼·瓦克斯曼（Selman Waksman）首先使用了这个名字（见 258 页），它通常用来指对抗细菌的药剂。虽然许多物质能杀死细菌，如热焦油和强酸，但抗生素这个词经常指由其他生物，通常是另一种微生物产生的物质。与之类似的"抗菌剂"（antibacterial）一词通常用来指不是由生物过程产生的物质，包括磺胺类药物，它们在 30 年代开启了医学的新纪元。它们不是抗生素，因为它们是在实验室合成的，但它们是抗菌剂，一类能杀死或抑制微生物的物质。市场上第一类磺胺类药物是百浪多息（Prontosil），随后，在"二战"前出现了许多类似的抗菌药物。1939 年，德国细菌学家格哈德·多马克（Gerhard Domagk）"因发现百浪多息的抗菌作用"被授予诺贝尔生理或医学奖。六年后，弗莱明和他的团队因首创青霉素获得了同样的奖项。

亚历山大·弗莱明在苏格兰艾尔郡的一个农民家庭长大，就读于当地的基尔马诺克学院（Kilmarnock Academy）。13 岁时，他搬到伦敦和他的哥哥汤姆同住。亚力克（弗莱明的昵称）在一家船舶公司工作，直到四年后他从一个叔叔那里继承了一小笔钱，然后他决定跟随汤姆学习医学。1906 年，在伦敦西部的圣玛丽医学院（St. Mary's Hospital Medical School），他以优异的成绩取得了医生资格。"一战"之前，弗莱明就在圣玛丽工作。第一次世界大战期间，弗莱明加入皇家军队医疗团，工作地点在法国布洛涅的军医院，他震惊于许多士兵因伤口感染而死亡。杀菌剂的效果很有限，因为它们渗透得不够深，并且弗莱明确信，实际上它们会损害（消灭细菌的）血细胞。

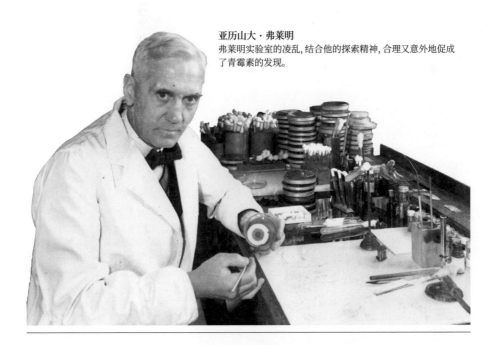

亚历山大·弗莱明
弗莱明实验室的凌乱，结合他的探索精神，合理又意外地促成了青霉素的发现。

战争结束后，弗莱明回到他在圣玛丽学院的研究岗位。在他的导师，杰出的细菌学家和免疫学家阿尔姆罗思·赖特（Almroth Wright）的鼓励下，弗莱明开始研究杀菌药物。1922到1923年间，他发现了一种天然物质，称之为"溶菌酶"。这种酶存在于唾液、泪水、黏液和蛋清中，具有抗菌作用。然而，它的作用有限，而且很难提纯和浓缩。

1928年9月3日，星期一，弗莱明和家人从萨福克郡的住所度假归来。回到工作中，开始整理他的实验室，弗莱明这个人不爱整洁。他一直在研究葡萄球菌（Staphylococcus），这种有害的细菌会引起脓肿、生疖、呼吸道感染和食物中毒。在他的实验室里，等待清洗的试管、烧瓶和培养皿搁置成堆。对接下来发生之事的准确描述各不相同，但当弗莱明和同事与前研究助理默文·普莱斯（Mervyn Price）聊天时，他注意到一个古怪的现象。其中一个应该生长细菌菌落的平皿中，却有一块霉菌菌落，周围没有生长细菌。显然，霉菌阻止了细菌的生长。不清楚霉菌是如何落到平皿中的。微小的真菌孢子几乎到处漂浮，但实验室的窗户是固定关闭的。

出于好奇，弗莱明保留了这个平皿，采集样本并培养它们。这是一个转折点。一位来自真菌小组的同事，查尔斯·拉·图什（Charles La Touche）鉴定出这种霉菌是青霉菌属的一种，并暂时称之为"红色青霉"（P. Rubrum）。实际上，作为研究哮喘项目的一部分，拉·图什也培养霉菌，包括青霉菌，而孢子可能是从他的实验室飘出来的。弗莱明开始通过一系列标准的实验，来测试他的发现。他将真菌的提取物提纯成浓缩液，他一开始称之为"霉菌汁"，后来称之为"青霉

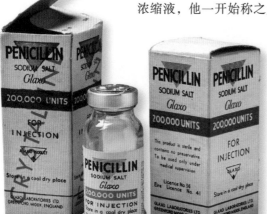

20世纪50年代 青霉素
50年代，青霉素开始被大规模生产。英国制药公司，如葛兰素史克等青霉素生产商，依靠美国科技来增加产量。

"一个人有时会发现他自己并未寻找的东西。"

亚历山大·弗莱明

素"。1929 年，在他的报告"青霉菌属培养物的抗菌功能，及其在分离溶血性流感杆菌（*B. influenzae*）中的作用"中，总结了他的一些初步结果，发表在《英国实验病理学杂志》（*British Journal of Experimental Pathology*）上。

青霉素能杀死或抑制许多细菌的生长，包括葡萄球菌和链球菌（*Streptococcus*），它们会引起从喉咙痛到肺炎等多种疾病。这些都是革兰氏阳性细菌，它们对一种名为革兰氏染色剂的染料发生反应，能使之变为深蓝色或紫色。大多数对人类有害的细菌是革兰氏阳性的，但也有一些是革兰氏阴性的，它们在革兰氏染色反应时变为粉红色或红色。青霉素似乎对革兰氏阴性细菌基本无效。后来的研究表明，青霉素的作用原理是破坏革兰氏阳性细菌合成细胞壁的过程，随着每个细菌生长和分裂，它变弱的细胞壁会破裂，使内容物溢出。而革兰氏阴性细菌的细胞壁有额外一层外膜，青霉素无法穿透。

弗莱明最初认为自己发现了一种特效药，但这种希望逐渐消失了。进一步研究表明，青霉素不论对人还是动物都是无毒的，这很好。然而它不会长时间留在体内，而是会迅速随尿液排出；它很难获取并被提纯，在储存中容易变质，不能保持稳定。此外，霉菌并不总能产生所需的抗菌物质。弗莱明不知道，青霉菌只在不利条件下产生青霉素，作为一种压制可能争夺同样的食物资源的细菌的生存技巧。一年后，弗莱明的研究助手罗纳德·黑尔（Ronald Hare）证明：1928 年 8 月，在弗莱明度假时，一阵寒流使青霉菌感到了"生存压力"，产生了弗莱明所观察到的抗菌效果。虽然结果不全是弗莱明所希望的那样，但他仍认为青霉素可以作为一种有用的抗菌剂，并将其作为一种有用的实验室"工具"保留在圣玛丽医学院许多年。因为它能抑制一些细菌，但不能抑制其他的，这对于纯化研究中的细菌培养物和疫苗很有帮助。在其他地方，1930 年，弗莱明以前的学生塞西尔·潘恩（Cecil Paine）在谢菲尔德皇家医院用青霉素治疗眼部感染获得了一些成功，但没有报告他的结果。与此同时，弗莱明开始研究其他领域，包括磺胺类药。正如后来他在 1940 年承认的，他"已经忘记了（青霉素）很多年"。

1939 年，故事在牛津大学继续，霍华德·弗洛里（Howard Florey）是牛津大学林肯学院的病理学教授，来自澳大利亚，1921 年迁居英格兰，1935 年获得了在牛津大学的职位。恩斯特·鲍里斯·钱恩（Ernst Boris Chain）也在那里研究病理学。这名出生于柏林犹太家庭的化学研究生在 1933 年纳粹崛起后移居英国。1938 年，钱恩承担了一个项目，目标是找出抗菌物质是怎样工作的。他和弗洛里一起，读到了弗莱明的工作成果，并选择将青霉素作为研究对象。牛津大学团队的第三个重要成员是生物化学家诺曼·希特利（Norman Heatley），一名拥有实验室设备使用能力和技巧的助理研究员。和弗莱明一样，钱恩和弗洛里发现青霉素难以分离提纯，尽管它前景美好，但产量很少。因"二战"开始且英国资金匮乏，所以该研究团队向美国洛克菲勒基金会请求资助。在其支持下，1940 年中，他们制造了足够多的青霉素来对小鼠进行实验。结果，四只注射了青霉素的小鼠经受住了致命剂量的链球菌，而四只未经注射的小鼠一夜之间全部死亡。研究小组开始标准化剂量强度，并用各种设备——奶桶、瓶子、橡胶制品和玻璃试管——培养霉菌。

1941 年 2 月，科学家们实施了第一次人类青霉素实验，对象是 43 岁的警察阿尔伯特·亚历山大（Albert Alexander）。病人的一道受感染的划痕产生了可怕的脓肿，影响了他的脸和肺——因为抗生素，这种类型的感染在现在已经很罕见了。注射青霉素让他走上了康复之路，但是在他完全治愈之前，供应的青霉素用完了，导致了他的死亡。然而，接下的五位病人有四位康复了。这些结果发表在《柳叶刀》上之后，隶属于美国农业部的北方地区研究实验室（NRRL，位于伊利诺伊州皮奥里亚）开始支持这项研究，默克（Merck）、施贵宝（Squibb）、辉瑞（Pfizer）、礼来和立达（Lederle）这些制药公司也表现出兴趣。寻找高产青霉素菌株的工作开始了，人们（尤其是美国军方）将来自世界各地的水果和土壤样本送往皮奥里亚。1943 年，一位皮奥里亚的家庭主妇提供了一块产生了大量青霉菌的发霉香瓜。实验人员对样品进行紫外线照射，促使其基因突变以进一步增加产量。人们也找到了霉菌培养的改进方法，美国和英国的公司很快就开始工业化生产青霉素。更多的供应和战场上强烈的需求催生了更多的临床试验。1944 年，给诺曼底登陆的部队供应青霉素大幅减少了因伤口感染的死亡人数。随后军队和平民更广泛地使用青霉素。战争结束时，药厂每个月都能生产足够的青霉素来治疗数以万计的病人。弗莱明、弗洛里和钱恩因其研究，共同获得了 1945 年的诺贝尔生理学或医学奖，并且弗莱明和弗洛里都受封为爵士。谦虚的弗莱明坚称："不是我发明了青霉素，而是大自然发明了青霉素。我只是偶然发现了它。"

　　抗生素的故事还没有结束，其目前的结局也并非十全十美。虽然世界各地仍然在使用青霉素和其后开发的药物，但因为它们被不恰当地用于治疗病毒而非细菌引起的疾病，以及因为病人未能完成疗程（而中途弃药），所以它们的效力已经逐渐削弱。现在，全球每年有 150 000 人死于多重抗药性结核病和耐抗生素细菌性疾病，如院内感染 MRSA（耐甲氧西林金黄色葡萄球菌），这造成了严重的健康问题。

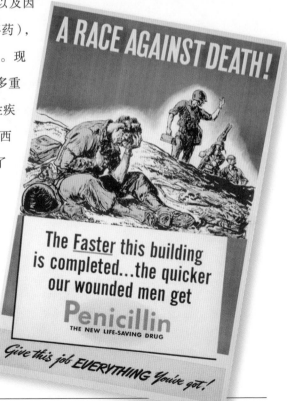

第二次世界大战时期的海报
20世纪40年代，战斗负伤感染的治疗刺激了青霉素的研究。在战争后期，青霉素的使用减少了因感染造成的死亡。
与死亡赛跑！
越快完成这个建筑，我们的伤员就能越快得到青霉素，拯救生命的新药物。

抗生素如何起作用

到19世纪末，科学家们认识到，许多疾病是由细菌引起的，研究人员试图找到方法，杀死这些微生物或阻止它们的生长。1928年，亚历山大·弗莱明（见252~257页）发现，一种青霉菌抑制了葡萄球菌的生长。40年代初，一个团队获得了一种稳定形式的抗生素——青霉素——适合用青霉菌进行大批量生产，很快青霉素就被用于治疗许多疾病，包括肺炎和梅毒。50年代出现了更多类型的抗生素。科学家根据抗生素对细菌细胞的作用方式，将其分为几组。

鞭毛——状如尾巴，用来推动细菌

细菌DNA——喹诺酮类抗生素使DNA无法复制，因而细菌不能增殖

核糖体——链霉素通过与核糖体（合成蛋白质的场所）结合，来限制细菌的蛋白质合成。没有蛋白质，细菌是细胞会迅速死亡

塞尔曼·瓦克斯曼

美国微生物学家塞尔曼·瓦克斯曼提出了"抗生素"这个术语。1943年，他和同事阿尔伯特·沙茨（Albert Schatz）正在研究生活于土壤中的生物。他们发现了链霉素，这是一种被证明能有效抗结核病的抗生素。位于新泽西州罗格斯大学（Rutgers University）的瓦克斯曼的实验室合成了几种其他抗菌药物。

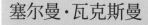

瓦克斯曼来自当时俄罗斯帝国的一部分（现属乌克兰），1910年成为美国公民。

质膜——多黏菌素类药物与细菌的细胞膜结合，使其渗透性增加，压力驱使水进入细菌，最终导致细菌死亡

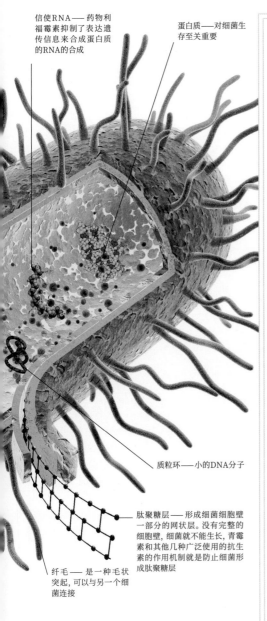

信使RNA——药物利福霉素抑制了表达遗传信息来合成蛋白质的RNA的合成

蛋白质——对细菌生存至关重要

质粒环——小的DNA分子

肽聚糖层——形成细菌细胞壁一部分的网状层。没有完整的细胞壁,细菌就不能生长,青霉素和其他几种广泛使用的抗生素的作用机制就是防止细菌形成肽聚糖层

纤毛—— 是一种毛状突起,可以与另一个细菌连接

抗生素的作用

该图显示了某些类型的抗生素对细菌的不同作用。这些作用包括抑制细胞的蛋白质合成,干扰其DNA的工作,阻碍细胞壁发育,破坏其细胞膜。

药物如何起作用

许多药物通过冒充控制细胞中特定生化过程的化学物质来起作用。刺激生化过程的药物称为激动剂(agonist),而抑制生化过程的药物称为拮抗剂(antagonist)。这是1940年在对磺胺方面的实验中发现的,磺胺是一种与细菌营养物结构类似的化合物。当磺胺进入细菌时,它取代了营养物质,细菌被剥夺了实际的营养,于是死亡。

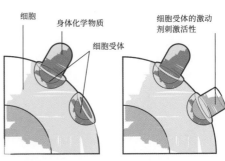

细胞

身体化学物质

细胞受体

细胞受体的激动剂刺激活性

激动剂

大多数细胞的活性由细胞表面受体中的体内天然化学物质控制。一种激动剂可以模仿这些化学物质之一,触发受体,从而刺激细胞内的一个生化过程。

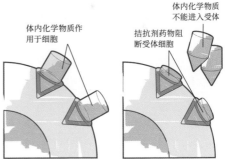

体内化学物质作用于细胞

体内化学物质不能进入受体

拮抗剂药物阻断受体细胞

拮抗剂

拮抗剂,包括抗生素,同样模拟某些体内天然化学物质,并与细胞内的受体位点结合。与激动剂不同,它们不会激活细胞的受体,而是阻断这些受体。因此,由受体控制的自然生化过程被减弱或完全停止,从而破坏或杀死细胞。

与癌症做斗争

人们对疾病的态度，会随着时间的改变而改变。20 世纪中叶，癌症一词令人讳莫如深。公众因癌症的印象和负面想象，会对病人投下意味深长的目光和窃窃私语，仿佛诊断等同于宣判死刑。但癌症等于死亡远非事实，在今天更是如此。70 年代中期的美国，患所有类型癌症的成年人，其五年内的相对生存率（相对于其他人群，并考虑到可能并非死于癌症的情况）大概在 50% 左右。三十年后，这一群体的五年内相对生存率接近 70%。对于儿童，这两个比率分别是 60% 和 80%。其他发达国家也经历了类似的提升。现在的趋势是一些地区的五年存活率每年提升超过一个百分点——尽管人口老龄化可能会影响未来的数据。

过去半个世纪以来，医学界对癌症认识水平大幅提高，对其病因有了突破性发现，早期诊断的开展以及更广泛的治疗手段都取得了很大进展。2012 年，美国癌症协会（American Cancer Society）声称："科学家们在过去二十年里对癌症的认识，超过先前几千年全部认识的总和。"

癌症有 200 多种不同的类型。其本质都是细胞生长失控后不断繁殖，从而形成恶性肿瘤（肿块），它们具有向其他地方侵袭的能力，因此肿瘤有可能扩散至身体的其他部位。在健康人的体内，每种细胞以可控的、有组织的方式，持续分裂生成更多相同的细胞。小肠黏膜上皮细胞更新以数天为一次，皮肤的表皮细胞约为一个月，胰腺上皮细胞则需要一或二年。当细胞发生癌变，它们将突破这些限制，更快地进行增殖，这会对周围的细胞产生影响，扰乱它们的功能。癌变的细胞可能无法执行它们特定的功能，而是看起来更像是非特异性干细胞（见 364~369 页）。不像良性肿瘤（非癌）细胞，癌细胞会侵犯邻近的组织。它们会脱离原来的部位，通常经血液和淋巴系统迁移到身体其他部位继续增殖，开始继发性生长。这个过程称为

"转移"，是癌症的特性之一。

　　癌症的分类方法，一种是根据它们的原发部位，如骨骼、皮肤、肝脏等等，另一种是根据肿瘤细胞的类型，因为大多数器官是由几种不同类型的细胞、组织构成。淋巴瘤起源于一种被称为淋巴细胞的白细胞（见 286~291 页）；上皮癌由上皮细胞转化而来，这些上皮细胞衬覆在身体和各种器官的表面；肉瘤起源于结缔组织，如骨头、软骨和肌肉等；黑色素瘤则起源于皮肤的色素细胞。在显微镜发明之前，人们无从

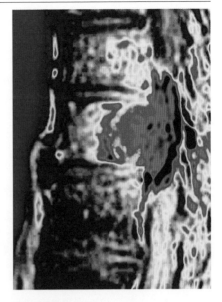

脊柱转移性肿瘤
这张图像显示：在两块胸椎之间的椎间盘上可见一个恶性继发性肿瘤（用粉色标注）。

知晓癌症的这些细节；19 世纪中叶，显微镜的使用才使研究细胞和组织成为可能，于是诞生了细胞病理学（见 144~149 页）。在此之前，人们对于"癌症是什么"以及"癌症是如何产生的"只有模糊的概念。在古希腊和古罗马时期，人们认为癌症同大多数疾病一样，病因是身体四种"体液"的失衡（见 106~107 页）。"癌症"一词（cancer，即拉丁语中的"螃蟹"）即出现在这一时期，这样命名或许是因为，希波克拉底和其他人将肿瘤的外观（即致密的瘤体和周围放射状分布的血管）分别比作螃蟹的身体和腿的形状。

　　多数癌症的发病率随着年龄的增长而增加。在中世纪和文艺复兴时代，人们的寿命不长，癌症因此并不像今天这么多见，也鲜有关于癌症的较为完整的文献记录。由于缺少对癌症一般特征的认识（即不受控制的细胞增殖），几乎找不到理由将不同种类的肿瘤联系在一起。18 世纪，人们首次发现了癌症病因的迹象。意大利医生贝纳迪诺·拉马齐尼（Bernardino Ramazzini）凭借《工人的疾病》（*Diseaes of Workers*）一书，成为职业病学的先驱，他在 1713 年发现，相比其他女性，修女更容易罹患乳腺癌。他推测，这与缺少性生活有关。今天，乳腺癌的病因仍不清楚，但是我们知道，降低罹

患乳腺癌风险的因素包括生育孩子、早育而不是晚育。相对于未生育的女性，生育过孩子的女性患乳腺癌的概率一般来说会降低约30%。18世纪70年代，伦敦圣巴塞洛缪医院的外科医生珀西瓦尔·波特（Percival Pott）在扫烟囱工人身上，发现了阴囊癌（阴囊是容纳睾丸的皮囊）——后来被归类为皮肤癌的一种，也就是鳞状细胞癌。这是首个关于致癌物的经典医疗报告，致癌物是导致或触发癌症的物质，在本病例中即为煤烟。

　　19世纪以来，随着与外科相关麻醉和消毒技术取得重大进展（见206~213页），外科医生可以用时间更长、更复杂的手术切除肿瘤。外科医生们发现，如果仅仅切除肿瘤，它常会复发；而连带切除癌旁组织，特别是淋巴腺（淋巴管和淋巴结），会减少肿瘤复发的概率。于是，出现了根治术——切除癌肿，外加周边的血管、淋巴结和癌旁组织。19世纪80年代，在美国巴尔的摩的约翰·霍普金斯大学，外科教授威廉·斯图尔特·霍尔斯特德（William Stewart Halsted）开始实施乳腺癌根治术。[虽然早在一个世纪前，法国的外科医生贝尔纳·佩里亚克（Bernard Peyrilhe）就已经完成了首例这样的手术。]约1900年，伦敦外科医生桑普森·汉德利（Sampson Handley）发现，淋巴管是乳腺癌扩散的主要途径。

　　针对乳腺癌及其他类型癌症的根治术，一直延用到20世纪中期。在50年代的欧洲和70年代的美国，

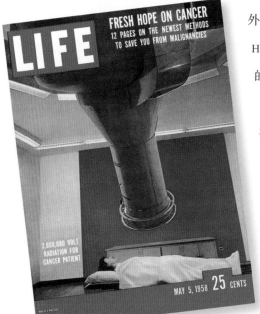

癌症治疗的新希望
1958年《生活》（*Life*）周刊的封面刊登：放射疗法被誉为治愈癌症的曙光。
癌症治疗的新希望。
将你从恶性肿瘤中拯救出来的最新治疗方法，为癌症患者提供2 000 000伏特的放射治疗。

出现了精密成像技术辅助下的肿瘤单纯切除（见 302~311 页），辅以相应的化疗和放疗。这种更为保守的手术开始成为癌症治疗的首选。

放射疗法是指将癌变组织暴露于 X 射线、γ 射线或类似形式的能量下。如今，放射疗法已成为治疗癌症的主要方法之一。这种疗法可以追溯到 1895 年底，威廉·伦琴（Wilhelm Rontge）发现 X 射线（见 302~303 页）。医生们发现，用 X 射线检查骨骼的病人，在数周之内，某些皮肤肿瘤似乎缩小或消失了。因此，医生们迅速地改装出新的 X 射线机用于癌症治疗。刚一开始，放射疗法得到了广泛的应用。但是，它也带来了可怕的副作用，包括皮肤灼伤、口鼻流血、疼痛、炎症、意识模糊、脱发和疲乏，统称为放射病。更糟的是，X 射线照射后会出现新的癌症。人们逐渐意识到，X 射线是一把双刃剑——治疗的同时也会造成损害。X 射线会破坏细胞内的分子，包括含有 DNA 的基因，在细胞分裂时 DNA 会发生复制。通常，癌细胞分裂的速度比正常细胞快，所以它们受到的影响更大，但是暴露在放射线下的正常细胞也会受到损害。

在 20 世纪头 20 年，放射疗法的先驱，法国医生克劳迪于斯·勒戈（Claudius Regaud）的动物实验及随后的人体实验表明：一系列短时间、小剂量的 X 射线脉冲，能在减少副作用的同时，起到有效的治疗作用。另一位法国医生亨利·库塔尔（Henri Coutard）继续克劳迪于斯·勒戈的工作，并于 30 年代建立了分级放射治疗的原则——定期、定量的应用低剂量射线，该原则在今天仍在使用。勒戈对使用放射性金属镭用于放射治疗也发挥了力量，1898 年，法国物理学家玛丽·居里（Marie Curie）发现了镭。镭变得流行起来，且不仅仅用于癌症治疗。镭出现在各式各样的产品中：从浴盐、牙膏，到手镯、腰带。但是越来越多的证据表明，在大多数情况下，这种"治疗"的最好的结果就是不起任何作用，而最坏的结果则是夺人性命。

20 世纪 20 年代，发生了震惊世人的"镭女"（Radium Girls）事件。在美国新泽西州一座工厂内，给手表、钟盘涂抹含镭夜光涂料的妇女，通过舔沾满涂料的刷子，或用嘴唇和牙齿捋直刷子毛，来保持细节之处的精美。许多妇女相继在嘴唇、牙齿以及其他口腔部位发现疾病和癌症，她们还饱受多种放射病的折磨。到了 20 世纪 30 年代，镭和类似物质的破坏性作用，已是众所周知。镭在放射疗法中的使用受到了更多限制，变得更加专门化，并且受到了更严格的控制。今天，人们使用同样的原理进行放射治疗：使用物质产生辐射（而非 X 射线），最经常使用的物质是铯 -137、铱 -192 和碘 -125。人们将小颗粒（放射源容器）植入肿瘤的周围，用于抑制肿瘤生长，并使其缩小。这就是所谓的内部放射疗法，或者近距放射疗法。其他方法包括：将放射源封入胶囊或金属丝，以吞咽或注射含放射性物质液体的方式，使其在靶组织上自然积累。

20 世纪中期，利用 X 射线的放射疗法也得到改善，可以针对癌组织使用更加可控的剂量。70 年代，影像引导放疗（IGRT）这种方式使放射疗法得以迈入无须手术的新时代，利用电子计算机断层扫描（CT）、磁共振成像（MRI）等技术，可以显示出肿瘤的位置、形状和大小。适形放疗（CRT）使三维的癌肿分析成为可能，放疗机器利用多页准直器（multi-leaf collimator）将多道光束"塑造"成肿瘤的形状，从而避开周围健康的组织。最近研发的调强放疗（IMRT），能更加精确地调节辐射能和目标，从而保护附近正常的细胞。除了 X 射线，放射疗法还包括质子疗法。质子疗法使用的是质子束（带正电荷的核子），但需要极其昂贵、复杂的设备来产生质子，设备实际上是一台粒子加速器，因此，即使现在，这种治疗方法也没有得到广泛应用。

癌症治疗的第三个支柱是化疗（用化学药物治疗）。在历史上，该术语曾指多种疾病的药物治疗。1909 年，德国科学家保罗·埃尔利希研制出第一种现代化学治疗药——抗梅毒药物胂凡纳明。今天，化疗这一术语用于抗癌剂，抗癌剂具有毒性，这意味着它们会损害、破坏甚至杀死细胞。化疗的方法包括：破坏细胞 DNA，封闭它们的细胞膜（外膜），以及诱导细胞凋亡（细胞程序性死亡）——实际上就是使细胞自杀。化疗必须非常谨慎，要在快速破坏正在分裂的癌细胞的同时，尽可能使正常细胞不受损害。癌症化疗有着不同寻常的源起。两次世界大战的经验表明：具有破坏性的化学毒气芥子气，会减少骨髓中血细胞的产生，而正常血细胞以每秒数百万的速率倍增（见 364~373 页）。1943 年，科学家们研究芥子气型化合物，用于化学武器的制造与防御，也开始探究它们抑制快速增殖的癌细胞的可能性。在美国耶鲁大学，科学家们合成了一种物质——氮芥（mustine，即双氯乙基甲胺）。1943 年，科学家们将氮芥实验性地注入霍奇金淋巴瘤患者体内，取得了令人满意的效果。

第二次世界大战之后，人们继续对氮芥化合物的医学研究。这些化合物能阻止细胞分裂时 DNA 的自我复制。过去的 50 年里，出现了多种氮芥化学疗法，其中一类包括苯达莫司汀（bendamustine）、白消安（busulfan）、苯丁酸氮芥（chlorambucil）、环磷酰胺（cyclophosphamide）、异环磷酰胺（ifosfamide）和美法仑（melphalan）。另一类是最早于 60 年代研制的铂类衍生物。虽然铂经常与汽车尾气催化转换器联系在一起，但在癌症治疗中，它也用于引起细胞死亡。医学界在 70 年代开发出顺铂（cisplatin），在 80 年代又引入了广泛使用的第二代铂类抗癌药物——卡铂（carboplatin）。

美国哈佛医学院的儿科病理学家西德尼·法伯（Sidney Farber），探索了化疗研究的新路线。1947—1948 年，他一直在寻找治疗急性淋巴细胞白血病（一种侵袭白细胞的癌症）的方法。新发现的叶酸提取物（一种 B 族维生素），能缩小小鼠的乳腺肿块，但法伯发现，它们反而

现代化疗之父
1947年，病理学家西德尼·法伯给白血病患儿服用的新药物氨基蝶呤，能有效治疗急性白血病，暂时缓解了某些患儿的病情。

会加速白血病的病程！另一方面，低叶酸饮食似乎能减少癌细胞的增殖。因此，法伯试着研制出一种能干扰叶酸作用的药物——氨基蝶呤，以及氨甲蝶呤，他希望这种药物能抑制异常白血病细胞的增殖。结果是鼓舞人心的。法伯的推论，不仅引领了化疗药物发展的新方向，而且开创了一种寻找化疗药物的合理方式，现代化疗从此发展起来。氨甲蝶呤（如今称为甲氨蝶呤）仍是一种对抗癌症、自身免疫性疾病以及其他疾病的关键药物。20世纪下半叶，化疗迅速发展成一个巨大的产业。出现了针对癌细胞的特异性靶向化疗，不再不加选择地任意破坏身体组织。

生物疗法，使用的是人体自然产生的物质或类似的合成物质。这些物质能更好地有针对性地破坏癌细胞。免疫疗法是一种生物疗法，它利用了身体自身免疫系统的特性。以细菌为例（见 222~227 页），特定的白细胞能使抗体黏附在"外来"物质（抗原）上，并将其破坏。一些癌细胞含有其他身体细胞内没有的特异性抗原。单克隆抗体由克隆（基因完全相同）细胞产生，这些克隆细胞全部来自一个单一的原始白细胞，单克隆抗体经过加工，可以对抗这些特异性抗原。20世纪 70 年代，人们使用由多发性骨髓瘤（一种癌症）产生的白细胞，首次研制出了单克隆抗体。它们的功能是与癌细胞结合，并破坏癌细胞，或将癌细胞标记为免疫系统的攻击目标，却不损害正常细胞。每一批次的单克隆抗体都是相同的，因此它们能非常精确地选择目标。除了对抗癌症，单克隆抗体还用于对自身免疫性疾病的诊断和研究。

世界上超过

20%

的癌症死亡
是由使用烟草引起的

激素疗法，是癌症治疗的另一个扩展领域。20世纪 60 年代，人们首次研制出他莫昔芬（tamoxifen，即三苯氧胺），这种化合物已成为治疗雌激素依赖性乳腺癌的主要方法。三苯氧胺能封闭癌细胞表面的

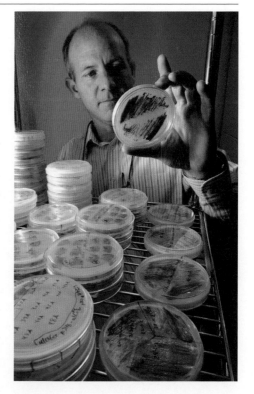

昂贵但有效
生物制药行业正在研究作为蛋白质药物的单克隆抗体，以降低药物生产的成本。

雌激素受体，阻止雌激素的附着，从而阻止癌细胞的生长。

随着癌症专家（肿瘤学家）们研究和知识水平的提高，致癌物名单变得越来越长，从烟草到工业污染物，不一而足。现在，同遗传因素一样，生活方式、饮食、肥胖和职业都与癌症密切相关。引发或促成癌变的相关基因被称为癌基因，这个术语可以追溯到 1969 年；而抑癌基因能产生防止细胞癌变的物质，因此，如果细胞内的抑癌基因出了问题或不能工作，细胞就可能发生突变和癌变。

20 世纪 60 年代，人们在伯基特淋巴瘤中发现了 EB 病毒（Epstein-Barr virus）——这是人们发现的第一种人类肿瘤病毒（引发癌症的病毒）。80 年代初期到中期，德国病毒研究者哈拉尔德·楚尔·豪森（Harald zur Hausen）发现了人乳头状瘤病毒（HPV）对宫颈癌的影响，于 2008 年荣获诺贝尔生理学或医学奖。现代医学认为，大约四分之三的宫颈癌是由 HPV 引发的。现在，HPV 是美国大型疫苗接种活动（始于 2008 年）的项目。其他国家也广泛使用 HPV 疫苗。今天，癌症研究的主要动力是通过寻找癌症的致病原因，以及探究癌症发展的生物学机制，获得更好的预防、诊断和治疗。癌症研究是非常重要的，因为生活在发达国家的人们寿命更长，而年龄是癌症的主要风险因素之一——随着年龄的增长，癌症的发病率也会增加。

致命的细胞

全球癌症问题日趋严重。癌症是导致死亡的第二大疾病，仅次于心血管疾病，癌细胞会在皮肤、骨头和肌肉等组织中肆无忌惮地扩散，因此，人体的任何部位都会发生癌症。癌细胞可能会聚集在一起，产生肿瘤，若肿瘤入侵周围组织，不受控制地增生并取代周围组织，那么这就是恶性肿瘤。

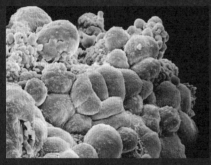

乳腺癌

乳腺癌是一种通常源于乳腺导管上皮的癌症(上皮源性恶性肿瘤)。它是最早被研究的癌症之一，也是相对容易治疗的癌症之一。

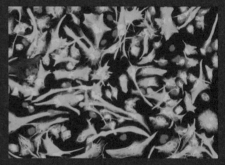

脑肿瘤干细胞

与普通组织(见364~373页)一样，癌症也有干细胞。它们会引起癌细胞的生长，即使看似手术成功的患者，也会受到肿瘤干细胞的影响，从而导致癌症复发。

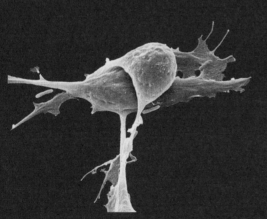

平滑肌肉瘤细胞

一种罕见的恶性肿瘤，平滑肌肉瘤会侵袭那些非自主运动的平滑肌，如心脏和血管平滑肌。

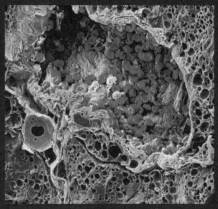

血管与黑色素瘤

肿瘤细胞发出信号，促使血管长入肿瘤内。从横截面可以看到，这条血管(管腔中央可见红细胞)已经长进黑色素瘤内(一种皮肤肿瘤)。

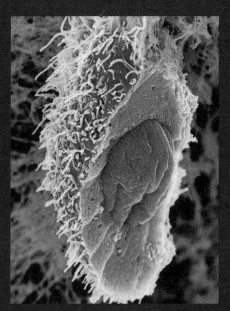

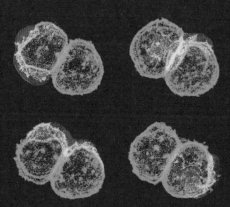

受到攻击的癌细胞

T-细胞(上图红色的细胞)是一种攻击细菌的白细胞。它们也可以攻击癌细胞(上图绿色的细胞),但它们很难识别癌细胞。基因治疗(见338~347页)可以提升其监视能力。

皮肤癌细胞的剖面

癌细胞的结构是多种多样的:这个冷冻的癌细胞被剖开后,显现出一个放大的细胞核。癌细胞形态不规则或出现折叠。细胞核含有DNA,它决定了细胞如何生长。

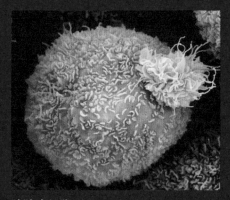

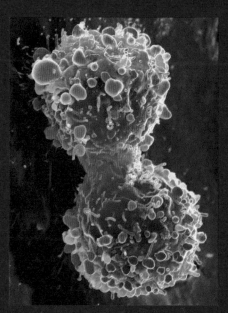

胰腺癌细胞

人们很难发现生长在体内深处(例如胰腺)的癌症。因此,有时候在发现和治疗癌症之前,它们已经发展到了晚期。

宫颈癌细胞的分裂

HPV(人乳头状瘤病毒)是一种比较常见的病毒。在一小部分女性中,HPV可能会导致宫颈黏膜细胞发生变化,使其无视停止增殖的信息,发生癌变。

以新代旧

髋关节置换物、人工心脏和其他植入物的发展，是一个漫长的历史过程，可以追溯到古埃及的人造手和脚趾、伊特鲁里亚的骨制假牙或象牙假牙、希腊的木制和金属制鼻子，以及罗马的铁手、金属脚和雕刻而成的耳朵。许多中世纪的武士，有特制的假胳膊、假手、假腿和假脚。16 世纪著名的天文学家第谷·布拉赫（Tycho Brahe）在一场决斗中被割掉了鼻子，他甚至可以选择黄铜、铜、银和金制的人工鼻子。18 世纪，美国第一任总统乔治·华盛顿（George Washington）委托制作了几套假牙，有的是由河马牙齿结合人类牙齿雕刻而成的。

20 世纪前的这些人工制品都属于早期假体（用于替换缺失部位的替代物），它们都是在体外佩戴的。今天，一只假手可以是一台先进的机器人，利用机械和电子技术，它可以检测到使用者的神经信号，并使用渐变的力量（见 350~355 页）控制每个手指。假体并不一定仅局限于体外修复。人工心脏瓣膜和塑料血管都可以植入体内，但并非所有的植入物都是假体（替代物）。非假体植入物包括外科美容植入物"眼宝"（eye jewels）、心脏起搏器、避孕器或其他激素注射剂。每年，世界上有多达 100 万人通过更换新的髋关节获得了自由行动能力，改变了生活状态。全髋关节置换术（THA），通常实施于因关节炎而退

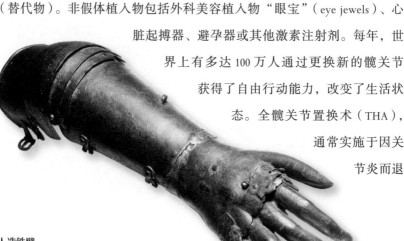

人造铁臂
这个20世纪假肢的"先驱"可以追溯至16世纪晚期，它是军械士为一名在战斗中失去手臂的骑士而制造的。

化、变得粗糙的髋关节。髋关节修复手术的最早尝试，可追溯至 19 世纪 90 年代，德国开始使用麻醉术之后。刚一开始，外科医生切开球窝关节，然后磨平球形上端（股骨头）以及碗状髋骨窝的粗糙表面，最后缝合切口。在某些情况下，医生用象牙制成的抛光球代替股骨头，但是这种危险的做法没有流行起来。

找到适合做假体的材料是一种挑战。20 世纪 20 年代，出生于挪威的美国外科医生马里乌斯·史密斯–彼得森（Marius Smith-Peterson）将合适的杯状玻璃衬垫垫在髋臼里，再把股骨头嵌入髋臼内。二十年后，在美国南卡罗来纳州的哥伦比亚，奥斯汀·T. 摩尔（Austin T. Moore）尝试相反的方法——保留天然的髋臼替换股骨头——这次使用的是新开发的钴铬合金，维塔立合金（Vitallium）。同时，在巴黎，法国的罗贝尔·朱代（Robert Judet）和让·朱代（Jean Judet）两兄弟试制了一种新型的丙烯酸塑料材质的股骨头。他们把股骨头安装在一根长长的金属钉状物上，将它沿着股骨头插入骨髓腔内。他们获得了一些成功，但也遭遇了失败，如假体变松、磨损太快以及假体破碎等。

古往今来，战伤为假肢的发展提供了动力。第二次世界大战期间，25 岁即当选为皇家外科医学院院士的英国医生约翰·查恩利，随英国皇家陆军医疗队游历至北爱尔兰、埃及和英国的肯特郡，在那儿照顾从敦刻尔克撤退回来的伤员。查恩利着迷于军队同事的工程技能。他们不仅制造武器和军事装备，而且为战争中致残的军人制造人工手臂、手、腿和脚，并为医生们制造手术器械。查恩利发明了多种装置，包括了步行卡钳（下肢支具）。在整个职业生涯中，他与工程师、车床工、机械师和材料技术人员密切合作。

战争结束后，查恩利在骨科手术（与脊柱和关节有关的外科手术的分支）中积累了经验。他研究了骨架结构以及在疾病与愈合中不同骨层的作用。在一次大胆却不明智的实验中，查恩利说服同事，将他自己的胫骨（股骨）碎片移植到了一些不同的位置，如皮肤下面以及骨头旁边，以观察它们将如何愈合。结果骨炎接踵而至，查恩利在数周内无法行动。20 世纪 50 年

90~95%

的全髋关节置换物，10年之后仍在使用

代早期，查恩利担任曼彻斯特皇家医院（Manchester Royal Infrmary）的整形外科医生顾问，他遇到了一位男性患者，他的人造丙烯酸塑料髋关节吱吱作响。这让查恩利开始思考生物力学——机械与活体组织的结合，包括摩擦、受力表面以及润滑等因素。"正如马车已经摆在了马的面前，人工关节已经制成并且可用。现在，我们正试图找出它是如何失败的，以及它为什么会失败。"查恩利说道。为了缓解发炎的髋关节带来的疼痛，查恩利尝试使用摩擦力小的材料聚四氟乙烯（PTFE，更为人熟知的是其商品名"特富龙"），以及从口腔医学借鉴而来的黏接剂配方。他试图用一个金属的球和杆作为股骨头，将它嵌入髋臼中的 PTFE 内膜，但是 PTFE 磨损很快，其被磨掉的微小颗粒，造成了严重的刺激和反应。200 多名患者重做了手术，以减少它带来的伤害，而查恩利又一次在自己身上做试验：他将一些磨损的颗粒注射到体内，以便能亲身感受问题的所在。

尽管困难重重，但查恩利及其团队始终坚持为髋臼内膜寻找更合适、更光滑的材料。推销员则带着自己的最新产品前来拜访他们。1960 年 5 月，供应商 V. C. 宾斯（V. C. Binns）展示了齿轮等样品，这些样品由一种或许可行的新材料——超高分子量聚乙烯（UHMWP）——制成。查恩利认为这是浪费时间，但生物力学家哈利·克雷文（Harry Craven）从中得到了灵感。查恩利滑雪度假的时候，克雷文用实验室里的磨损钻机测试超高分子量聚乙烯，结果令人印象深刻。凭借充沛的精力、创新力和对帮助病人的渴望，查恩利建立了一个治疗中心，用于改进髋关节置换物。该中心位于赖廷顿（Wrightington，在曼彻斯特附近）之前的结核病医院，1961 年正式对外开放，用于实施髋关节手术。

1962 年，查恩利开始了髋关节置换物的首次试验：将金属球和金属钉状物作为股骨头，使用超高分子量聚乙烯作为内膜，将它们固定在合适

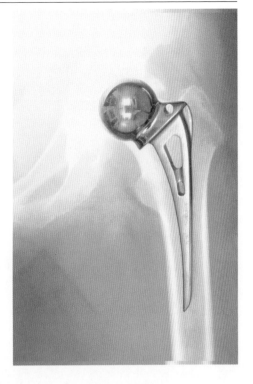

髋关节假体的X光片
金属植入物在骨头中十分显眼。现代假体使用的耐磨金属包括钛、不锈钢和钴铬合金。

的位置。回想起 PTFE 的失败，查恩利一开始十分谨慎。大约五年后，充满希望的结果预示了现代全髋关节置换的开端。查恩利不仅设计了髋关节置换物，还包括相关的整套设备。他设计出用于过滤空气的帐篷或空气围栏、外科医生的全身袍，以及更好的操作设备的方法，这些都是为了将受感染的风险降到最低。查恩利鼓励对磨损、撕裂的关节假体和其他缺陷进行研究，他敦促外科医生们，记录下每场手术中的每个微小细节和它们对病人造成的影响，他说："少量人体观察的价值，往往高于大量的动物实验……俗话说得好，每一场外科手术都是一次生物实验。"1975 年，查恩利获授英国皇家学会院士，1977 年获得爵位，1978 年获得英国医学会金奖。髋关节假体的发展持续至今，人们研制出了更坚固、生物相容性（活体组织的可接受性）更好的材料，不易错位的球状槽设计，改进的黏接剂以及"对骨头友好"的表面——如微型小网眼尼龙、泡沫金属或微珠，微珠能促使骨组织生长，并与之融合，创造出更加坚固的骨头。受益于这项工作的，不仅仅是人工髋关节，还包括各类现代关节假体，从指关节、肘关节和肩关节，到膝关节和踝关节。

1969 年 4 月，当查恩利髋关节在全世界得到广泛使用时，一种更具新闻价值的假体植入物登上舞台。这就是人类首例全人工心脏置换手术，在得克萨斯州的休斯敦，美国外科医生登顿·库利（Denton Cooley）为心力衰竭患者哈斯克尔·卡普（Haskell Karp）更换了人工心脏。这颗人工心脏的研制者是阿根廷心脏外科医生、研究员多明戈·廖塔（Domingo Liotta）。这颗机械心脏当时旨在作为"心脏移植前的临时过渡"，它为找到合适的供体心脏赢得了大约 64 个小时的时间。虽然由于肾衰竭、肺感染等并发症，在天然心脏移植手术完成大约 30 个小时之后，病人死亡了，但人工心脏还是起到了作用。

"廖塔心脏"与真正的心脏一样，有两个泵。左侧的泵吸入体内氧含量低的血液，将其送至肺部；右侧的泵吸入从肺部返回的含氧血液，将其送至整个身体。就像真正的心脏一样，心脏瓣膜控制血液流动。心脏所需的推动力（为抗衡血管中的气压）由外部的控制设备提供。该设备和洗衣机差不多大，包含气动泵，通过控制台可以控制压力和速率的变化。

血液以独特的方式流动，特别是在粗糙表面上流动的血液，有凝血的风险。虽然一个血块不会影响心脏，但大量血块涌入血液循环系统，就会造成各种问题，如脑动脉堵塞（造成一种脑栓塞），从而导致中风。处理血液的假体面对的主要挑战是如何将这种危险最小化。最初的"廖塔心脏"的血管，是由聚对苯二甲酸乙二酯（PET，也称为涤纶）制成的，PET 也用于制作某些植入物，如血管。这种聚合物有良好的生物相容性——不会遭到人体的反抗或排斥。"廖塔心脏"的腔室，由涤纶和硅基合成橡胶制成，硅基合成橡胶又称为硅橡胶。

人工心脏已发展多年。自 20 世纪 50 年代末以来，廖塔从事辅助心脏的机

体内埋入式起搏器
20世纪60年代，为消除使用体外起搏器引发的感染，英国圣乔治医院高级心脏技术员杰弗里·戴维斯（Geoffrey Davies）设计出该植入物。

械泵的研究。研究的重点是左心室，它是肌肉最发达、最有力的腔室，将血液推入主动脉（人体内最大的动脉），使血液在体内循环。1963 年 7 月，廖塔和心血管外科医生 E. 斯坦利·克劳福德（E. Stanley Crawford）将第一个利用空气压力工作的左心室辅助装置（LVAD）植入人体。这次尝试失败了，但研究仍在继续。从那时以来，电驱动的心室辅助装置有了很大的改进，其电力以无线方式传输，而非沿着管或线传输，无须损伤皮肤。随着人工心脏的发展，60 年代早期，诞生了第一台植入式心脏起搏器。心脏起搏器，能调节患有心脏传导阻滞或窦房结（心脏的一部分，能引发心跳）有问题的患者的心跳。它能依据患者的状况，按需求或时刻发送低能量电脉冲，刺激心脏以合适的频率和节奏跳动。

1982 年，诞生了第二种备受瞩目的心脏植入物 —— 亚尔维克 -7（Jarvik-7）人工心脏，它以生物研究人员罗伯特·亚尔维克（Robert Jarvik）命名。接受移植者巴尼·克拉克（Barney Clarke）术后存活了 112 天。与廖塔的设计相似，亚尔维克 -7 由空气提供动力。克拉克不论走到哪里，都得带着购物车大小的泵控制设备。人工心脏得到进一步发展，几年内，就有数种暂时性的和永久性的植入物通过审核。多种类型的植入式心脏瓣膜也应运而生，包括球状支架式、单页式和斜碟式瓣膜。人们也使用动物瓣膜（通常是猪瓣膜），以及金属支架、柔软的动物组织薄片的合成体（使用之前会处理动物组织，将感染的风险降到最低）。

人间的灾难持续刺激着技术的发展，使人们对植入物的认识不断深入。战争和恐怖主义造成的伤害，激励医生和科学家们改进假肢。使用假体的其他原因有：出生时就缺少某些身体部位、受到意外伤害或截肢，以及由于创伤或癌症、关节炎等疾病，通过外科手术移除了某些身体部位。现代植入物的范围，从纯整形植入物（如丰胸），到功能性植入物（如能强化骨骼生长的植入板），还有实验性的电子视网膜眼植入物，它能帮助先天性失明或后天丧失视力的人恢复视力，这些与古时候的人造假体截然不同，历史上最早的人造假体尽管精致，却不实用。

植入物与假体

事故、疾病或其他医疗状况会对人体造成伤害，千百年来，许多人依赖人工假体，近年来，则是依赖体内植入装置（见270~275页）。今天，材料的发展提高了假体的耐久性和舒适性。计算机技术使心脏起搏器、"仿生"手等装置具有更好的操控性和精准度。

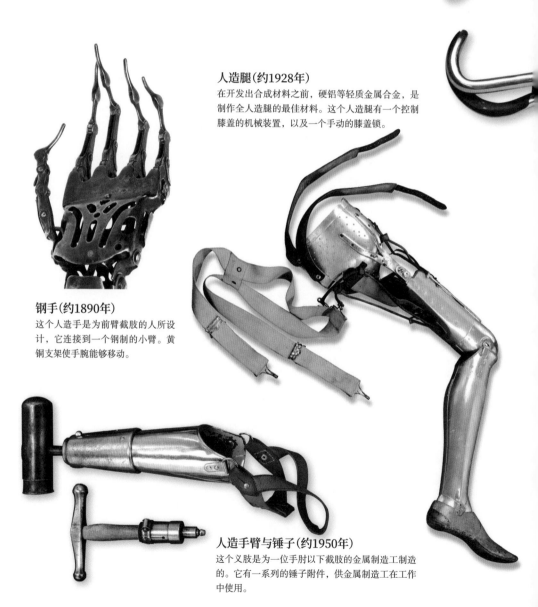

人造腿（约1928年）
在开发出合成材料之前，硬铝等轻质金属合金，是制作全人造腿的最佳材料。这个人造腿有一个控制膝盖的机械装置，以及一个手动的膝盖锁。

钢手（约1890年）
这个人造手是为前臂截肢的人所设计，它连接到一个钢制的小臂。黄铜支架使手腕能够移动。

人造手臂与锤子（约1950年）
这个义肢是为一位手肘以下截肢的金属制造工制造的。它有一系列的锤子附件，供金属制造工在工作中使用。

气动肢体(约1964年)

20世纪60年代,人们制造出气动肢体,患者上半身做出动作,通过假体内的二氧化碳气缸驱动其运作。肢体的运动由一系列缆索控制。

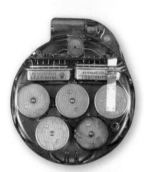

心脏起搏器 (约20世纪70年代)

心脏起搏器发送电脉冲,使心脏有规律地跳动。体外起搏器出现于20世纪30年代,50年代出现了植入式起搏器。70年代,长效锂电池的研制,使起搏器更具实用性。

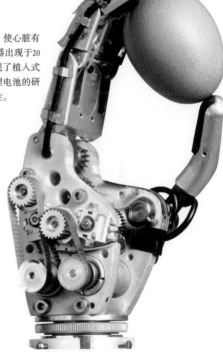

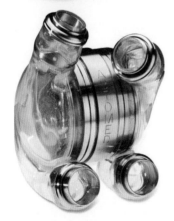

人工心脏(约2005年)

在进行供体心脏移植手术之前,医生们经常会用人工心脏暂时代替,人工心脏通常由钛制成,并配备了可通过皮肤充电的电池。

仿生手(约2007年)

仿生手从使用者的手臂肌肉中获取电信号,内部处理器将这些信号转换为精确的动作。

老年人用药与护理

在20世纪，人类的寿命大大延长了。2000年，全球人均寿命已超过63岁，比1900年的31岁（左右）增长了一倍多，在一些富裕的发达国家，人均寿命超过了80岁。20世纪医疗的进步包括：更安全的手术（见206~213页）；妊娠与分娩护理的改进（见214~221页）；抗生素的发现（见252~259页）；大规模疫苗接种（见286~293页）以及新一代的药物。人们已经普遍意识到，致癌物、污染物和职业危害会对健康造成威胁，某些危险因素会导致心脏病、中风和其他主要致命疾病，这使人们采取预防措施成为可能。

然而从另一个角度看，在20世纪，随着人均寿命的增长，由于人们的饮食、生活方式不断发生改变，结果涌现出许多与年龄相关的疾病。其中突出的疾病有：心脏与血管疾病、中风、癌症、关节炎以及退行性疾病，其中，退行性疾病包括了阿尔茨海默病（见283页）等神经（大脑与神经）疾病。比如1900年，普通人群中心脏病很罕见，但到了21世纪早期，全球每三例死亡中，就有一例死于心血管疾病。因此，老年人用药与护理，已经发展成为一个专业的领域。

老年人卫生保健与治疗的具体实践，可以追溯至古代。在印度阿育吠陀的早期文本（见74~81页）、中国传统医学（见64~73页）和古希腊文化（见30~39页）中，均提到老年人卫生保健与治疗，希波克拉底记录下疾病是如何影响老年患者的："老人身躯少有热量，所以犹如炉火，只需少许"燃料"，燃料过多会使其熄灭。因此老人发热同样不会严重，因其身躯热量不多。"伊本·贾扎尔（Ibn Al Jazzar）、伊本·西拿（见100~105页）等中世纪阿拉伯医生，同样记录下了老年人与年轻人体内疾病的不同。伊本·西拿建议老年人应少食多餐，食用水果和生姜等食物，使身体保持"温暖与湿润"。

1627年，蒙彼利埃大学校长、医学教授弗朗索瓦·朗尚（François

Ranchin）出版了《药物大全》（Opuscula Medica）一书，并在书中探讨这样一个年代久远的问题：衰老是人体的自然发展过程，还是本身就是一种疾病？朗尚提出，衰老是健康状态下降的一个中间状态，处于这种状态的人体越来越容易患病。他在书中写道："老年保健（Gerocomica）是论述老年人护理、疾病治愈的实用医学，其中需要注意的是，不仅仅是医生，所有人都应该来照顾老年人……我们必须意识到，照顾老人是高尚且重要、严肃且困难、有益且甚至是责无旁贷的。"在同一世纪，被誉为"英国的希波克拉底"的托马斯·西德纳姆宣称："血管多老，人就多老。"西德纳姆像其古希腊前辈希波克拉底一样，把病人（不论老少）放在第一位，他提倡发挥人体固有的自愈力，从而产生了对于治疗的新认识，以及创新性治疗方法。

一个世纪后，1793 年，美国医生本杰明·拉什（Benjamin Rush）指出："似乎很少人能得其天年，寿终正寝。通常是一些疾病带走了最后一线生机。"人们仍然争论不休的是：衰老到底是人类自身状况的一部分，还是它本身就是一种疾病？而在 1892 年，德国弗赖堡大学的教授海因里希·罗辛（Heinrich Rosin）写道："……衰老是人体生长的必经过程，伴随着身体机能的自然退化，以及器官功能的下降。年老体衰不是疾病。"有趣的是，罗辛并非医学教授，而是一位专门从事就业保险的律师。

对自然衰老的研究方兴未艾之时，1849 年，苏格兰圣安德鲁斯大学医学与解剖学教授乔治·戴伊（George Day）采用了更加实用的方式——发表了《家庭管理与重要的老年疾病实践论》（A Practical Treatise on the Domestic Management and Most Important Diseases of Advanced Life）。他描述了几种后来人们熟知的老年病：失禁、智力记忆障碍（痴呆）、丧失活动能力和精神失常。在其他地方，杰出的法国医

托马斯·西德纳姆
英国医生西德纳姆重视临床观察，同情病人，他认为，医生应"勤勉尽责，温柔地为病人减轻痛苦"。

生让-马丁·沙可（Jean-Martin Charcot）参加了 19 世纪法国在专业设施内照顾、治疗老人的运动，这些设施是老年人医院的前身。沙可描述了老年人特殊的身体状况，如老年性软骨病（骨软化），以及年轻人和老年人之间疾病症状的差异。在实践层面上，他观察到，用直肠温度计给老年人测出的核心体温最为准确，老年人血液循环缓慢，所以四肢发凉。

1909 年，美国医生伊格纳茨·利奥·纳肖（Ignatz Leo Nascher）在《纽约医学杂志》（New York Medical Journal）发表一篇文章，其中首创"老年病学"（geriatrics）一词："老年病学，来自希腊语"geras"（老年）和"iatrikos"（与医生相关），我建议将该术语添加到我们的词汇中，像用术语'儿科学'涵盖儿童时期一样，应当用'老年病学'涵盖老年时期。"1914 年，纳肖出版了《老年病学：老年人的疾病及其治疗》（Geriatrics: The Diseases of Old Age and Their Treatment），但是此后的 30 年，老年人护理的变化很小。

在欧洲，老年人仍然得不到专业的医疗护理。社会为其他群体提供更好的医疗质量和护理水平，但人们认为老年患者无药可救，并沿袭过去济贫院的做法，通常只是让他们维持生存而已。不过，这些被遗弃的老人迎来了一位救星——马乔里·沃伦。沃伦来自伦敦，受训于皇家医学自由医院（Royal Free Hospital School of Medicine），1931 年成为西米德尔塞克斯郡医院（West Middlesex County Hospital）的副院长。四年之后，附近的济贫法医务室、以前的济贫院，即沃克沃斯收容所，都并入了医院。沃伦成为 700 多位老年患者的负责人，其中的大部分老人都没有接受过诊断或治疗，且人们认为他们患了不治之症。

沃伦以特有的热情接管了这些病人，并且成为医护人员以及这个医疗系统的负责人。沃伦记录下患者是如何从身心衰弱，发展到习惯性冷漠，并饱受肌肉萎缩、关节僵硬、失禁、丧失活动能力的折磨："……这个悲惨的环境，充满是沉闷、冷漠、无助、绝望，有时患者迁延数年，他们周围的人则轻声讨论着，赞成实行安乐死。"

沃伦认为，老年病学本身应该设为一种专业，但也应当与医学和护理的其他分支相结合。她安排普通内科医生、外科医生、药剂师和其他从业人员前来访问，建立起由专科护士、康复专家、物理治疗师、职业治疗

2000年全球60岁以上人口占世界人口	预计到2050年, 全球60岁以上人口占世界人口
11%	**22%**

师、社会工作者和牧师组成的多学科团队，给病房点亮了希望。最重要的是：为了获取医疗管理机构的认可，沃伦收集证据，表明所有这些工作都具有实际效果。之前人们认为无药可救的患者，身体状况有所好转，许多患者恢复良好，可以出院，在家庭或住宅内接受简单治疗。"如果患者家庭能提供足够的帮助，使他们感到舒适、幸福，这种家庭就是适合的——只要有可能，就应该让患者留在或回到自己的家中。"

1942年美国老年医学会（American Geriatrics Society）成立。其创始人包括纳肖、新英格兰神经精神病学家马尔福德·W. 休里斯（Malford W. Thewlis，休里斯也是一位著名的魔术师、逃脱大师，他通过表演魔术筹集了医学院的学费）。受到美国医学会发展的鼓舞，马乔里·沃伦为老年医学的发展而更加努力奋斗：她分别于1943、1946年在《英国医学杂志》和《柳叶刀》上发表了重要文章，1947年，沃伦创立了老年人护理医疗协会，即后来的英国老年医学会（British Geriatrics Society）。50年代，老年医学在英国国民健康服务系统中获得了专业地位。遗憾的是，沃伦1960年因车祸去世，享年62岁。

直到今天，受传统观念和资源有限的双重影响，世界各地的老年人护理标准与规范不尽相同。许多东方国家强调，尊老敬老是家庭生活的重要组成部分；在这种情况下，人们更有可能在家中照顾他们的老年亲属。实际上，在一些医疗保健设施有限的发展中国家，他们可能别无选择。

数百年来，慢性疾病的医疗护理通常由医院骑士团（Knights Hospitaller）等宗教修会负责，工作零零星星、断断续续。近代，法国首先于19世纪初建立专业机构；1879年，爱尔兰的都柏林建立了圣母临终关怀

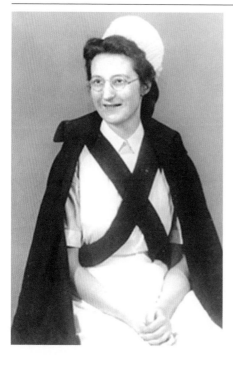

女爵士西塞莉·桑德斯
伟大的改革家桑德斯，发起了现代临终关怀运动。桑德斯生前获得了25个荣誉学位以及一枚英国医学会金质奖章，逝世于自己创办的临终关怀医院。

医院，创立了护理重症、绝症患者的新理念和标准，当时，大部分患者患的是肺结核。

近一百年之后，1967 年，英国伦敦开设了世界上第一家新型临终关怀医院，即西塞莉·桑德斯创立的圣克里斯托弗临终关怀医院（St. Christopher's Hospice）。桑德斯之前是护士，也是社会工作者、临终关怀运动的发起者。当时，许多绝症患者在医院病房或家中亲人的照顾下等待死亡。一旦人们认为，这些患者患有不治之症，就很少有人关注他们的需求与舒适度。而且在缓解疼痛方面，人们做得尤为不足。桑德斯在临床环境下研究如何抑制疼痛，结果表明：定期、小剂量的吗啡和其他口服阿片类药物可以减轻疼痛，且带来的副作用可接受。她完全不能接受"对于垂死的病人，已经没什么可做的了"这种说法，她一直强调："我们还可以在这方面做更多的努力。"

在圣克里斯托弗临终关怀医院，桑德斯组建了经验丰富的团队，从顾问、研究员，到药理学家、护士，团队汇集了各类专业人员。桑德斯的目标是：以全面的方式，为患重病的临终患者，带来最高标准的悉心治疗。圣克里斯托弗临终关怀医院的早期止痛研究之一，是对比海洛因等阿片类药物的药效。对于哪种药物能更有效地减轻疼痛，且带来更少的副作用（如嗜睡、恶心），医务工作者大多各持己见。小规模的初步研究以及后来700 名患者参与的、为期两年的实验，为未来止痛药物的使用提供了临床依据。桑德斯还将疼痛的概念扩展到"整体疼痛"，包括情感上、心理上、精神上、身体上和感觉上的疼痛。

　　圣克里斯托弗临终关怀医院成了现代临终关怀运动的典范。桑德斯为此周游世界，不断地演讲，撰写大量相关文章。她还启发了佛罗伦萨·沃尔德（Florence Wald）等人，沃尔德是美国康涅狄格州耶鲁大学医学院院长，建立了美国临终关怀医院。桑德斯于20世纪50年代成为一名外科医生，获得了超过25个荣誉学位以及英国医学会金奖。她还是英国三个皇家学院（护理、内科和外科）的院士，1979年，桑德斯获封为大英帝国女爵士。2005年，桑德斯逝世于圣克里斯托弗临终关怀医院。

　　今天，临终关怀的重点是：在临终关怀医院员工的帮助下，亲属在家中照顾老年患者。80年代，临终关怀运动创立了一个现代理念——"姑息治疗"，姑息治疗用于防治或减轻病人的痛苦，也适用于医院内的非绝症患者。与临终关怀类似，姑息治疗需要多学科团队协作，从精通止痛的药剂师，到顾问和宗教神职人员，目的是减轻患者痛苦，带给患者慰藉。

　　尽管老年医学和临终关怀取得了巨大进步，但新的挑战不断涌现。1906年，德国精神病学家、神经学家阿洛伊斯·阿尔茨海默（Alois Alzheimer）描述了一种以其名字命名的疾病——阿尔茨海默病，即现在常见的老年痴呆症，其症状包括：记忆丧失、意识模糊、心境不稳、丧失信任、思维混乱、语言障碍以及社交退缩。病理学上，阿尔茨海默病的特征体现在大脑中的斑块与缠结，而这与蛋白质沉积有关。导致痴呆的根本原因尚不清楚，引发痴呆的危险因素多种多样，包括吸烟、高血压、颈椎过度屈伸损伤等。

　　阿尔茨海默描述这种疾病的特征之后的一个世纪，全球有超过2 500万人被诊断患有阿尔茨海默病。到了2012年，患病人数增长到4 000万，且每年增长800万；增长率还在不断增加，预计患病人数每20年翻一番。经历了20世纪的巨大进步之后，"老年痴呆症"和其患者的护理，仅仅是21世纪医学界面临的新挑战中的一个。

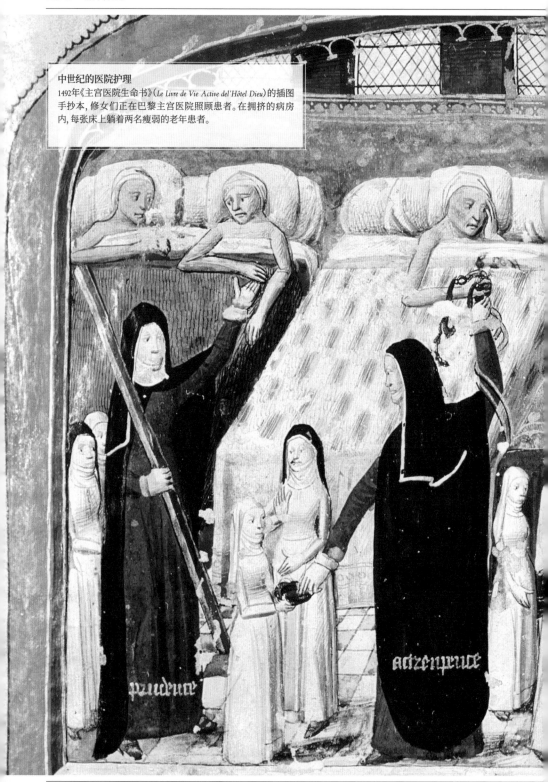

中世纪的医院护理
1492年《主宫医院生命书》(Le Livre de Vie Active del'Hôtel Dieu)的插图手抄本，修女们正在巴黎主宫医院照顾患者。在拥挤的病房内，每张床上躺着两名瘦弱的老年患者。

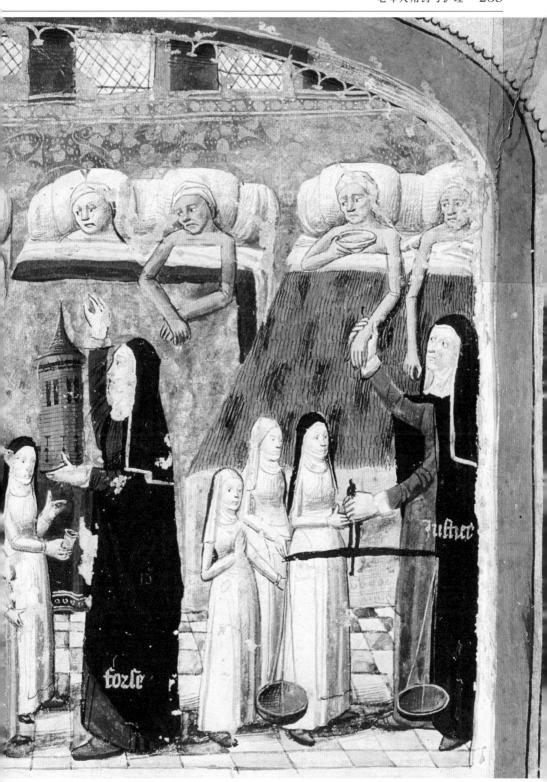

疫苗时代

尽管人们知道病毒的存在，但没有人真正见过病毒——直到 1939 年，人们在电子显微镜下第一次揭开了病毒的面纱。在此之前，研究人员依靠光学显微镜（见 150~151 页）不足以看见极小的微生物。人们已观察到细菌，但对于病毒感染导致的疾病（如天花、狂犬病、麻疹、腮腺炎、肝炎、流感等），研究人员实际上一直在盲目地工作。为了对病毒的大小有个概念，我们可以做一个比较：体细胞的平均宽度是 25 微米，15 个细胞排起来可长至 0.5 毫米——约为字母"i"的宽度；单细胞生物溶组织内阿米巴（*Entamoeba histolytica*）会引发一种痢疾，其大小也与体细胞相仿；红细胞是人体最小的细胞之一，只有 7~8 微米宽，大小接近于导致疟疾的成年疟原虫（*Plasmodium*，见 388~389 页）；肺炎支原体（*Mycoplasma pneumoniae*）是最小的细菌之一，会引发某种形式的肺炎，它仅有 0.2 微米长，而最大的病毒的大小也是如此。

烟草花叶病病毒是人类观察到的第一种病毒，它会感染烟草（见 228 页），但人们早就知道，这种病毒也会感染动物和人类。巴斯德的狂犬病研究工作（见 196~205 页）已表明，样本、涂片、刮切过的受感染组织，都会把疾病传染给其他人。19 世纪 80 年代中期，巴斯德的助手夏尔·尚贝兰制作了一个陶瓷过滤器，上面有足够小的微孔，可用于捕获细菌，但又大

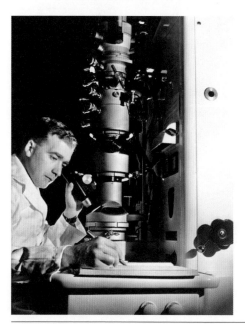

利用电子显微镜观察
20世纪30年代，一位科学家在电子显微镜下研究标本。这项新技术使研究人员能在30年代末观测到病毒。

到足以放过传播疾病的某些其他东西。接下来的十年，这些"滤过性病原体"的结晶被提取出来，但它们的具体结构尚不清楚，直到 20 世纪 40 年代，人们结合 X 射线晶体学和早期电子显微镜图像研究病毒结晶，开始清楚地看到每个病毒的结构。这揭示了病毒和细菌之间的重大差异。细菌不仅存活于细胞间，若提供适宜的营养物质和生存环境，大多数细菌能够存活，并独立于其他形式的生命进行繁殖。与细菌不同，病毒必须入侵活细胞进行复制，而且，病毒几乎不算是"生命"，因为大多数时间下，病毒是不活跃的，只有复制时才是活跃的。最重要的，也是逐渐明确的是：能杀死细菌的抗生素（见 252~259 页）对病毒无效。

病毒、细菌、血型不匹配的血细胞、器官移植以及其他人体外来物质，表面都有被称为"抗原"的物质。人体的免疫系统不断地寻找这些抗原，通过 B 细胞检测它们，B 细胞是白细胞的一个子群，又称为淋巴细胞。B 细胞会产生大型 Y 形蛋白质分子，也称为抗体。千百万的抗体散布在人体血液中，抗体顶端的化学结构有许多种，因此，当病毒或细菌入侵时，部分抗体能与病毒或细菌的抗原相结合。这使特定的 B 细胞转变为浆细胞，"勤奋"的抗体工厂，它能快速产生大量抗体，攻击或摧毁入侵者。其他 B 细胞转变为记忆细胞，并在体内保留数年。以后如果再次遭遇相同的微生物，这些 B 细胞将把它们识别出来，在它们对人体造成伤害之前清除它们。免疫，意思是对感染具有抵抗力。免疫可以自然产生，或通过注射疫苗（见 292~293 页）的方法诱导产生。疫苗的接种，是将有害抗原引入人体，从而使免疫系统与它们战斗，并清除它们，使人体对这种疾病产生主动免疫。被动免疫，是将现有的抗体注射到体内，这种方式提供快速的保护，但效果只能持续数周或数月，因为抗体会降解，无法自动更新。

20 世纪上半叶，自研发出天花（见 152~161 页）、狂犬病（见 196~205 页）两种开创性疫苗以来，研究人员又努力研制出白喉、肺结核、破伤风、骨髓灰质炎、百日咳、黄热病和其他主要传染病的疫苗。他们的研

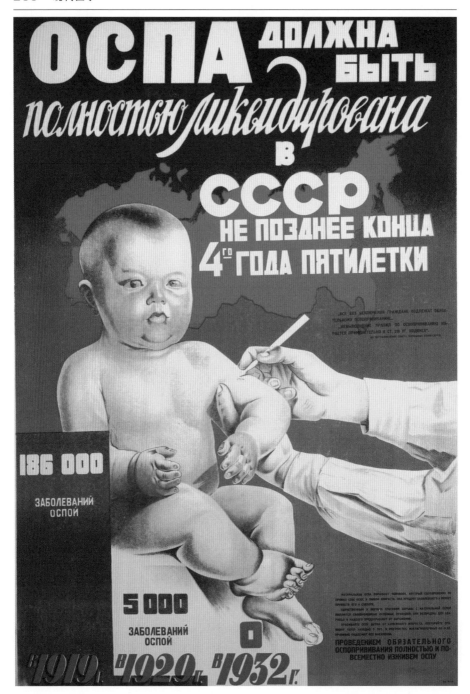

根除天花

这张1931年的苏联海报呼吁人们接种疫苗，对抗天花。正如底部的条形图显示，苏联当局的目标是在1932年根除天花。

究，帮助人们理解抗原—抗体机制以及人体免疫系统深刻的复杂性，在今天，仍给人们带来惊喜。

白喉，又称为"扼杀天使"，是一种专门感染儿童的致死性传染病。白喉会在喉咙内形成一层坚韧的膜，引发呼吸问题，往往会导致死亡。白喉曾经夺走数百万人的生命，但到了 21 世纪初，全球死亡人数已减少到每年数千人。1890 年，德国生理学家埃米尔·冯·贝林发现了导致白喉的细菌——白喉棒状杆菌（*Corynebacterium diphtheriae*）——这种病菌会产生一种名为白喉毒素的有害物质，它会进入健康的人体细胞，干扰细胞的正常工作。人体免疫系统通过一种能中和毒素的特殊抗体——抗毒素——做出反应。19 世纪 90 年代，早期的白喉治疗，是通过注射从马身上提取的、现成的抗毒素实现的。白喉 TAT（毒素与抗毒素），是一种用于预防白喉的组合注射疫苗，它包含适量的毒素，用于刺激免疫系统，并有足够的、现成的抗毒素，用于防止毒素引发疾病。1914 年，法国报纸《晨报》（*Le Matin*）报道了埃米尔·冯·贝林的最新 TAT 疫苗"与飞机、无线电、镭、火车、人体移植、发电机并驾齐驱，为现代世界七大奇迹之一"。有些出人意料的是，1923 年，法国兽医拉蒙·加斯东（Ramon Gaston）发现，化学防腐剂福尔马林会改变白喉毒素，在没有注射抗毒素的情况下，它消除了白喉毒素的毒性，但仍可触发免疫。拉蒙也将福尔马林应用于破伤风，创立了被正确地命名为"类毒素"的一类疫苗，这是因为它们基于毒素而非微生物（如导致白喉的白喉棒状杆菌）。

疫苗接种的另一个重大进展是应

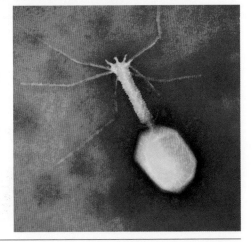

无形杀手
该电子显微镜图像显示出病毒的20面体头部、尾部以及尾纤。病毒的头部含有DNA，复制时DNA会注入宿主细胞。

对脊髓灰质炎病毒，1952 年，人们首次拍下这种病毒的照片，同一年，美国遭遇了这种致人麻痹的传染病的可怕暴发。早在 1905 年，瑞典医生伊瓦尔·维克曼（Ivar Wickman）发表的一系列研究就指出：脊髓灰质炎是一种接触性传染病，通过身体接触或近距离接触传播，这在当时是有争议的。仅三年后，卡尔·兰德施泰纳（见 242~249 页）与另一位奥地利医生欧文·波佩尔（Erwin Popper）认定，该接触传染物是病毒，而非细菌；从已故患者脊髓内提取出的受感染物质，经过过滤除去细菌后，仍会将脊髓灰质炎传染给实验猴。到了 1910 年，纽约洛克菲勒医学研究所（Rockefeller Institute for Medical Research）所长西蒙·弗莱克斯纳（Simon Flexner）证明，患有脊髓灰质炎的猴子恢复健康后，其血液内含有"杀菌物质"（抗体）。这表明，含有失效的脊髓灰质炎病毒的疫苗，可能会触发人体产生天然抗体，从而产生免疫力。

虽然这一发现为脊髓灰质炎疫苗的研究铺平了道路，但早期的试验并不顺利，部分原因在于，20 世纪 30 年代早期，澳大利亚研究人员发现脊髓灰质炎病毒不止一种。30 年代中期发生了灾难：美国的两项超过 20 000 名儿童参加的疫苗试验失败，事故导致许多儿童死亡、瘫痪或产生过敏反应。然而在实验室内培养脊髓灰质炎病毒的工作取得了重大进展。研究发现，病毒可在人类胚胎组织中生长，这使得用于病毒繁殖、检测的实验猴的需求量减少。后来，美国医学家约翰·恩德斯（John Enders）、病毒学家托马斯·韦勒（Thomas Weller）和弗雷德

索尔克疫苗
20世纪50年代，医学研究员约纳斯·索尔克（Jonas Salk）首先成功地研制出脊髓灰质炎疫苗。在当时，美国正遭遇有史以来最严重的脊髓灰质炎疫情。

里克·罗宾斯（Frederick Robbins）共同获得了 1954 年的诺贝尔生理学或医学奖——"奖励他们在脊髓灰质炎病毒在多种组织培养

疫苗每年拯救

250万人

物中生长能力方面的重大发现"。然而，50 年代早期，脊髓灰质炎的研究又一次遭到打击，在美国巴尔的摩的约翰·霍普金斯大学医学院工作的医学研究员大卫·博迪恩（David Bodian）和病毒学家伊莎贝尔·摩根（Isabel Morgan）发现：存在三种不同的脊髓灰质炎病毒，这意味着，成功的疫苗必须对三种病毒起作用。

1951 年，匹兹堡大学医学院的病毒研究实验室主任约纳斯·索尔克，开始在猴肾组织中培育脊髓灰质炎病毒。次年，正值美国流行脊髓灰质炎，索尔克及其团队开始了人体试验：通过注射脊髓灰质炎疫苗（IPV），杀死脊髓灰质炎病毒。1953 年，索尔克在他的妻子和三个儿子身上试验疫苗；一年后，一场大规模试验在美国拉开序幕，试验涉及儿童、医生、护士和公共卫生官员一共近 200 万人。1955 年 4 月，试验结果表明：索尔克疫苗对麻痹性脊髓灰质炎的免疫效果达到了 90%。在美国俄亥俄州的辛辛那提大学，俄裔美籍医学家阿尔伯特·萨宾（Albert Sabin）及其团队，也在研制一种基于弱化病毒的脊髓灰质炎疫苗，这种疫苗可口服，无须注射。50 年代，该团队在苏联开始对数百万名儿童进行临床试验，到了 1963年，萨宾疫苗投入生产，能抵抗三种类型的脊髓灰质炎病毒。

1988 年，世界卫生组织宣布了一个宏伟目标：到 2000 年，在全球范围内根除脊髓灰质炎。这一期限一再推迟，但索尔克疫苗、萨宾疫苗的效果表明，脊髓灰质炎很有可能成为继天花之后又一被成功根除的疾病。虽然正如已灭绝的天花一样，脊髓灰质炎和白喉也很可能步其后尘，但是 HIV（艾滋病，见 328～335 页）等传染病以及新型、潜在的大流行病毒株流感已登上历史舞台，在医学与细菌的古老战争中开辟了新的战场。

免疫是如何运作的

接种疫苗是最常见的医疗方法，它使人们免于疾病。疫苗含外来分子，即抗原，能够触发初次免疫应答，使人体产生抗体，从而消灭感染。同时，人体会产生记忆细胞，它能识别入侵者，若入侵者再次出现，记忆细胞会立即活跃起来，抵抗该疾病在将来引发的任何感染，即发生再次免疫反应。

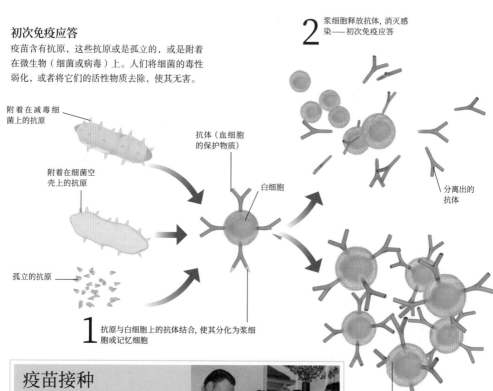

初次免疫应答
疫苗含有抗原，这些抗原或是孤立的，或是附着在微生物（细菌或病毒）上。人们将细菌的毒性弱化，或者将它们的活性物质去除，使其无害。

附着在减毒细菌上的抗原

附着在细菌空壳上的抗原

孤立的抗原

抗体（血细胞的保护物质）

白细胞

2 浆细胞释放抗体，消灭感染——初次免疫应答

分离出的抗体

1 抗原与白细胞上的抗体结合，使其分化为浆细胞或记忆细胞

3 记忆细胞可以存活很长一段时间，并且能记住入侵的微生物。若微生物再次入侵，记忆细胞将转变为浆细胞，并在微生物对人体造成严重伤害之前，对其发起猛烈攻击。

疫苗接种

19世纪晚期，法国科学家路易·巴斯德研制的狂犬病疫苗、炭疽疫苗以及西班牙医生海梅·费兰（Jaime Ferrán）研制的霍乱疫苗，对人类健康产生了重大影响。20世纪中叶以来，各国已开始实施儿童疫苗接种项目。

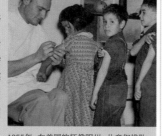

1955年，在美国的怀俄明州，儿童们排队等候接种疫苗。

接种

疫苗接种，会将抗原引入人体从而触发免疫；同时，要将致病细菌的用量控制在微小的程度。与接种疫苗一样，若疾病在将来试图进入人体，受种者体内的记忆细胞将识别出该疾病，并产生浆细胞，浆细胞释放抗体，从而消灭细菌。接种也可用于引发疾病，用于研究。

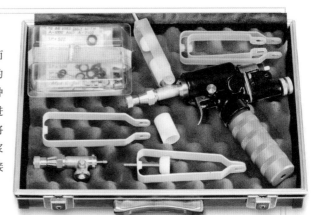

MED-E-JET型疫苗接种工具箱，1980年产于俄亥俄州，它利用注射枪，使药剂在高压下穿过皮肤注入体内，无须使用针头。

二次免疫应答

携带疾病的细菌进入人体，准备发起进攻。它们携带的抗原，与疫苗使用的抗原相同。

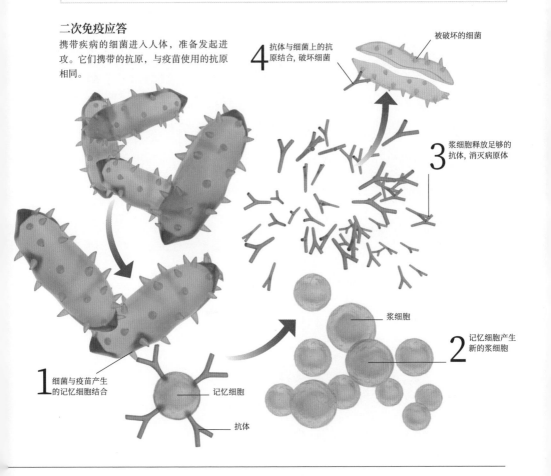

被破坏的细菌

4 抗体与细菌上的抗原结合，破坏细菌

3 浆细胞释放足够的抗体，消灭病原体

浆细胞

2 记忆细胞产生新的浆细胞

1 细菌与疫苗产生的记忆细胞结合

记忆细胞

抗体

第一例器官移植

所谓"好事不出门"，喜讯很少成为新闻头条，但 1967 年 12 月 3 日，世界第一例心脏移植手术获得成功，这一医学突破顿时轰动了全世界。在南非开普敦的格鲁特索尔医院（Groote Schuur Hospital），心脏外科医生克里斯蒂安·巴纳德与另外 30 位成员组成的强大团队耗费九个小时，完成了这一开创性手术，他们将 25 岁女性捐赠者的心脏移植给了 54 岁的患者，挽救了他的生命。随后，患者路易斯·瓦希康斯基（Louis Washkansky）的病情公告成为全球新闻的头条。瓦希康斯基病情有所好转，但由于其免疫系统受到抑制，他于 18 天后死于肺炎。

虽然对于公众来说，心脏移植的新闻犹如平地起惊雷，但其实当时许多医疗中心都已做好了实施这种手术的准备。美国首例心脏移植手术，即于瓦希康斯基术后的第二天开展。但结果很糟糕，问题主要在于排斥反应，这浇灭了人们最初的热情。第二年，即 1968 年，人们尝试实施了 100 多台手术，但失败率之高令人无法接受。而随着抗排斥药物的改进，移植数缓慢回升。在今天，大约每两小时，世界某地就会进行一台心脏移植手术。在部分医疗中心，三分之二的心脏移植受捐者，术后可存活 10 年，三分之一的患者术后可存活 20 年。

人类第一例心脏移植手术绝不是最早的器官移植手术。成功的肾移植手术，可追溯至 1954

外科明星
媒体聚光灯下的，是年仅45岁、英俊、面带微笑的南非医生克里斯蒂安·巴纳德，他因其开创性地实施心脏移植手术一夜成名。

"周六，我只是名默默无闻的南非医生。周日，我却成了举世皆知的名人。"

克里斯蒂安·巴纳德

年，而组织移植手术则出现在更早以前。巴纳德本人，还完成了其他器官移植手术。在实施心脏移植手术的半年之前，他刚刚实施了南非的首例肾移植手术。这使巴纳德学会了如何应对器官排斥，器官受捐者伊迪丝·布莱克（Edith Black）术后继续生活了二十多年。巴纳德满怀信心地说："关于心脏移植，我们做好了一切准备。我们有一支队伍，我们也知道该怎么做。"捐赠者和受捐者必须完美匹配，特别是因为，这一首次尝试，会受到来自各个方面的严密检查。心脏，是生命的象征，移植心脏带来了生死之间的全新的医疗、伦理和社会问题。

充血性心脏衰竭症患者瓦希康斯基在抵达格鲁特索尔医院之后，很快就来了一名车祸受害者，这时，巴纳德发现自己的机会来了。发生车祸的是一名醉酒的司机（捐赠者），其母亲已在这次车祸中身亡。捐赠者本人头部遭受重创。根据现代标准，她应被归类为脑死亡，但当时还没有制定这样的标准（见 374~379 页）。除脑死亡之外，捐赠者身体健康，心脏仍在跳动。经过商讨，其家人同意巴纳德的提议，捐出了她的心脏。巴纳德使用钾注射剂使心脏在仍保持良好状态的时候停止跳动，随后开始手术。第二天，全世界都知道了这个惊人的消息。

克里斯蒂安·巴纳德，1922 年出生于南非西博福特（Beaufort West），1945 年毕业于开普敦大学医学院。他在全科诊所工作时，目睹一位小男孩因心脏瓣膜缺损而去世，巴纳德深受触动，继而开始从事心胸（心脏与胸部）医学的研究。在为期两年的旅美研究期间，巴纳德与欧文·旺根斯滕（Owen Wangensteen）教授共事，旺根斯滕是美国明尼阿波利斯明尼苏达大学的外科系主任。当时，巴纳德在旺根斯滕、C. 沃尔顿·利勒海（C. Walton Lillehei）、文斯·戈特（Vince Gott）等一流的心脏外科医生身边观察、学习。巴纳德还偶遇了诺曼·沙姆韦（Norman Shumway），沙姆韦来自加州斯坦福大学，当时正在致力于提高心胸外科的水平，并研究心脏移植的可能性。

首例心内直视手术，是借助机械心肺转流（CPB）设备（又称为心肺机，见 300~301 页）完成的。CPB 可追溯至 20 世纪 20 年代，美国人约翰·希舍姆·吉本（John Heysham Gibbon）于 30 年代，在猫身上实际测试了该设备。但没有人在人体手术中使用过 CPB 设备，直到 1951 年，巴纳德就学的明尼苏达大学才投入使用这种设备。心肺机与病人相连，从主静脉或右心房（较小的、心脏上方的心腔）取走缺氧血液，对血液增氧，再通过主动脉（从心脏发出的主要动脉），将血液送回血液循环。心肺机必须有足够的动力，使血液能持续通过该系统。心肺机配有多项预防措施，其中抗凝剂用于防止血液流经管道和机械泵时凝固。尽管第一位接受心内直视手术的患者没能渡过难关，但在两年之后的美国费城，在心肺机先驱吉本的帮助下，手术获得了成功。

1958 年，巴纳德带着一台 CPB 机回到了南非。很快，格鲁特索尔医院广泛使用了这种设备，巴纳德在医院组建了一支团队，能实施他在美国所见到的长时间、复杂的心内直视手术。巴纳德在医院的外科系统中迅速晋升，他着迷于苏联外科医生弗拉基米尔·德米科霍夫（Vladimir Demikhov）的器官移植实验，移植的器官包括心脏、肺，甚至还进行了骇人听闻的头部移植手术——创造出了一只双头狗。巴纳德通过移植狗的心脏，训练出独有的心胸外科手术技能。不论是人还是狗，现有器官的获取方法，通常是沿着两个纵向将胸骨分开——这种做法可以避免伤害肋骨、肋骨关节、底层膜以及肺。有时，连接主静脉的部分心房（两个较小的、心脏上方的心腔）是原封不动的。医生摘除供体心脏的这些部分，然后沿着心房的切割方向，用缝线将心脏缝合至原来的位置。

巴纳德完成划时代的手术之后，事业稳步前进，开始承担更多心脏和其他器官的移植手术。他的一位病人在 1971 年接受手术后，继续生存了 23 年，但这在当时十分罕见。尽管巴纳德患有类风湿性关节炎，但他继续坚持开展手术，1972 年，巴纳德在其医院接受了外科学教授职位。巴纳德的个人生活同样多彩。与许多高级医学专家古板的生活方式不同，巴纳德享受奢华的生活。他经历三次婚姻，育有六个孩子，还与著名影星和其他名媛传出过绯闻。1983 年，巴纳德离开了手术台，但仍然是心脏移植的顾问和倡导者。他还推动了一项有争议的商业活动，推销一系列名为奇丽霜（Glycel）的抗衰老护肤产品。批评者认为，巴纳德的做法是唯利是图，巴纳德反击道："我的父亲总是说'树大招风'，这些事情你必须接受。"后来，人们发现，这种昂贵产品的确徒有虚名。

巴纳德不仅开创了将供体心脏摘除、移植给受体的手术，他还是将供体心脏通过"背驮式"程序移植给受体的先驱。纵观其职业生涯，巴纳德发明了许多新手术、新技术。其中一些术式今天仍在使用，特别是针对肠道和心脏问题患儿的手术。巴纳德于 2001 年去世。格鲁特索尔医院的查尔斯圣手术厅——巴纳德实施心脏移植手术的地方——现在已被开辟为开普敦心脏博物馆（Heart of Cape Town Museum），其陈设与 1967 年 12 月 3 日完全一样。

在巴纳德即将退休时，移植医学的一场革命正悄然逼近，蓄势待发。自开展疫苗接

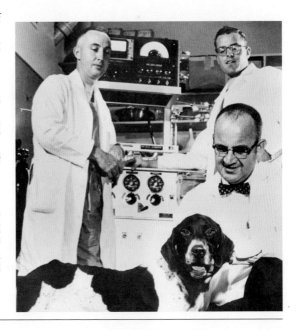

"犬类患者"
自从美国加州斯坦福大学的诺曼·沙姆韦（左）在狗身上的实验手术取得成功后，他在美国实施了多例心脏移植手术。当其他医生在经历术后死亡，以及遇到如何定义"脑死亡"捐赠者的难题选择放弃时，他选择了坚持。

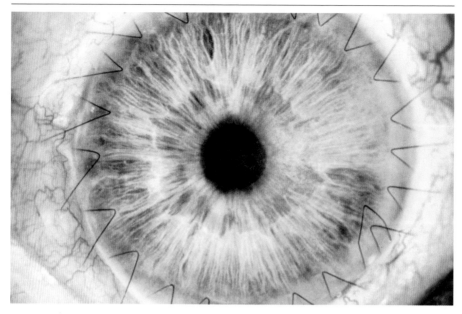

角膜移植
如果角膜(眼睛前面的透明物)受损，视力也会受损。在这个最近更换的角膜周围，可以看见缝线。角膜就像一个盖在眼球上面的圆顶。

种（见 286~293 页）工作以来，人们已经知道，免疫系统能保护人体、抵御外来物质，特别是抵抗细菌的入侵。而移植的器官或组织，对于免疫系统就属于"侵略者"。移植器官会遭到白细胞的直接攻击，特别是会遭受受捐者的 T 细胞、浆细胞产生的抗体的攻击。因此，要成功地开展器官移植手术，就需要使用免疫抑制药物，抑制或削弱免疫反应。这种药物需要一个平衡点：既抑制排斥反应，足以让移植器官存活；又不过分抑制免疫力，使人体防御系统对感染门户洞开。随着人们积累更多关于天然免疫抑制剂的知识，以及研发化学替代品，器官移植的效果变得更加可靠。

1930 年左右，人们发现了类固醇可的松——一种由人体肾上腺产生的天然激素。同时还发现了另一种肾上腺激素——肾上腺素——它是人在面对压力时，做出"战或逃"自然反应的一部分。可的松有免疫抑制的效果，能影响白细胞产生抗体，1949 年，其提取物首次成功应用于治疗类风湿性关节炎。1955 年，一种类似于可的松的合成药物——强的松——上市了。

紧随其后的是 1957 年面世的咪唑硫嘌呤，主要用于对抗癌症。该药物能干扰细胞增殖，如癌细胞以失控方式的增殖（见 260~269 页），白细胞也会随着它们的免疫反应而快速增殖。

英国外科医生罗伊·卡恩（Roy Calne）创造了器官移植领域的多项第一，包括 1987 年的首例心肝肺同时移植手术。卡恩热心于测试抗排斥药物，对咪唑硫嘌呤的研发也有贡献。20 世纪 70 年代末期，卡恩试验了另一种行之有效的药物——环孢霉素（cyclosporine）。与抗生素青霉素（见 252~257 页）类似，环孢霉素源于土壤中的真菌——挪威的弯颈霉（Tolypocladium）。环孢霉素能降低 T 细胞活性，从而削弱人体免疫反应。环孢霉素是抗排斥治疗的一大进步，因为有数种药物供选择，心脏和其他器官的移植成功率提高了。

首例心脏移植手术或许抢占了头条，但其他器官移植手术也屡见不鲜，特别是肾脏、肝脏、肺（通常由心肺移植手术完成）以及胰腺移植手术。相对于更换整个器官，组织移植更为普遍。它们包括角膜（眼睛前面的透明物）、血液（即输血，见 242~251 页）、骨髓、皮肤、血管以及心脏瓣膜移植。最近，人们还移植了手、脸等部位（见 270~275 页）。

器官移植仍面临诸多挑战，尤其体现在供体短缺、供体与受体的匹配（同卵双胞胎最佳，次佳的是近亲，无亲缘关系的陌生人则问题较多）、从活体而非死亡的捐赠者身上取走器官、取得已故捐赠者的捐赠许可，以及 HIV 等移植感染风险等方面。潜藏在这些顾虑之下的问题，是暴利的器官贩卖，以及"器官移植旅游"——器官受捐者前往那些只需要回答几个问题，便可很快实施手术的地方。尽管如此，器官移植看起来前景一片光明。干细胞研究、组织工程和移植技术（见 270~275 页）的结合，或许能将病人自身的细胞，培育成与病变器官一样健康的器官。这种器官移植回病人体内之后，很少产生排斥，或者不产生排斥——这或许会成为器官移植故事中下一个引人注目的头条新闻。

全新的心脏

1895年，人类首例心脏外科手术获得成功，手术治疗的是一位被刺伤者，但直到第二次世界大战，美国外科军医德怀特·哈肯（Dwight Harken）从士兵心脏内取出弹片，心脏外科手术才取得了真正的进步。然而，由于缺少血液循环会导致脑损伤，很难实施这种使心脏停搏超过四分钟的手术。20世纪50年代，心肺机的出现，使手术能持续更长时间，其中包括1967年克里斯蒂安·巴纳德的心脏移植手术（见294~299页）。刚开始，受捐者的免疫系统经常排斥新移植的心脏。70年代研发了免疫抑制药物，用于抵抗免疫排斥。

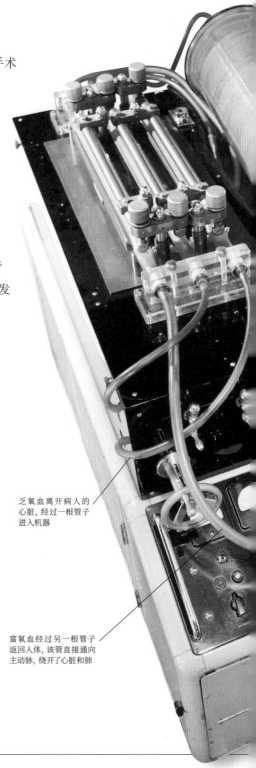

乏氧血离开病人的
心脏，经过一根管子
进入机器

富氧血经过另一根管子
返回人体，该管直接通向
主动脉，绕开了心脏和肺

诺曼·沙姆韦

1968年，斯坦福大学医学院首席心脏外科医生诺曼·沙姆韦，成功实施了美国首例心脏移植手术。起初，很少有患者能长期存活，但沙姆韦坚持手术。他发现了预测免疫排斥的方法，并采用免疫抑制药物，特别是环孢素（源于挪威的土壤真菌）。沙姆韦的成功激励了其他器官移植医生。

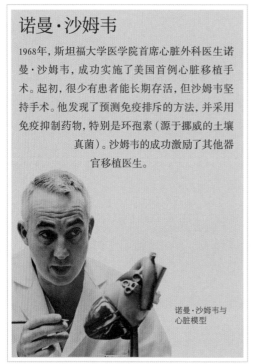

诺曼·沙姆韦与
心脏模型

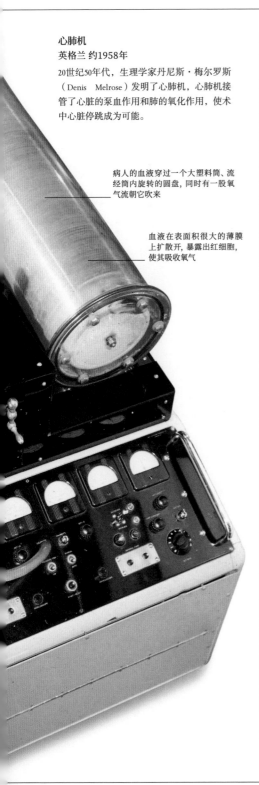

心肺机
英格兰 约1958年

20世纪50年代，生理学家丹尼斯·梅尔罗斯（Denis Melrose）发明了心肺机，心肺机接管了心脏的泵血作用和肺的氧化作用，使术中心脏停跳成为可能。

病人的血液穿过一个大塑料筒、流经筒内旋转的圆盘，同时有一股氧气流朝它吹来

血液在表面积很大的薄膜上扩散开，暴露出红细胞，使其吸收氧气

移植一颗心脏

外科医生打开患者的胸腔和心包（心脏周围的包膜），将患者的血管与心肺机相连。然后切开大血管（即血液流入、流出心脏的血管），摘除心脏，仅将肺静脉和部分左心房（血液通过该心腔从肺部流至心脏）保留在原处。医生将供体心脏与大血管、部分原封不动的左心房相连后，恢复心脏跳动，并停止旁路系统。

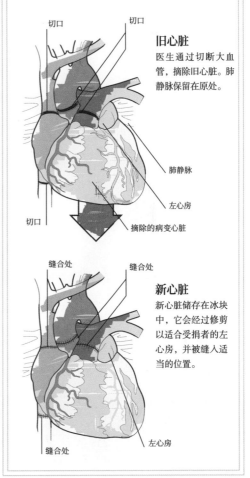

切口　　切口

旧心脏

医生通过切断大血管，摘除旧心脏。肺静脉保留在原处。

肺静脉

左心房

切口

摘除的病变心脏

缝合处　　缝合处

新心脏

新心脏储存在冰块中，它会经过修剪以适合受捐者的左心房，并被缝入适当的位置。

缝合处

左心房

缝合处

人体成像

早在古希腊的希波克拉底时代、中国的张仲景时代，以及印度的查拉卡时代，就已经存在众多医学分支。可以想象，这些古人将会多么惊叹于医学成像的现代奇迹——在不切开人体的情况下，看见人体的内部。放射学，是使用影像诊断疾病、监测进展和实施治疗的学科，是一门结合生物学、生物化学、物理学的技术医学。放射学的革新者们获得了许多诺贝尔奖和其他荣誉，放射学也以其众多的、令人眼花缭乱的缩写而著称（如 CT、MRI、PET、SPECT、US 等等）。

医学成像技术诞生至今，只有一百多年。首先是 X 射线，其故事被人们很好地记录了下来。1895 年 11 月 8 日，德国物理学家威廉·伦琴正使用流行的电气小装置——高压真空管（克鲁克斯放电管）做实验。装置使用电流产生"阴极射线"，即后来人们发现的、称为电子的粒子束。伦琴发现，尽管他用硬纸板遮蔽了射线管，但射线管仍能使附近的屏幕发光——该屏幕涂有化学物质氰亚铂酸钡，是为另一项阴极射线实验准备的。其他研究者也觉察到高压管的这一现象，但并没有去研究它。伦琴决定深入探究。数个星期内，伦琴都在狂热地研究从管内产生的"神秘射线"，他发现，射线能穿过密度较小的材料，如纸和卡片，但不能穿过金属等密度大的重物质。并且，当伦琴在射线的路径上举着物品，查看它们是否

威廉·伦琴
放射诊断学之父、德国物理学家威廉·伦琴率先使用x射线用于医学成像。

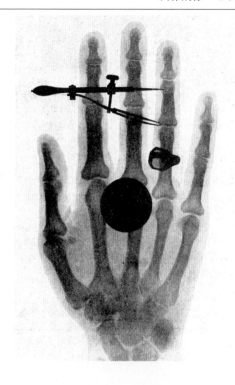

伦琴夫人的手
1895—1896年,伦琴为妻子拍摄了几张手部的x光片,这张照片包含两个戒指和一副圆规。

能投射阴影时，他在屏幕上看见了自己的手骨投影——这个现象具有巨大的医学潜力。

　　11月22日，伦琴将一张胶片放在屏幕上，拍摄了一张妻子手部的照片，照片显露出骨骼。他的妻子不由自主地说道："我看见了自己死后的样子！"由于这种射线性质不明，伦琴将其命名为"X射线"，随后在月底发表了他的成果。1901年，伦琴成为第一位诺贝尔物理学奖获得者，获项"表彰他所发现的不可思议的、以其名字命名的射线，为人类福祉做出的贡献"，尽管"伦琴射线"一名很快由"X射线"取代。伦琴发现X射线之后不久，医生们就充分利用了这一新技术。1896年1月11日，在英国伯明翰，外科医生约翰·霍尔-爱德华（John Hall-Edward）用X光检查出一根嵌入患者手中的针。2月3日，在美国康涅狄格州，医学教授吉尔曼·弗罗斯特（Gilman Frost）为两周前摔断手腕的14岁的埃迪·麦卡锡（Eddie McCarthy）拍摄了一张腕部X光片。2月14日，回到伯明翰之后，霍尔-爱德华为一位患者在手术之前拍摄了X光片，以帮助引导手术进行。

　　20世纪初，X射线得到广泛使用，并且人们注意到：越致密的人体组织，越能减少（减弱）射线穿透，这意味着，骨头和软骨显示得最清楚，但很难看到软组织。几年之后，这种辐射的破坏性影响才变得明显起来，更多年之后，放射疗法（见260~267页）才化不利为有利。1908年，由于辐射伤害，霍尔-爱德华被迫截去自己的左臂。然而，随着辐射剂量减少，

辐射防护
这是一位法国陆军放射技师,他在使用X射线装置之前就要穿好防护服。这张照片拍摄于1918年——第一次世界大战即将结束之际。

设备逐步改善,人们既可以在胶片上看到记录的图像,也可以在荧光屏上观察移动的图像。X线透视检查屏上的这些图像非常灰暗、模糊,这意味着,检查室内的光照强度必须保持在最低状态。20 世纪 50 年代,电子图像增强器和新型相机使荧光屏上的图像足够明亮,能在正常光照下查看像图,并且可以保存下来用于以后的研究。

其他 X 射线技术也得到了发展。早在 1906 年,造影剂(或不透射线剂、"染料")就已经投入使用。这些药剂能阻碍 X 射线(对 X 射线是不透明的),因此能很清楚地显示在 X 射线图像上。它们可以以液体的形式进入人体,显示出胃、肠等空心结构的细节。到了 20 年代,人们吞服或通过灌肠剂引入钡基化合物,用于显示肠道的轮廓。这种技术也应用于血管,使用的是碘基染料。造影剂的开发者是葡萄牙神经病学家安东尼奥·埃加斯·莫尼斯(António Egas Moniz),他还开创了脑血管造影术,将大脑血管可视化,于 1949 年获得诺贝尔生理学或医学奖。

1913 年,美国物理学家威廉·大卫·库利奇(William David Coolidge)发明了"热阴极"(或热电子 X 射线管),取代了老式"冷"克鲁克斯放电管。相比于那些克鲁克斯放电管,它产生的 X 射线生成的图像更加清晰,尤其是对人体深处的区域。同一年,德国外科病理学家阿尔伯特·萨洛蒙(Albert Salomon)详细地检查了 3 000 例乳房切除术病例,对比它们的 X 射线图像,并指出图像上的点与乳腺癌细胞生长的关联。所罗门的工作奠定了乳房 X 线照相术的基础。乳房 X 线照相术,是检查乳腺癌早期症状的医学分支。

另外两位医学成像的诺贝尔奖获得者是戈弗雷·豪恩斯费尔德（Godfrey Hounsfield）、阿兰·科马克（Allan Cormack），他们于 1979 年"因开发计算机辅助 X 线断层摄影术，俗称 CAT 或 CT 扫描"而共同获奖。这种扫描生成的图像，由一系列微小的光单元排列组成。豪恩斯费尔德在英国诺丁汉郡的农场长大，从小就发明、焊接、改造玩具和机器，甚至从草堆上跃下，试验自制的滑翔机。第二次世界大战期间，他延续了对飞行器的兴趣，把目光投向了无线电和雷达，并在伦敦西部的 EMI 公司（电子与音乐工业公司——当时是一家工业研究公司、唱片公司）工作。豪恩斯费尔德寻找着未来的项目，后来他回忆道："1967 年，我在探索各种影像识别方法及其潜力的时候，突然想到这个主意，并最终发明了 EMI 扫描仪和计算机 X 线断层摄影术。"

扫描需要计算机将原始数据处理成图像，因此直到 20 世纪 70 年代，才成为主流医疗程序的一部分。CT 扫描仪的弱 X 射线束穿过患者身体，另一边的检测器接收射线，整个装置围绕患者转动。然后，装置移动到患者身体的下一个部位，重复这个过程。计算机分析结果，并生成一系列人体横截面图像。这种技术被称为"X 线断层摄影术"，源于希腊语中的"绘图切片"一词。随后，计算机编译横截面，生成完整的 3D 人体图像，它不仅能显示出骨头、软骨，还能显示所有的软组织。与传统的 X 射线图像不同，扫描图像的每个点都由数字编码，人们能对它进行放大、操作，并进行远距离、大范围的数字传输，这是前所未有的进步。

60 年代末，豪恩斯费尔德的早期 CT 试验集中在大脑，因为大脑藏在头骨内，人们无法在普通的 X 光片上看见它。最初，豪恩斯费尔德用伽马射线扫描动物器官，这个过程需要在大型计算机上执行数天。换成 X 射线和更好的扫描仪之后，生成扫描图像的时间大幅缩短。1968 年，豪恩斯费尔德的团队推出了最初的 CT 扫描仪，1971 年制造了临床头部 CT 扫描仪，

1972 年推出第一台 EMI 扫描仪，1974 年将扫描范围扩展到全身。豪恩斯费尔德自愿充当实验对象，扫描自己的大脑和身体，并声称他能在其中看见自己吃下的酒吧午餐和薯片。1975 年，在百慕大群岛的一次会议上，豪恩斯费尔德展示了自己的全身 CT 扫描图像。之后，会议机构认可了这一技术。与豪恩斯费尔德一起获得诺贝尔奖的人是南非物理学家阿兰·科马克，60 年代初，科马克发表了 CT 扫描的理论基础的论文。然而，在斯德哥尔摩的诺贝尔颁奖典礼之前，两人从未谋面！

X 射线是电磁辐射的一种形式。电磁辐射的波谱很宽，从相对较长的无线电波，到微波、红外线、可见光、紫外线、X 射线和伽马射线，波长逐渐变短。在电磁波谱末尾的、波长最短的射线，用于所谓的核成像。核成像是一种"彻底的"医学扫描方式（"核"源于"原子核"，一般物质的最小微粒原子的中心部分）。与大多数成像技术（即使用辐射进入、通过人体）不同，核成像的工作原理，是让能发射伽马射线或类似辐射的物质进入体内，并使用外部检测器跟踪它们的运动。这些物质的名字五花八门，包括放射性核素、放射性同位素、放射性示踪元素、放射性标记以及放射性同位素标记。

放射性核素具有不稳定的原子核，原子核转变为稳定形态时，会释放电磁波（有时是微粒）。人们将放射性核素融入可以通过口服、注射或吸入而引入人体的物质，并在特定的位置检测它们。第一台检测器是伽马相机（又称"闪烁"相机），由美国物理学家哈尔·安格尔（Hal Anger）于 1957 年发明，也被称为安格尔相机。最常使用的放射性核物质之一是锝 –99m。锝 –99m 发现于 1938 年，美国能源部布鲁克黑文国家实验室（Brookhaven National Laboratory）的鲍威尔·理查兹（Powell Richards）、沃尔特·塔克（Walter Tucker）以及他们的团队发明了锝 –99m 发生器。到了 60 年代，锝 –99m 变得十分容易获取。锝 –99m 每六个小时衰变一半，故患者受辐射量低，但很容易被设备检测到。锝 –99m 用于大范围身体组织的成像，包括骨头、心脏、甲状腺和肺。锝–99m 通常用于 SPECT（单光子发射计算机断层显像）扫描，像 CT 扫描一样，当检测器绕着身体旋转时，SPECT 扫描可构建一帧一帧的 3D 图像。

另一种电磁成像技术是 MRI。MRI 也生成一系列横截面，能显示出软组织、硬骨和软骨的结构。它的工作原理是利用磁力，排列患者体内的氢原子核——正常状态下，原子核会往各个方向旋转、摆动——然后释放它们，发出无线电脉冲，再由患者身体周围的传感器检测电脉冲。由于氢原子是水（H_2O）、碳水化合物和脂肪的组成部分，占人体原子总量的三分之二，所以 MRI 可对身体的绝大多数部位进行成像，包括大脑、肌肉、结缔组织、神经、血管以及肿瘤。

MRI 最早于 1946 年诞生，发明人是美国斯坦福大学瑞士籍物理学家费利克斯·布洛赫（Felix Bloch）和哈佛大学物理学家爱德华·珀塞尔（Edward Purcell）。在早期，他们考虑过使用 MRI 对身体内部成像，但他们关注的研究重点是化学品的组成结构。60 年代和 70 年代，美国化学家保罗·劳特布尔（Paul Lauterbur）将该技术用于医学成像，在纽约石溪大学使用 MRI 做测试。与此同时，英国物理学家彼得·曼斯菲尔德（Peter Mansfield）也致力于研究 MRI，如何用氢原子核发出的无线电脉冲构建图像。到了 70 年代末，他生成了整个人体的扫描图像。2003 年，劳特布尔和曼斯菲尔德一起获得了诺贝尔生理学或医学奖，以"表彰其关于磁共振成像的发现"。曼斯菲尔德继续研究 MRI，他利用一种名为回波平面成像（echo-planar imaging）的技术，使 MRI 能够更快地拍摄图像。

伟大的发现，不像人们通常认为的那样"频繁地出于偶然"

爱德华·珀塞尔

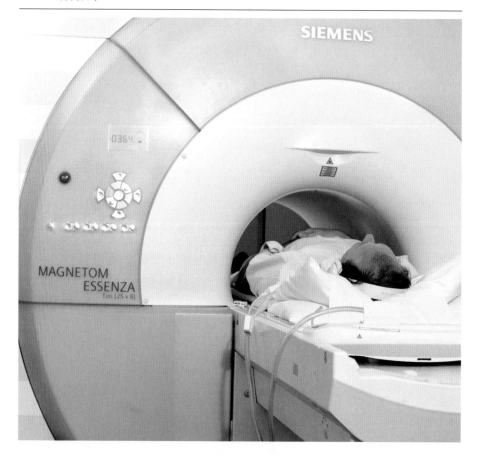

MRI扫描仪

一位患者躺在MRI扫描装置内。这种机器实际上是一台庞大而强力的磁体,它作用于人体的各种原子核,产生可用于评估患者病情的图像。

最近,人们设计出了结合两种或两种以上技术的扫描仪。如 PET/CT 扫描仪,能通过 CT 扫描显示组织结构,同时通过 PET(正电子发射计算机断层扫描)显示组织功能。PET 的发展史较长,70 年代,布鲁克黑文国家实验室的詹姆斯·罗伯逊(James Roberston)、兰科维奇(Sy Rankowitz),以及加拿大蒙特利尔的克里斯·汤普森(Chris Thompson)、恩斯特·迈尔(Ernst Myer)和卢卡斯·大和(Lucas Yamato)对其做出改进。1973—1974 年,华盛顿大学的迈克尔·菲尔普斯(Michael Phelps)及其同事研制了第一批断层扫描仪,其中之一的 PET III,生成了第一幅可以媲美当今质量的扫描图像。1978 年,第一台商用 PET 扫描仪 ECAT II(发

估计全球每年进行MRI扫描

3 000万次

射型计算机轴向断层扫描 Ⅱ）上市。

　　像放射性核素扫描一样，PET 扫描仪需要在患者体内引入一种不稳定的放射性示踪物质，常用的是一种葡萄糖。这种物质射出名为正电子的微粒——"绕着"原子核运动的电子的反粒子——随着每一个正电子和负电子碰撞，二者互相湮灭，化为一束伽马射线，可以被传感器检测到。最活跃的细胞和组织燃烧葡萄糖最快，因此它们在生成的图像上是红点。PET 扫描仪能显示出器官和组织如何运作，可以应用在很多方面，包括心脏病学、肿瘤学（癌症治疗），甚至用于精神疾病评估，如精神分裂症或药物滥用。PET 扫描仪虽然一定会产生辐射，但在扫描时辐射很低，相对安全，且不会引起患者的疼痛和不适，虽然一些患者因为躺在扫描仪的封闭区域内，可能会感到幽闭性恐惧。PET 扫描仪也常和其他形式的成像结合使用，如与显示组织结构的 CT 和 MRI 结合使用。PET 对于识别肿瘤内活跃分裂的细胞特别有用，而 MRI 扫描的一种变体 fMRI（f 表示功能性）用于显示大脑活动。

　　PET/CT 扫描仪是 2000 年《时代》周刊评选的年度医学发明。扫描技术的发展，方便了医生进行无创诊断，相对安全、过程舒适，惠及天下广大患者。今天，有各种不同的成像仪供放射科医生选择，每一种都有其独特的优点。如超声波扫描（见 331 页）使用超声波而非电磁波产生图像，是一种非常安全的成像方式，常用于检查子宫内的胎儿。现代扫描技术生成的数字图像，可以极大程度地放大图像，并且能够以电子数据方式瞬间传遍全球，寻求不计其数的补充性意见。每天会都进行数百万次的医学扫描，它们识别问题或排除问题、帮助计划手术、检测治疗，拯救了无数生命，而这一切全在体外进行，无须动刀。

观察人体内部

19世纪末，X射线的发现使得首次观察人体内部图像成为可能，并改变了我们对体内的结构、它的运行方式以及如何受疾病影响（见302~309页）的理解。此后，人们开发出了日益复杂的扫描技术——一些用于特殊的器官或组织，另一些用于全身。它们对于诊断、手术和治疗都极其有用。

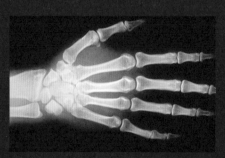

X射线
X射线很容易穿过人体软组织，如肌肉，但骨头等密度高的组织会使其受阻，因此能清晰地显示在生成的图像上。

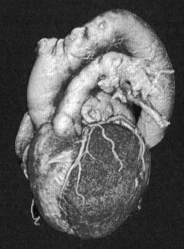

3D CT 扫描
CT或CAT扫描，一次从数个不同角度拍摄X光片。正如这张心脏扫描图像，扫描建立了三维器官图像，而非标准X射线图像的简单轮廓。

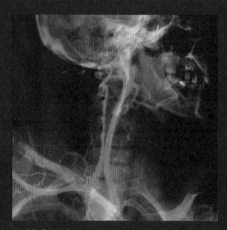

血管造影片
这种类型的X光片，使用特殊的注射染料标记患者的血管，因此医生可以检查血管是否狭窄、堵塞、扩大或畸形。

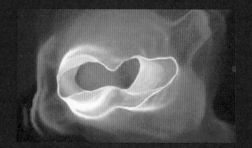

多层CT扫描
CT扫描仪生成的多层横截面图像能显示所有的人体组织，并可由计算机解析生成3D图像。
这张图像显示出一条狭窄动脉的内部。

听音时大脑的活跃区域

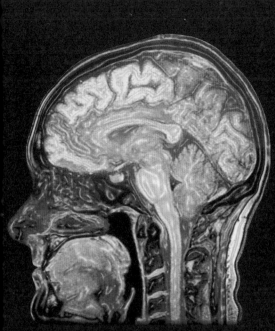

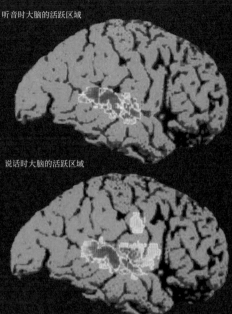

说话时大脑的活跃区域

MRI扫描

磁共振成像是一种多功能电磁成像技术。它生成软组织的详细图像,如大脑(上图),它也适用于检测恶性肿瘤。

PET扫描

PET扫描使用引入人体的示踪剂,显示器官的哪个区域最活跃(上图大脑扫描图像中的红色、黄色部分)。它是诊断癌症的有效扫描方法。

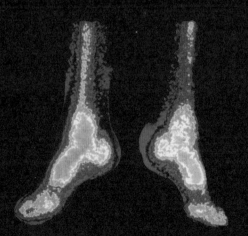

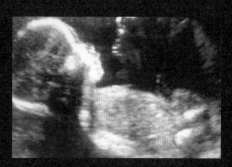

放射性核素骨扫描

扫描骨头之前,放射性示踪物被注入患者体内,并进入骨头。随着示踪物的衰变,扫描患者身体的相机能检测到它释放的辐射。

超声波扫描

通常用于扫描子宫内的胎儿,超声波(US)扫描使用高频声波,生成器官和体内结构的图像。

体外受精技术的诞生

试管婴儿在体外受精，然后受精卵被送回母体子宫内，像正常情况一样发育和成长。1959 年第一个试管"婴儿"出生，对世界几乎没有影响——无疑，这是因为它是一只兔子。然而，1978 年 6 月 25 日，英国的奥尔德姆通过体外受精技术诞生了第一例人类婴儿——路易丝·布朗（Louise Brown），成为全球头条新闻。这一事件给全世界千百万不孕不育夫妻带来了希望，也激起了一场声势浩大的伦理争论。医生因创造本不会存在的生命，而被指责为"僭越上帝的职责"。医生的回应是：他们实际上并没有创造那个生命，医学只是辅助了一个自然生物学过程，于是有了"辅助生殖"这个术语。

新生儿的发育成熟需要经历一系列复杂、微妙的过程，历时约 9 个月。这一过程始于女性体内，产生卵细胞的两个卵巢中的一个的卵泡会释放（排卵）一个成熟的卵细胞 / 卵子。这个卵细胞会沿着输卵管向子宫移动。同时，在男性体内，每天有千百万的精子细胞 / 精子在睾丸中成熟。在性行为过程中，精液中约 2.5 亿 ~5 亿个精子被释放到女性的阴道中，有一些穿过子宫颈到达子宫，然后向前进入两条输卵管。如果一条输卵管中有一个成熟的卵细胞，一个精子就可以使它受精。受精卵之后继续沿着输卵管向子宫移动，分裂成两个细胞、四个细胞、八个细胞等等，直到几天后出现一个黑莓状的细胞团——早期胚胎，或称桑葚胚（见 364~366 页）。桑葚胚细胞继续倍增，直到形成一个中空的细胞簇，被称为囊胚，之后囊胚就会植入子宫内膜中继续发育。整个过程中每一步都有严格的时间限制，每一阶段都依赖于前一阶段的顺利完成，所以过程中任何一个环节出现问题，都会中止受孕过程。

体外受精技术（in vitro fertilization，缩写为 IVF）帮助卵细胞和精子细胞两者相遇——"管内"（in vitro）从字面来看意为"在试管内"或者"在

实验玻璃器皿内 ",是 "活体内 "（ in vivo ）即 "母亲的活体组织内 "的反义词。1978 年,第一例由体外受精技术诞生的婴儿被称为 "试管婴儿 "（ test tube baby),尽管实际的受精过程可以发生在各种容器中,如烧杯、烧瓶、培养皿（这是路易丝·布朗所用的容器 ）。在受精之后,工作人员会在显微镜下密切监控发育过程,三到五天之后,只有零点几英寸（不到一厘米 ）的早期胚胎被植入子宫内,这一过程被称为胚胎植入。

自然受孕失败的不孕症病例,多达一半是因为男性精子细胞存在缺陷。当然不孕也可能是因为女性生理周期紊乱,阻止或限制了卵子的释放。而生理周期紊乱这一问题又可能是由于调节生理周期的激素缺失或失衡,尤其是雌激素、孕酮、促卵泡激素（ follicle-stimulating hormone ）。由于激素问题导致的排卵不规律或不能排卵,可以通过所谓的生育药物进行治疗。最早使用的药物之一,是出现于 20 世纪 60 年代的克罗米芬（ clomifene,商标为 Clomid 和 Omifin ）。它的工作原理是使大脑认为体内没有产生足够的雌激素,刺激身体提高激素水平,从而促成排卵。另一种

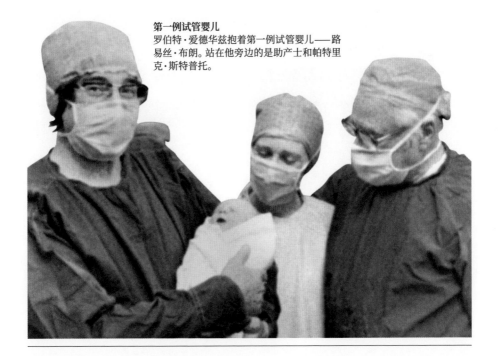

第一例试管婴儿
罗伯特·爱德华兹抱着第一例试管婴儿——路易丝·布朗。站在他旁边的是助产士和帕特里克·斯特普托。

可以帮助生育的激素是在 70 年代引入的促配子成熟激素（menotropin）。这些激素提取自绝经妇女的尿液，包含自然产生的促卵泡激素和黄体生成素，这两者都可以促进卵泡中卵细胞的发育。普格纳（pergonal）是促配子成熟激素中的一种，生理学家罗伯特·爱德华兹和妇产科医生帕特里克·斯特普托率先倡导使用这种药物，实现了第一例试管婴儿路易丝·布朗的诞生。

帕特里克·斯特普托在牛津附近长大，在伦敦接受医学培训，在英国西北部的兰开夏郡奥尔德姆总医院（Oldham General Hospital）任职，担任该院人类生殖部门的领导。罗伯特·爱德华兹在约克郡和曼彻斯特度过青年时代，然后在英国各地学习和精进自己的研究，包括班戈、爱丁堡、伦敦和格拉斯哥，还曾在加州理工学院待过，1963 年他定居剑桥大学，研究发育生物学。在爱德华兹和斯特普托两人长期合作期间，爱德华兹自始至终提供实验室和生理学的专业知识，设法创造出能够使卵子和精子在体外结合的环境，而斯特普托则研究从女性体内采集卵细胞的方法。两人在 1968 年

培养皿中的"婴儿"
这是在美国体外受精技术实验室中放在培养皿内的人类胚胎。"试管婴儿"的受精过程在培养皿、烧杯、烧瓶中均可以进行。

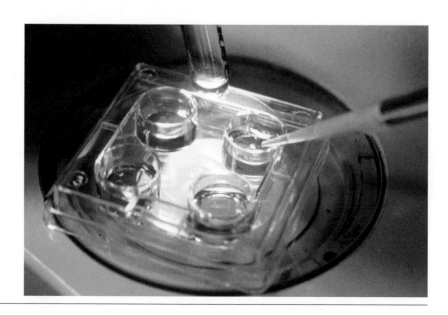

"尽管我们遭到了很多批评, 但我们会为我们的病人拼命奋斗。"

罗伯特·爱德华兹

相识, 1970 年开始与病人合作进行研究。那时爱德华兹已经在实验室中使卵子成功受精, 受精过程的关键是制造一种能使卵子和精子结合在一起的培养液或者培养基。这种培养基必须模拟输卵管中的温度、营养物质和体内矿物质等物质的混合物, 而且必须能够激活精子, 这是体外受精技术的第二大挑战。这主要涉及弱化精子前端的"帽子", 使它能够与卵子融合——当精子与阴道和子宫中的液体接触时, 这一过程会在体内自然发生。

斯特普托汲取了腹腔镜方面的经验, 腹腔镜是一种通过小切口插入腹壁的细长装置 (见 350~355 页), 此外, 他还研究出从卵泡中移出卵子的技术。他也使用超声波扫描 (见 311 页) 观察子宫的图像, 以便于寻找卵子。1969 年, 他开始为女性志愿者提供普格纳和其他生育药物。这会导致超排卵, 即产生多个成熟的卵细胞。爱德华兹使用由每位女性的伴侣提供的精子, 尝试了各种受精介质和方法。受精成功后, 他会仔细检查每个早期细胞团是否有异常情况。

大约就在这时, 英国对体外受精技术研究的伦理争论愈演愈烈, 争论不只是发生在公众间, 也发生在医学界、宗教团体、英国议会和总而言之的"体制内"。爱德华兹和斯特普托申请科研基金遭到了拒绝, 发现很难筹集到经费。整个团队最后搬到克肖医生在奥尔德姆的乡村医疗站, 他们在那里建立起诊所和实验室, 继续进行下一阶段的研究——将早期胚胎植入子宫。然而, 各种失败继续影响着整个项目, 斯特普托和爱德华兹推断给各位待孕母亲用于超排卵的治疗措施干扰了子宫的正常功能, 所以几天后不能接受早期胚胎。他们试图注射其他激素, 来帮助子宫内膜保持可用状态, 但这产生了更为糟糕的结果, 所有相关人员都日益蒙受挫败感。

1977 年, 经过超过 70 例怀孕失败之后, 爱德华兹和斯特普托又回到"最小干扰策略"——收集排卵过程中自然成熟的单个卵子, 在试管中使其受精，监控它的早期发育，然后将其植入母亲体内，此时母亲的子宫是正常的。为了确保成功，母亲必须每几个小时就提供一次尿样以测试其中的黄体生成素水平，排卵前 36 个小时，黄体生成素的水平会逐渐上升。团队决定移植更早期的胚胎——只有八个细胞大小的时候。1977 年 11 月，新实验中的第二位病人莱斯利·布朗（Lesley Brown）到达克肖诊所。她的月经周期和排卵都是正常的，但是她的输卵管阻塞不通。斯特普托使用他的腹腔镜获取了一个成熟的卵子，之后使用她丈夫约翰的精子使其受精。然后，八细胞的胚胎被植入回子宫，九个月之后，婴儿路易丝诞生了。

1980 年，斯特普托和爱德华兹在剑桥附近建立起世界上第一所专门从事体外受精技术的诊所——伯恩诊所（Bourn Hall Clinic）。2010 年，爱德华兹因"发展体外受精技术"而荣获诺贝尔生理学或医学奖（斯特普托已于 1988 年去世，故未能获得这项诺贝尔奖）。

路易丝·布朗出生之后，世界各地相继诞生了健康的试管婴儿，如 1980 年在澳大利亚、1981 年在美国、1982 年在瑞典和法国。这些国家的研究团队开始着手使用不同的方法，优化整个流程。如果体外受精技术仍然依赖于母亲每个月经周期排卵产生的单个卵细胞的话，整个流程就会非常耗时。然而，在 80 年代，人们研究出更好的生育药物和医学方法，使得卵巢能够释放更多的卵子，而且有了更好的可预测性，极大地提高了体外受精的成功率。到 21 世纪第一个十年，对于 35 岁以下的女性来说，成功率已经达到了每三个疗程就有一个婴儿健康出生。人们也发展出了冷冻早期胚胎，以备未来将其解冻后植入母亲体内的技术，这意味着女性经历可能干预其生殖系统的治疗之后，仍可怀孕。配子输卵管内移植（GIFT）技术也发展起来，这一技术是将卵细胞和精子细胞一起放到输卵管内，那样受精过程就可以在体内发生，正如自然怀孕一样。到 1990 年，筛选技术开始得到应用。筛选技术准确地说是植入前遗传学诊断［P(I)GD 或者 PGS］，在这一技术流程中，胚胎植入子宫前人们会分离出一个或多个试管受精的早期胚胎的细胞，对这些细胞进行基因和染色体问题分析，如果这些细胞

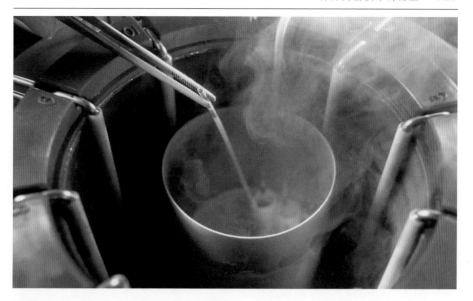

精子银行
一位技术人员从液氮中取出冷冻的精子。在样本被解冻之后，技术员会通过计算机成像系统，挑选出最健康的细胞，并依次注射到卵子内，形成胚胎。

有缺陷（如唐氏综合征），就不植入胚胎。另一项创新是卵质内单精子注射（ICSI）技术。这一技术摒弃了让卵子和精子自由结合的做法，而是在显微镜下选择单个精子，将其吸入一个极其细小的玻璃管中，然后穿过卵子的外层将精子细胞注射进去。卵质内单精子注射技术对于精子数极低或多数精子有畸形的男性来说非常有用。

与此同时，伦理争论仍在继续。1984年，澳大利亚维多利亚州政府审查了这种新的医学操作之后，制定了管理体外受精技术和相关人类胚胎研究的第一部法律。随着辅助生殖技术和干细胞研究（见364~373页）的进步，大多数国家通过立法来规范相关工作。1991年，英国为此建立了人类受精与胚胎管理局（HFEA）。

路易丝·布朗成为头条新闻之后的35年间，辅助生殖技术帮助全球诞下了约500万个婴儿。在接下来的30年里，谁又知道这个数字会达到多少？理论上来说，一个婴儿最多可能会有四个"母亲"和一个"父亲"：一对女同性情侣可以收养一个婴儿，这个婴儿是由他人捐献的卵子和精子融合形成的胚胎被植入代孕母亲体内的结果。

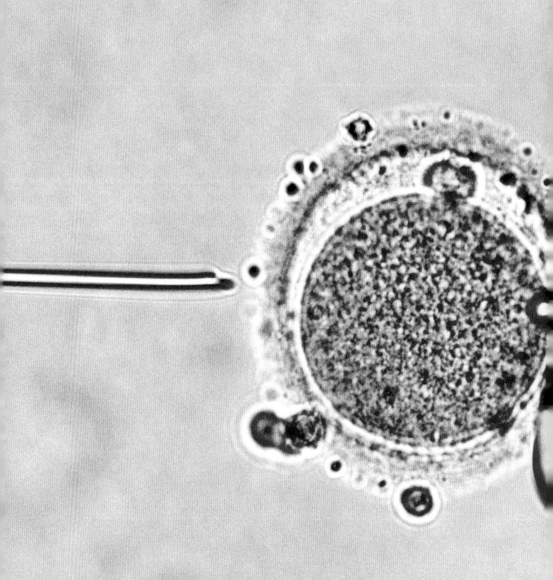

怀孕的瞬间
在被称为"卵子胞浆内单精子注射技术"的过程中，一位医生引导着一支含有精子的针管（左侧）扎向卵子。两者的成功融合，就是一个人类生命的开始。

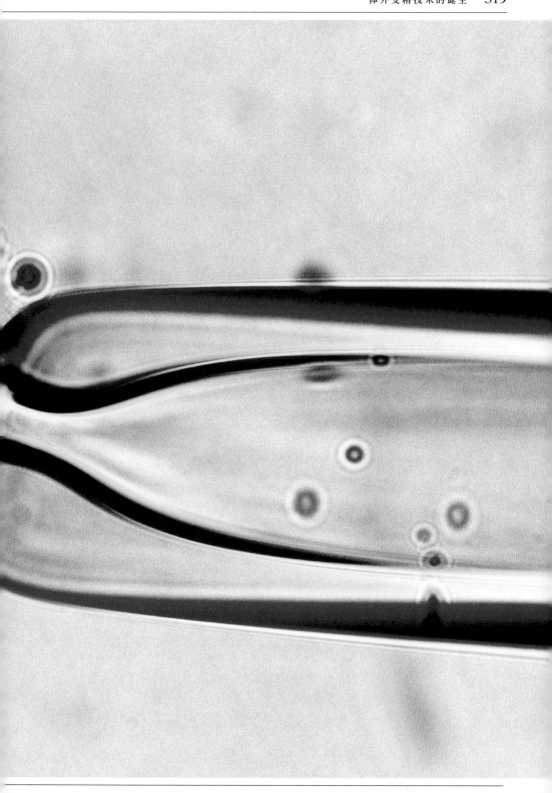

补充医学和替代医学

在生活的很多方面，如音乐、饮食、时尚等，一个人的"主流"往往是另一个人的"替代"或"补充"——这同样适用于医学和保健。替代疗法和补充疗法几乎包括任何旨在促进健康和幸福的体系或哲学，但不是传统西方医学的一部分。"替代"疗法实际上是针对"主流"而言一种迥异且独立的选择，而"补充"则意味着一种增补或辅助，与已有的医疗实践相辅相成。有一个相关的术语是"整体"医学，这是面向病人整体而言的，将生理因素、心理因素、精神因素纳入考虑，而不仅仅考虑身体这台"机器"。

经历第二次世界大战的艰难困苦之后，西方国家开始缓慢复苏，迎来一个自由和繁荣的新时代。到了 20 世纪 60 年代，反主流文化在艺术、宗教、医学领域逐渐兴旺。逐渐普及的电视机和航空旅行使人们可以接触到全世界的医疗方法。人们对常规医学的"流水线"哲学、高科技仪器、侵入性外科手术、化学合成药物和永远在忙碌的医生感到不满，对其他形式疗法（尤其是东方文化中的疗法）的兴趣日益高涨。20 世纪末，这些观念继续渗透西方社会，1973 年，在意大利罗马举行了第一届世界替代医学大会。1982 年在斯里兰卡举行了第三届大会，会上宣布了"到 2000 年，为所有人提供整体医学服务"的目标。1992 年，美国国家卫生研究院（NIH）建立国家补充和替代医学中心（NICCAM），中心的长期目标之一是"使补充和替代医学用法更具循证性，并将其纳入医疗保健和健康养生范畴"。或许不出所料的是，到 21 世纪初，在欧洲和北美的调查都表明，在咨询常规全科医生的成年人中，有一半或一半以上的人，也尝试过某种形式的补充医学或者说替代医学。

从西方通行观点来看，已有多达 150 种疗法被列为补充、替代和整体医学。其中一些疗法，如针灸、阿育吠陀医学、草药医学、日本汉方医学和瑜伽，都有悠久传统（见 64~97 页），但有很多则是现代发明，比如下文要讨论的疗法——比如，在 1960 年美国物理学家西奥多·梅曼（Theodore Maiman）发明激光之后，才能实现的激光疗法。1968 年以来，激光已成为惯用的"光手术刀"，能以不可思议的精度瞄准目标，烧穿组织、阻塞血管以减少出血。用于重塑角膜的激光疗法始于 80 年代末；几乎同一时间，还研发出了激光动脉粥样硬化斑切除术（laser atherectomy），用于疏通被脂肪斑块阻塞的动脉。激光也被用于脱毛、减脂、微整形手术（如眼睑整形）。然而，更具争议的是弱激光疗法（LLLT），这种补充疗法用特别设计的激光器产生可以深度穿透的激光，据说可以刺激不健康的组织和细胞，以加强其新陈代谢，为其供给能量。据说这可以用于在外科手术或受伤后促进愈合，通过释放内啡肽（endorphins，身体的天然镇痛剂）来镇痛，促进身体机动性和功能性，甚至可以刺激特定的穴位来减轻戒毒（如海洛因）和戒酒时的戒断症状。

激光疗法
一位病人接受弱激光疗法，用于治疗类风湿关节炎。这一疗法据说可以减轻疼痛，也可用于治疗骨关节炎、背痛和慢性关节病（chronic joint disorders）。

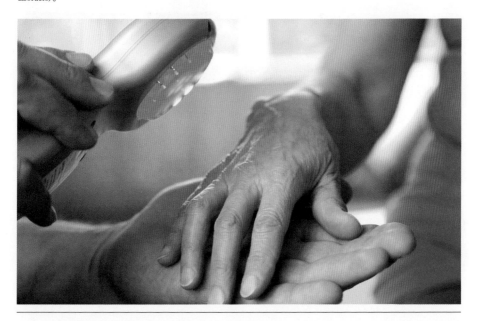

19世纪德国医生山姆·哈内曼（Samuel Hahnemann）发明的顺势疗法（homeopathy）更加具有争议。顺势疗法在希腊语中意为"相同的病痛"（same suffering），其指导原则是"以同治同"（like heals like）或者"顺治法则"（law of similars）。这一学说可以追溯到古代的希腊、罗马和亚洲，当时的人认为，如果一种物质能够在健康的身体内产生特定的效果和症状，那么少量的这种物质就可以治愈有着相同症状的疾病。比如，小剂量的强效催吐剂（可以引起呕吐）可以用于治疗主要症状中包括呕吐的疾病。在《治愈术工具论》（*Organon der rationellen Heilkunde*）中，哈内曼认为疾病的原因是身体被"瘴毒"（miasms）入侵，而"瘴毒"是被消极的心理状态吸引的疾病本质，并宣称常规医学加重了很多疾病的病情。在他的理论中，这是因为医生倾向于逆着疾病的症状进行治疗，而不是使用类似的食物治疗其潜在病因（或者说"瘴毒"）。为了反对这种做法，哈内曼编纂了《顺势疗剂药典》（*materia medica*），收录了各种可以用于对抗"瘴毒"的物质。他试验了数百种动植物提取物、矿物质和健康人体内的其他物质，最终得出一条违反直觉的结论——一种物质越被稀释，其效果就变得越强。他把这一过程称为"加能"（potentization），并且发现可以通过晃动、敲击和振动溶液来刺激这一过程。最终结果往往是一种极其稀薄的混合物，这种混合物仅有原药物中的少量分子保留了下来。在大量实验之后，哈内曼为各种非常具体的病情都制定了治疗方法。比如，如果静卧使头疼症状加重，那么药方就是钩吻（Gelsemium）；如果能够缓解

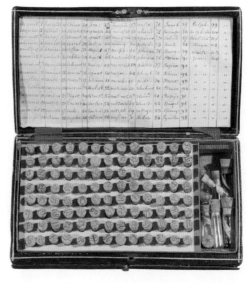

顺势疗法医生的医药箱
这个19世纪末法国人的医药箱，包括超过一百种顺势疗法药品。

症状，那么就推荐泻根（Bryonia）。

19 世纪末和 20 世纪初出现的另一种有影响力的疗法，被称为"亚历山大技术"（Alexander Technique）。这一疗法由澳大利亚演员弗雷德里克·马赛厄斯·亚历山大（Frederick

顺势疗法药物的大概数目

4 000

Matthias Alexander）所倡导，他曾经遇到过影响其舞台表演的呼吸问题，并经过了紧张的自我剖析时期。在这一过程中，他发现自己脸庞、脖子、后背和其他部位的压力和紧张形态，影响到他自由移动和流畅表达的能力。他将这一概念拓展到精神领域，并研究出了思想、姿态和移动的形态，这些形态被设计用来为其精神和身体的各方面带来平衡。当其他人向亚历山大请教时，亚历山大设计了一种方法，使用双手去帮他们放松肌肉、关节和骨头，并且教他们有关身体感知和协调的知识，以及改善其呼吸、言谈和整体健康的方法。所有这些知识，他都写进了他 1932 年出版的《亚历山大疗法：自我使用指南》（*The Use of the Self*）一书。

几乎同一时期，艾奥瓦州达文波特的丹尼尔·戴维·帕尔默（Daniel David Palmer）正在研究脊柱推拿疗法（chiropractic）。帕尔默是一个很复杂的人物，他从事各种各样的工作，包括心理顾问和磁疗医生（见 236 页），但他并没有接受过任何正式医疗训练。1895 年，他矫正了一位患有长期听力疾病的当地病人的颈椎之后，病人恢复了听力。作为一种手工疗法，脊柱推拿疗法包括压、拉、撬，通常是矫正脊骨和关节以恢复到其自然部位和功能，从而帮助解决神经和肌肉系统以及各种相关的疾病。他推测，排列不整齐的脊骨关节会影响到神经和身体周围能量的整体流动，从而造成大范围的疾病。现代脊柱推拿疗法改良了帕尔默的技术，但其主要注意力还是集中在脊骨和骨骼肌系统上，特别是缓解腰背部和颈部疼痛。作为一种物理疗法，脊柱推拿疗法与整骨疗法（osteopathy）类似，整骨疗法是稍早前由美国医生安德鲁·泰勒·斯蒂尔（Andrew Taylor Still）建立的。整骨疗法的目的，也是通过矫正肌肉，刺激身体固有的自愈机制，来治疗疾病。

　　另一种用于平衡身体能量的方法，是区域反射疗法（reflexology），这一疗法利用的是"反射"，或者说是手脚上被认为与身体各区域和器官相对应的"反射区域"。与许多补充和替代疗法一样，这种疗法有着古老的起源，20 世纪初被美国耳鼻喉科医生威廉·菲茨杰拉德（William Fitzgerald）加以西方化，20 世纪 30 年代美国理疗医生尤妮斯·英厄姆（Eunice Ingham）进一步研究了菲茨杰拉德的成果。同一时期，德国精神科医生约翰内斯·舒尔茨（Johannes Schultz）研究出自生训练疗法（autogenics，意思是"由自己产生"），这种疗法中设计了一系列的六个心理练习，用来释放个人的压力和烦恼，这样他们就可以关注自己的内在世界或精神。舒尔茨从东方传统（如禅宗和某些形式的瑜伽）中借鉴了"元素"的概念，来帮助克服现代生活刺激下出现的斗争或躲避的本能，培养一种"放松和恢复"的状态，在这一状态中，身体能够更好地应付焦虑、情绪波动、失眠、高血压、肌肉紧绷和与压力相关的疾病。

　　30 年代出现的另外两种疗法是以英国细菌学家爱德华·巴赫（Edward Bach）的名字命名的巴赫花精疗法（Bach flower remedies），以及芳香疗法（aromatherapy）。巴赫花精疗法的目的在于减少消极思想和情感——这也被认为是许多身体疾病的基础所在。巴赫设计了一套系统，在这一系统中有12 种消极的精神和情绪状态，比如恐惧、不确定感、缺乏兴趣、寂寞和沮丧，可以使用花或芽的提取液的功效来克服这些状态。他称这些提取物为"12 种治疗花精"，之后又增添了"26 种辅助花精"。比如岩玫瑰被推荐用于消除恐惧状态，而龙牙草用于消除隐忧。后来的医生按配方调制得到了组合花精疗法，其中包括人们熟知的急救疗法（Rescue Remedy）。急救疗法包含凤仙花花精、圣心百合花精、樱桃李花精、岩玫瑰花精和铁线莲花精，这一配方被推荐用于急救和治疗恐惧状态。术语"芳香疗法"是法国化妆品化学教授勒内-莫里斯·加特福塞（René-Maurice Gattefossé）提出的，尽管气味和芳香在精神和情感上的功效近千年来一直受到重视。加特福塞从花

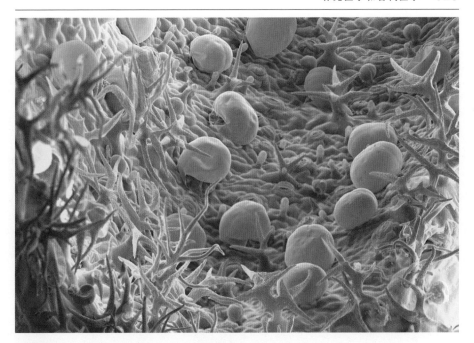

薰衣草精油
这幅电子显微镜图像显示出薰衣草叶片表面的薰衣草精油油珠
（紫色）。替代医学的医生将其用作防腐剂、止痛剂，还可以
用它擦拭胸部以治疗哮喘。

朵、树叶、树皮、树液、树脂、树根等植物各部分提取出精油，研究精油用途，发现可以通过吸入、按摩渗透进皮肤或者加入浴池的水中等方式吸收。比如大蒜精油可以擦拭腹部，用于治疗消化疾病，甘菊或迷迭香用于治疗关节疼痛，而肉桂用于治疗牙痛。

　　抛开误诊的危险性（几乎每种医学都有这个问题）不谈，问题在于，这些治疗方法真的有效吗？传闻有数百万人从中受益，而且上面提到的每种疗法目前在全世界都有着专业医生和官方组织。但从常规医学研究的角度来讲，这些疗法缺失了从对照试验中得到的具备解释性和重复性的证据支持，以及基本的科学假说。安慰剂效应表明，信任某一疗法，确实就会令某一疗法有效，因此很可能顺势疗法的病人只是在用复杂的方式自愈而已。然而，"行不行"永远排在"为什么"的前面，对于这些依然神秘的艺术的受益者来说，过于刨根问底的话，可能就太学究气了。

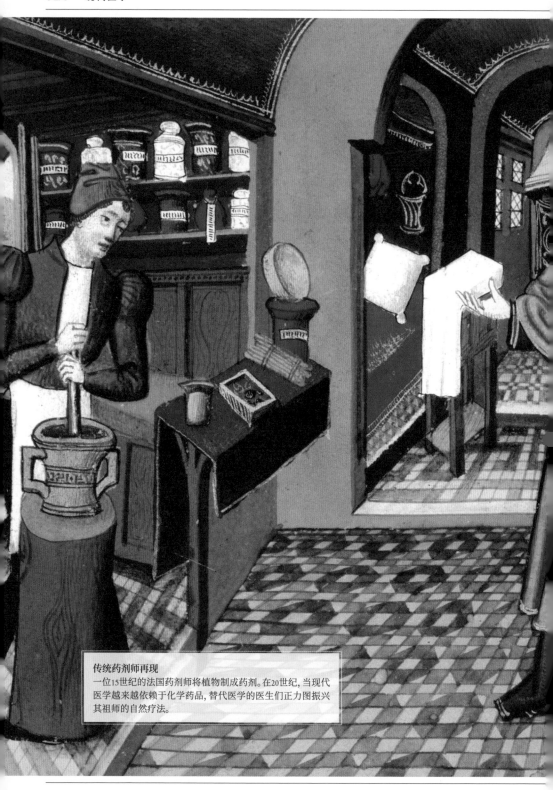

传统药剂师再现
一位15世纪的法国药剂师将植物制成药剂。在20世纪,当现代医学越来越依赖于化学药品,替代医学的医生们正力图振兴其祖师的自然疗法。

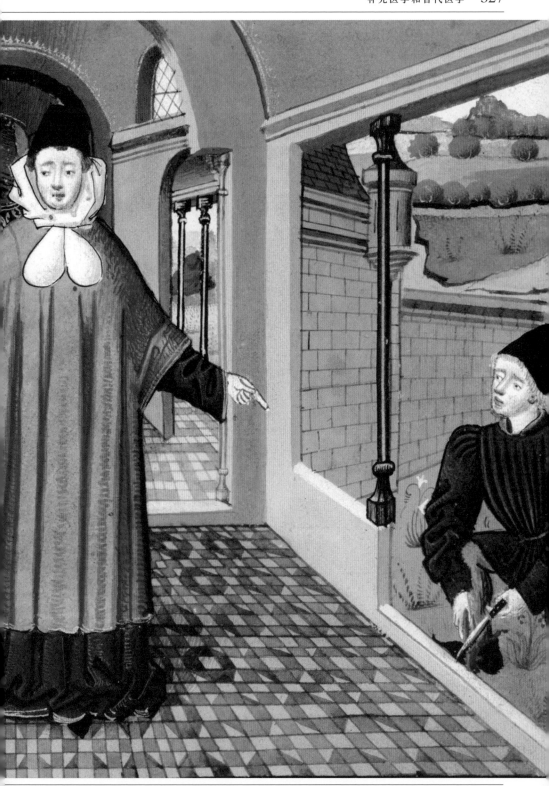

潜在的大流行病

黑死病、天花、霍乱……这些传染病千百年来一直威胁着人类。它们在最严重的时候会变成大瘟疫，在欧洲乃至全世界大规模暴发。20世纪的第一次，也是最严重的大流行病是1918—1919年流行性感冒的三次传播，被称为"西班牙大流感"（Spanish flu），估计死亡人数在3000万到逾1亿人之间，以当时的全球人口而言，几乎相当于每20人中就有1人死亡。

身体的免疫系统会努力破坏入侵细菌，保护身体预防其未来的袭击（见286~293页）。然而，有感染性的微生物都有一个令人不快的特性，就是其基因和结构容易发生突变。不同的菌株也可以在身体中相互作用，共享它们已有的基因。这就意味着免疫系统不能识别出某种新型菌株其实就是以前的入侵者，传染病因此得以生存。常见的普通感冒和流行性感冒病毒就精通这种伎俩，不断地发生变异来适应环境，从而躲避免疫系统的防卫。以此类推，感染一个群体或一个物种（如鸟类和猴子）的细菌，也可以发生突变从而将"枪口"转向另一个物种，比如人类。

艾滋病病毒(HIV)的发现
2008年，法国科学家吕克·蒙塔尼耶(左)和弗朗索瓦丝·巴雷-西诺西(右)因于1983年发现了后来被称为HIV的病毒而获诺贝尔奖。让-克劳德·谢尔曼(中)是逆转录病毒学实验室的负责人。

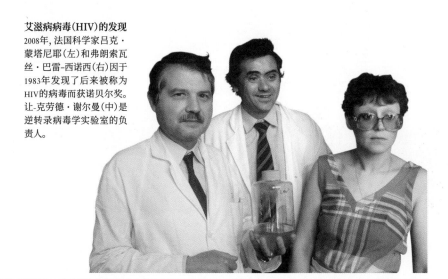

1981 年前后，美国的医疗机构认识到，一些罕见的疾病和病情，如卡波西肉瘤（Kaposi's sarcoma）这种皮肤癌、肺孢子虫肺炎［PCP，肺孢子虫（Pneumocystis carinii，现在称为 P. jirovecii）］出乎意料地在某些病人身上集中发生，他们是最早一批罹患了 1982 年才得名的艾滋病（AIDS，全名为获得性免疫缺陷综合征）的病人。当时，致病原因还不得而知。之后，1983 年 5 月，《科学》期刊的一篇文章报告发现了一种新型病毒。病毒的发现者，巴黎巴斯德研究所的法国病毒学家吕克·蒙塔尼耶（Luc Montagnier）和弗朗索瓦丝·巴雷–西诺西（Françoise Barré-Sinoussi）将其称为淋巴结病综合征相关病毒（LAV）。淋巴结病指任何影响到淋巴结（许多传染病中常会肿胀的腺体）的疾病，淋巴结是免疫系统的一部分，病毒就是从这里分离出来的。1984 年 4 月，美国马里兰州贝塞斯达（Bethesda）的国家癌症研究所（National Cancer Institute）的罗伯特·加洛（Robert Gallo）领导的研究团队也有一个相关的发现。加洛发现的病毒被称为人类 T 淋巴细胞病毒 III 型（HTLV III），似乎与 I 型和 II 型有关，而人们已经发现了 I 型和 II 型并将其与 T 细胞淋巴瘤（一种白血病，见 260~269 页）联系起来。当时的怀疑后来得到了证实：LAV 和 HTLV III 其实是同一种病毒。1986 年，它们被重命名为人类免疫缺陷病毒（HIV），是获得性免疫缺陷综合征（艾滋病）的致病原因。

艾滋病被认为是传播速度犹如野火的现代瘟疫，它成了全球热点新闻。它的起源神秘莫测，它的患者不可治愈。艾滋病仿佛与某种生活方式和行为有关，特别是同性恋和静脉注射毒品。一时间各种荒谬的说法和错误观念到处流传。各国政府组织了多种全国性活动，来纠正关于 HIV/艾滋病的谬论，传播客观中立的事实，鼓励采取预防措施，以阻止这一疾病的传播。

HIV 是一种逆转录病毒。大部分病毒都有一个保护性的外壳，其内部包含遗传物质 DNA（见 338~349 页）。病毒入侵宿主细胞，诱导其产生出更多的病毒（见 228~229 页）。逆转录病毒则在这一过程中加入了一个"反

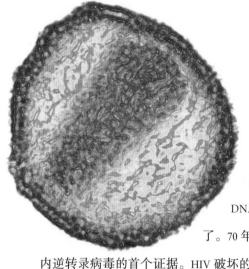

显微镜下的HIV

在HIV的这一横截面上RNA（编码基因的物质）被标记为蓝色。它的"外衣"（也是蓝色）中包裹了一种可以依附于辅助性T淋巴细胞（白细胞的一种类型）的蛋白质。

向"（逆向）的步骤：它以一种不同的形式将其遗传信息编码，使用一种与众不同的酶将其转化为DNA，之后的行为就与普通病毒一致了。70年代初，罗伯特·加洛发现了人类体内逆转录病毒的首个证据。HIV破坏的目标就是身体中用来击退入侵者的各个部分和环节（免疫系统），特别是它会感染和摧毁一种白细胞，这种白细胞对身体抵抗细菌、产生抗体的能力至关重要。当HIV使这些细胞的数量减少，免疫力就大大降低了。身体的防卫能力被削弱，使其更容易发生偶然感染和癌变。

逆转录病毒可以感染许多动物，包括鸟类、家畜、老鼠、猫、猴子和灵长目动物。这就为HIV起源提供了线索。研究者开始查看从症状和诊断结果都符合感染HIV即艾滋病特征的患者身上，采集并存储的血液和其他组织的样品。从1985年起，他们发现了一组类似的病毒，被称为猴免疫缺陷病毒（SIV，即simian immunodeficiency virus，其中"simian"的意思是猴子和灵长目动物）。这种病毒会感染非洲猴子和灵长目动物，其中类人猿包括人类和我们的现存近亲——黑猩猩和大猩猩。到21世纪第一个十年中期，强有力的分析断定HIV是由于人类在西非屠杀丛林动物而从黑猩猩

现有艾滋病毒携带者或艾滋病人的估计数目

3 000万

转移到人类身上的。这一转移过程可能发生于 20 世纪前半段，因为检测到 HIV 阳性的最早的组织样品时间可追溯到 1959 年和 1960 年。这种病毒从西非跟随着人类宿主到达海地，并且从那里到达北美大陆，在那里，发达的医疗体系使发现这种病毒成为可能。自那时起，世界各国就逐渐能诊断出艾滋病。到 2010 年为止，已有超过 3 000 万人死于这一疾病。

在艾滋病出现前的十年间，新发现了另外两种意义重大的传染病。第一种是军团病（Legionnaire's disease），其被公认的首个病例于 1976 年在美国境内出现。军团病是一种肺炎，其致病菌主要感染肺部，尤其是数百万的肺泡（微小气囊）。在肺泡中，人体必需的氧气从空气中进入血液，二氧化碳从血液排出到肺中。肺炎有许多起因，主要是众多的病毒和细菌。但是当费城的一处旅馆发生了类似肺炎的疫情大暴发时，医生们却未发现任何已知的"嫌疑犯"。由于患病者都是前来参会的美国退伍军人协会（American Legion）的成员，这一疾病便因此得名。最终，病因被发现是嗜肺军团菌（Legionella pneumophila）。与 HIV 不同，这不是一种新进化而来的新型细菌，而是潮湿环境中已有且常见的细菌。这个旅馆的空调系统和冷却塔刚好为在薄雾状小水滴中细菌的繁殖和传播提供了理想的温度和湿度，而这种小水滴又特别容易被吸入。大部分参会成员是中老年人——众所周知易被传染病传染的人群，他们的症状在几天后表现出来，费城当地的医生欧尼·坎贝尔（Ernie Campbell）便注意到几位病人参加了聚会。第一场暴发造成了 220 人患病，34 人死亡，所以医疗体系采取了一定措施，以期未来更快地发现疫情暴发。人们也引入一些新规定，以减小某些设备带来的危险，如空调、加热器、加湿器、桑拿浴设备、喷雾机和漩涡浴缸等。

军团病是潜在的危险疾病，但很罕见，这种病每年都会有几次暴发的报道，挥之不去。自从发现这种疾病以来，它在一些地区造成了少量死亡，包括挪威、澳大利亚、西班牙和北美。可能有更多的病例并没有被诊断出来，尤其是在医疗条件差的地区。比较重要的因素是军团病常常发生在某些"不天然"的室内环境中，而且不直接在人与人之间传播。

第二种新发现的传染病是埃博拉（Ebola），也是大约在 1976 年被确认的。其最早记录见于中非的苏丹，以及刚果民主共和国的埃博拉河流域。它开始时极为严重，与其他许多疾病一样，带有流感类的症状。但它会进攻消化系统，因此导致反胃、呕吐和腹泻；进攻神经系统，造成剧烈头痛、混乱、激动、癫痫和偶尔昏迷；进攻呼吸系统，导致呼吸困难。一个典型特征是皮肤和其他器官的出血或流血。病例中约有 2/3 的人会死亡。

埃博拉病毒主要通过血液和其他体液（直接或通过传染介质）的接触来进行传播。在健康中心和医院，它可以从患有埃博拉但尚未被诊断的病人身上，迅速传给医护人员。因此隔离、感染控制、屏障护理（护目镜、面罩、手套、隔离衣和全面的设备消毒）极为重要。

和 HIV 等病毒一样，埃博拉病毒可能来自动物，其构成了传染病的一个"蓄水池"，以致即使马上消灭所有的人类病例，未来人们依然可能通过密切接触动物而被感染。某些果蝠物种是持续不断的主要病毒来源。大猩猩、黑猩猩、猴子、森林羚羊和豪猪，也都是公认的来源。因为除了非洲西部和中部，只在少数几个地区发现了这些生物，而且通过集中的预防措施可以阻止人与人之间的传播，所以埃博拉病毒不可能成为潜在的大流行病。

20 世纪 90 年代中期，在中国发现了禽流感的一种新的毒株。这是甲型流感病毒（influenza A virus）的一个亚型，特指 H5N1。当时，与之前的禽流感病毒一样，这种病毒只感染禽类，主要是鸡和水禽（如鹅和鸭）。21 世纪最初几年，更多的禽类和人类疾病在中国和东南亚（偶尔在别处）传播开来。到 2012 年，15 个国家中有超过 580 个禽流感人类感染病例，约350 人死亡。

禽流感是通过羽毛、皮肤、器官、体液和粪便（干燥后散开，就像灰尘一样）的近距离接触，从被感染的禽类转移到人类身上的。以恰当方式处理和烹饪禽肉和蛋，就不会传染禽流感。与其他传染病一样，这种病毒

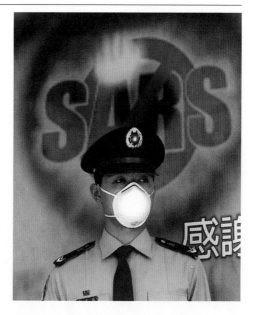

针对SARS的警力防护
2003年竭力控制SARS疫情暴发时，一名中国台湾军警面戴口罩，在一所拥有102间病房的医院外站岗，这是第一次专门为SARS病人而派出的警力。

的可怕之处是基因会发生变化，从而更轻易地在人与人之间传播，引起一场大规模流行。2013 年，据报道，一种不同的毒株（H7N9）更容易从禽类传染到人类身上，但是至今尚未发现任何人与人之间传播的证据。

　　另一个最近的传染病是严重急性呼吸综合征（SARS）。引起这种传染病的是一种冠状病毒（coronavirus，显微镜下看上去像光环或王冠，而王冠的拉丁语为 corona），其命名来自它对身体的影响——一开始的症状类似于流感。21 世纪的科技发展牵制住了 2002、2003 年间 SARS 在中国南部的暴发，其中互联网和电子通信起到了重要的作用。这种疾病通过国际航空旅行迅速传播，各国媒体传警全球，把它比作西班牙大流感。几个国家使用最先进的医学方法进行合作研究，很快就发现了其病因，随后制定了一系列卓有成效的预防措施。最终，SARS 暴发的结果被控制在不到 9 000 人患病、800 人死亡，没有发展成大的流行病。

　　所有这些传染病都引起了持续的关注；同样引人注目的还有死灰复燃的人类宿敌，比如结核病耐药性强的新菌株。另一个较受关注的领域是水痘类。1980 年宣布消灭天花（见 160~161 页）后，人们就终止了天花疫苗的接种，但这一免疫项目的实施，可能也帮助预防了近缘的由老鼠和其他啮齿类动物携带的正痘菌（Orthopoxvirus）感染，如鼠痘、猴痘和牛痘。这些菌株中的任何一种，仅需一个小小的变异就可以从动物传播给人，然后由人传播给人——大流行病的理想条件。

对抗HIV和艾滋病

HIV是医学所知的进化最快的实体之一——它的繁殖快如闪电，仅仅一天就可以产生数百万份自身的复制品。它会产生流感一样的症状，最终导致病人的免疫系统崩溃，使他们易受致命传染病的侵袭。这是一种新近出现的疾病，可能发源于20世纪初的非洲，尽管如此，它仍然造成了超过3 000万人的死亡，而且还在迅速传播。目前来说，艾滋病尚无法被治愈，但抗病毒药物可以减缓疾病恶化速度。

艾滋病宣传丝带

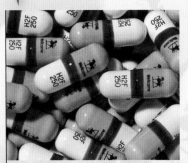

1985年，使用抗病毒药物**齐多夫定**（zidovudine，又称AZT）的实验减少了HIV的复制速度，缓解了病情。

1986年，法国和美国的研究发现了**导致艾滋病的病毒**，证明逆转录病毒LAV和HTLV-III其实是同一种病毒，之后这种病毒被重命名为人类免疫缺陷病毒（HIV）。

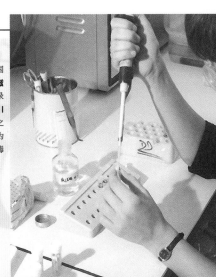

1959年，**比属刚果**（现刚果民主共和国）记录了最早的艾滋病病例。

1983年，巴斯德研究院的科学家分离出一种逆转录病毒——淋巴结病综合征相关病毒（LAV），可能是**艾滋病的致病原因**。

1987年，抗病毒药物AZT成为广泛用于治疗HIV感染的**一线药物**。

1969年，HIV病毒可能**被带到美国**（携带者可能是一名从海地前来旅游的患者）。

1981年，纽约和加利福尼亚发现首批**免疫缺陷病例**。

1982年，这一疾病为人们所知，被称为**获得性免疫缺陷综合征**（AIDS）。

1984年，美国科学家罗伯特·加洛带领的团队**发现了一种逆转录病毒**，并称其为人类T淋巴细胞病毒III型（HTLV-III）。

撒哈拉以南非洲携带HIV的人口比例

1:20

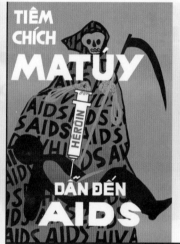

20世纪**90**年代，全世界展开了预防HIV的宣传活动，倡导安全性行为和合理的药物使用。这张海报画的是标有"艾滋病"的死神，死神挥舞着标有"海洛因"的镰刀和注射器，这是越南宣传活动的一部分。

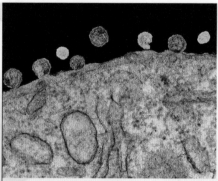

2013年，美国研究人员研制了一种疫苗，可以用于帮助免疫系统**识别和攻击**HIV。

1990年，美国瑞安·怀特健保法案（Ryan White Care Act）为HIV**病人**的治疗提供资金。

1992年，一种新的药物扎西他滨（Hivid）开始与AZT**联合**使用。

1997年，越来越多HIV阳性的**孕妇**开始服用AZT，以减弱HIV向婴儿的传播。

1998年，一种HIV/艾滋病**疫苗**开始进行人体实验。

2004年，美国批准了第一种通用的**HIV药物**，为较为便宜的艾滋病治疗铺平了道路。

1996年，被称为**蛋白酶抑制剂**（protease inhibitor）的强效新型药物和其他药物配合使用，用于治疗HIV。

2000年，为应对人们对该病的**无知**，5 000名科学家联名签署了一个关于艾滋病和HIV的声明。

2009年，美国科学家完成了对整个HIV基因组的**破译**工作。

2001年，美国药品公司放弃专利要求，使欧洲药品厂家可以为身处重灾区的发展中国家（尤其是非洲国家）生产更廉价的**无商标药物**。

基因和未来
的梦想

（2000年至今）

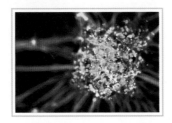

欢迎来到美丽新世界！干细胞可以发育为任何组织或器官，从而不受排斥地植入干细胞主人的体内，克隆细胞技术可以起到辅助作用。这一过程也会应用组织工程（tissue engineering）技术，这一技术使用生物友好型的支架为细胞提供三维框架，以此为基础构建备用组织。纳米技术提供了分子尺度上的机器，可以使用激光融化血栓、侵入和摧毁肿瘤细胞、将强效的抗菌药物直接作用于微观入侵者。定制的遗传档案使医生能够发现具体的风险因素、疾病的可能性和每个人的最佳药物搭配。基因治疗可以纠正各种各样的遗传缺陷，并治疗会导致癌症的基因突变。在某个大洲的世界级专家可以远程控制另外一个大洲的外科机器人医生。互联网可以给予即时的专家诊断和处方治疗。先进的生命维持技术会照顾患病的身体，帮助其度过病情最危险的时期。防衰老治疗、减肥药丸、增加智力的药片，甚至可能实现对脱发和皱纹的治疗。

　　有一些先进技术已在快速研发中，有望在几十年内实现；还有一些则会在一个又一个的困难面前落败。但21世纪也蕴藏着很多威胁，耐抗生素的细菌大量传播；从动物身上传播开来的新型传染病引起的瘟疫大流行；痴呆症的异常增加；由富裕和老年引起的更多疾病；不断上涨的医疗费用和获取资金、资源的冲突。对于医学来说，21世纪可能是迄今为止形势最极端和最不平等的一个世纪。

遗传学和医学

在2000 年6 月，人类基因组计划宣布了一项突破性进展。他们首次成功地绘制出了人类基因组的一幅"草图"——全套的 DNA（脱氧核糖核酸），用于构建、调控和维护人类身体指令的遗传物质。这幅草图是卓越的成就，可以应用于人体生物学、健康和医学，但是它遭到了普遍的误解。它并没有识别出身体中每一个基因，并解释其工作原理和具体功能。为了理解基因组、遗传学和医学之间的关系，颇有必要追溯到几百年前，探索一下基因和 DNA 发现的背景。

孩子比较像他们的父母。这里的"像"不是所有方面，而是指大概的模样和个性，附加上一些比较相似的家族特征，比如鼻子的形状。这一过程的原理被称为遗传，提出者是奥地利修道士格雷戈尔·孟德尔（Gregor Mendel），他以豌豆植株而不是人为实验对象，于 1866 年发表其研究成果。他利用约 29 000 个豌豆植株做杂交，这些植株的特征差异巨大，比如花的不同颜色，他的研究发现，许多亲本特征并不是像一锅汤一样在子代身上混合，而是由许多离散的微粒或单位（现在被称为基因）传递下去，这些微粒或单位会保持其完整性，并将特定的模式一代一代地传递下去。

20 世纪最初几年，几位生物学家重新发现了孟德尔的成果，并很快引起了科学界的注意。以海胆为研究对象的德国生物学家特奥多尔·博韦里（Theodor Boveri）和以蚱蜢为实验对象的美国医生瓦尔特·萨顿（Walter Sutton）分别独立地得出结论：一个分裂的细胞会将全套的染色体传递给每个子细胞，这就使它们继承了母细胞的特征和特点。19 世纪中期人们发现了染色体，1878 年，另一位德国生物学家瓦尔特·弗莱明（Walther Flemming）对其进行了详细描述。通过光学显微镜可以看到，染色体会在细胞准备分裂时呈现丝状、交叉形态。到 1915 年，美国生物学家托马

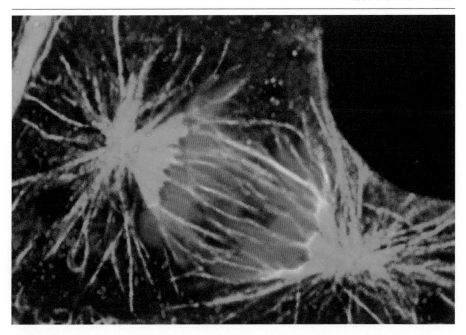

细胞分裂

这幅光学显微镜的图像显示单个细胞正在分裂为两个独立的细胞，可以看到两套正在分开的染色体已经被染成了红色。

斯·亨特·摩尔根（Thomas Hunt Morgan）以果蝇作为试验对象，证明染色体携带着遗传物质，之后在 1933 年，他理所应当地因"发现遗传中染色体所起的作用"获得了诺贝尔生理学或医学奖。

染色体是由什么组成的？20 世纪 20 年代，答案逐渐清晰，它是由称为组蛋白的蛋白质和我们所熟知的 DNA（见 348~349 页）构成的。DNA 由瑞士医学研究员弗里德里希·米舍（Friedrich Miescher）在 1870 年左右首次分离出来并作为"核蛋白质"加以研究。在 20 世纪初叶，人们发现了 DNA 更加详细的结构单元——脱氧核糖、磷酸基团和四种被称为核碱基（nucleobase，简称碱基）的部件。到 40 年代，研究者发现 DNA 是大分子，也是遗传物质的载体，这一事实在 1952 年被病毒试验进一步证实。然而，DNA 精确的物理结构还是不清晰。1953 年，英国科学家弗朗西斯·克里克（Francis Crick）和美国生物学家詹姆斯·沃森（James Watson）在英国生物物理学家罗莎琳德·富兰克林（Rosalind Franklin）和生于新西兰的莫里斯·威尔金斯（Maurice Wilkins）的协助下，提出了 DNA 双螺旋结构这一重大发现。这一发现揭示了 DNA 是如何利用碱基的排列顺序来携带遗传物质的：当细胞分裂时碱基会进行复制，传递给两个新的细胞，其中包括卵细胞和精子细胞，因此可以传给受精卵和子代。研究表明，细菌、霉菌、植物、果蝇和其他动物（包括人类）中的 DNA 以同样的方式运行。

与此同时，医学研究人员也在研究染色体。20 世纪 20 年代，当时的科学家认为在人类每个细胞中都有 24 对染色体，每对中的一条来自母亲，另一条来自父亲。1956 年，科技有了长足进步，出生于印尼的美国细胞遗传学家蒋有兴（Joe Hin Tjio）在瑞典的研究将这一数字修改为现在公认的

生命的结构单元
遗传学家詹姆斯·沃森(左)、弗朗西斯·克里克和一个DNA的模型，遗传物质正是编码在DNA这一分子中。

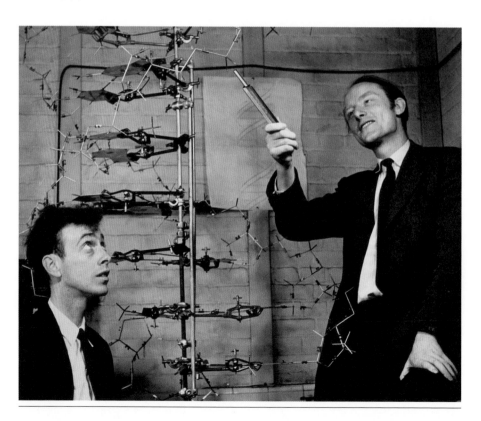

23 对，也就是身体每个细胞中都有 46 条染色体。不久，科学家就发现基因缺陷是各种先天（出生时表现出来的）疾病的原因。1958 年，人们发现唐氏综合征患者的 23 对染色体中第 21 对是三条染色体而不是两条。因此人们有时说他们"多了一条染色体"。

一个人与一棵树之间共有基因的比例

50%

尽管有这些发现，但要精确地指出个人遗传缺陷的具体部位、明白如何进行修补，甚至知道人体有多少基因，则仍然任重而道远。但已经能够确定的是，基因是 DNA 上面的一段，包含着制造蛋白质所必需的信息。某些蛋白质是细胞和组织的结构单位，例如皮肤的胶原蛋白和指甲的角蛋白；还有一些则涉及调控身体机能，比如胰岛素用于管理血糖、抵抗微生物的抗体；用来消化食物的酶也是蛋白质，细胞中的酶每秒钟都在参与大量的化学反应。

蛋白质是由更小的被称为氨基酸的物质逐一连接在一起组成的。一个基因上的错误，会导致身体在合成蛋白质时产生错误的氨基酸，从而产生畸形的蛋白质。这样的例子之一就是被称为镰状细胞贫血的遗传病，在这种疾病的患者体内，红细胞不是正常的甜甜圈形，而是镰刀形，这就削弱了它们运送氧气的能力。1949 年，美国科学家莱纳斯·鲍林（Linus Pauling）、哈维·板野（Harvey Itano）、西摩·乔纳森·辛格（Seymour Jonathan Singer）和艾伯特·C. 韦尔斯（Ibert C. Wells）发表的文章证明：镰状细胞贫血患者的血红蛋白（在身体各处运输氧气和二氧化碳的红细胞的组成部分）和正常的血红蛋白不同。1956 年，人们精确地找到了这种疾病的根本原因：氨基酸序列的一小部分，出现了一个不正常的氨基酸。这是人类首次发现一种遗传疾病的分子基础。

人类基因组计划的草图并不是一个有关所有基因及其功能的目录，

它提供的是一个 DNA 化学基团或碱基的列表。这些碱基是沿着每一条螺旋状的 DNA 分子长链排列的，而每一链都形成了 46 条染色体中的一条。DNA 有四种不同的碱基：A（腺嘌呤）、T（胸腺嘧啶）、G（鸟嘌呤）和 C（胞嘧啶）。

这些碱基在形态上一一配对，沿着双螺旋结构排列的碱基对携带着遗传信息，写出来就是由四个字母组成的字符串：如 A—T—C—C—G—T—T—，等等。最重要的是，双螺旋中一条链上的一种碱基只能和另一种相应的碱基配对，也就是其第二条链上的"配偶"——A 总是和 T 配对，G 总是和 C 配对。

一个细胞分裂的时候，双螺旋也会纵向解开，形成两条模板链，然后每条模板链对应新的翻译链（见 348 页）。因此，在已有模板链上的 A 与翻译链的 T 配对。如果下一个碱基是 C，就会链接到一个新的 G，等等。这就形成两条新的双螺旋结构，每一对都由模板链加上一条新的翻译链。因为碱基配对原则，这两对双螺旋彼此完全相同，与父代双螺旋也完全相同，于是遗传信息从原细胞复制到两个子细胞中。可以看出，尽管 DNA 中仅有四种不同的碱基，但是它们的总量是个天文数字——沿着人类基因组所有染色体上的 DNA 分子布置着超过 30 亿个碱基对。而且这些遗传信息被高效地组装起来。如果将整套 DNA 分子首尾相连，总长度超过 6 英尺（2 米），但它们紧紧缠绕在一起，折叠在一个细胞中，细胞非常小，500 个细胞才比得上一个针头。

人类基因组计划于 1990 年开始，目标是得到基因组主要部分全部 DNA 碱基的序列。2003 年 4 月，计划宣布完成，这些信息公众可以免费在

人类基因组
1998年，来自美国华盛顿大学的一位参加人类基因组计划的科学家使用紫外线研究人类DNA序列。

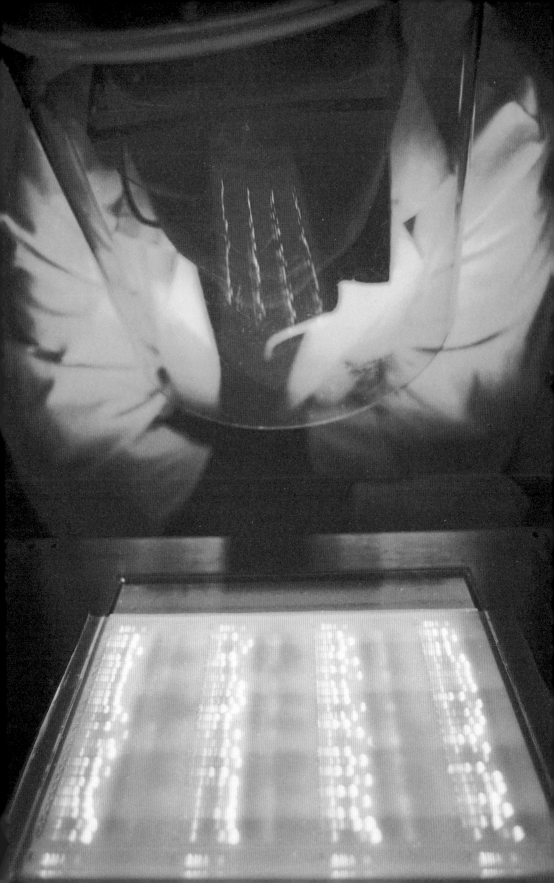

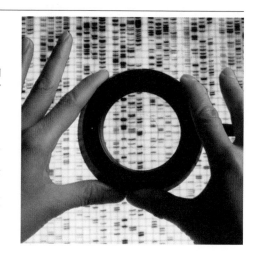

扫描基因组
加州理工学院的一名技术员使用一个圆形扫描器读取部分DNA射线照片,用于计算机分析。

线浏览,包括科研人员、医生、医药公司、生物工艺学家、人寿保险公司、抵押放贷者和律师。这一计划将有其他的深远影响,例如,更详细地了解基因到底是如何工作的,阐明遗传疾病中发生了什么,查明某些细胞中的 DNA 为什么以及如何变化或变异,从而导致肿瘤。该计划考虑到了其伦理、法律和社会影响(ELSI),尤其是在人类健康和医药方面的应用。人类基因组计划的"草图"发表于 2000 年 6 月,列出了约 85% 的碱基,其中 25% 的碱基精确度非常高,可以视为已经完成,另外超过 50% 的碱基也已经非常接近了。

基因组研究的一个特殊领域是单核苷酸多态性(SNP),这是指一个特定碱基的位置变化情况。例如,一个人在一个特定染色体上的特定位置有碱基 A,而另一个人可能就是碱基 C。事实上,SNP 在整个人类基因组里面平均每 100~300 个碱基就会发生一次。从遗传学的角度来看,这也是每个人都与众不同(除了同卵双胞胎)的一部分原因。许多 SNP 对健康没有任何影响,但有一些就有。正如上文提到的,一个 SNP 就会导致镰状细胞贫血,而且,我们已经知道这一变异发生在 β 珠蛋白基因(HBB)中,其中包含了血红蛋白一部分的组成指令。发生这种变异的染色体长度约为1.34 亿个碱基对,包括大约 1 500 个基因,涉及超过 150 种遗传缺陷和其他健康问题。人们已经了解到了这类基因缺陷的细节,希望有助于实施更好的治疗。

SNP 可以通过家族分支帮助探索遗传病,即使 SNP 本身与遗传病没有直接关系。位于突变序列附近或其中的那些 SNP 可以充当"标记"的作用，以确定遗传模型。SNP 和基因的相似变化也与更多的基因现象关联起来，比如对于可吸入毒素等环境因素的反应，对于某些药物和食物的反应，以及患上特定疾病的概率——即使是癌症等复杂的疾病。比如，2010年，APCDD1 基因被认为与一种遗传性的脱发有关。2011年，27 个基因的缺失被发现与自闭症的相关症状有关。2013年，一个研究团队报告找到了基因组中另外 7 个与老年性黄斑变性有关的位置或基因座，其中老年性黄斑变性是老年人中视力衰退的主要原因。

当我们了解到更多关于基因、其功能和故障原因的知识，问题就来了：我们能否通过将正常的 DNA 引入身体，使其产生某些原本缺失或异常的物质（如酶或激素）来达到治疗遗传病的目的？向身体的细胞中引入 DNA 被称为"传递"（delivery），其中有一种方法利用了病毒（见 228~229 页）。当病毒入侵细胞时，它会劫持细胞的"生产机器"，然后用它自己的基因去产生更多的病毒。在基因疗法中，病毒被用于将正常的人类基因传递到细胞内。用于这种方法的病毒被称为"病毒载体"（virus vector）。自 20 世纪 70 年代，这种载体技术已经广泛应用于生物科学的其他领域，比如，用于制造基因改良的细菌和作物。基因疗法的另一种形式是将正确的基因以"裸露"的 DNA 片段形式插入。有一种叫作电穿孔的技术，使用电场让细胞发生短暂而急剧的爆裂，以在细胞外表创造出气孔，使平常

"与阅读我们自己身体的说明书相比，还有什么更强大的研究人类的手段呢？"

美国遗传学家弗朗西斯·科林斯（FRANCIS S. COLLINS）

无法进入的较大分子或物质能够穿过，包括能够摧毁肿瘤的药物或者修复遗传疾病的 DNA 链。电穿孔已经在试验室培养液中漂浮的细胞上（体外）和利用探针插入到体内的活体组织上（体内）成功完成。像这样插入的基因被称为基因电转移。传递 DNA 的另外一种方式，是将其用脂肪物质包裹起来，形成名为脂质体的人工囊泡，然后将其注射进细胞。这种方法可以用来治疗癌症，健康的 DNA 会将天然的因某种原因未能起效的癌症抑制基因激活。脂质体传递已经被研究用作治疗囊泡性纤维遗传病。无论使用哪种方法，目的都是将尽可能多的正常基因送入尽可能多的细胞中，并确保它们能保持尽量长的活跃时间。

1990 年，基因疗法已经比较成熟，治愈了一名患有腺苷脱氨酶缺乏症（ADA）的四岁女孩。然而，1999 年杰西·格尔辛格（Jesse Gelsinger）死于美国宾夕法尼亚州费城，损害了人们对于这种新型疗法的信心。格尔辛格年仅 18 岁，当时正在参加一项遗传病的临床研究。腺苷脱氨酶缺乏症是一种使肝脏不能分解氨（蛋白质分解时产生的废物）的遗传病，实验中病毒载体被用于引入正常基因的复制品，但是格尔辛格的免疫系统以一种毁灭性的方式做出了反应。他的大脑受到损害，陷入了昏迷，四天之后死亡。后来的调查表明，试验组织者没有将治疗的早期反应通知格尔

脂质体簇
这幅电子显微镜的扫描图像展现了脂质体（使用与细胞膜一样的材料制成的气泡），脂质体可用于将DNA输入到病人体内。

辛格和他的家人。紧随其后，又有许多其他基因疗法试验失败的新闻，共有超过 600 起"不良事件"的报告，其中包括导致死亡的报告。这些悲剧沉重打击了基因疗法，但是随着时间流逝，临床试验的数量又逐渐增加。

基因疗法比较活跃的领域是疫苗接种——将低毒的致病细菌或其产物注入体内（见 286~293 页）。身体的免疫系统识别出外源性物质（抗原），之后就会启动针对抗原的防卫。DNA 疫苗更进一步，引入了人造的携带制造抗原指令的基因。当抗原被制造出来后，身体的防卫机制便开始采取行动。这样的疫苗自 90 年代开始投入试验，其标靶包括结核病、HIV（见 334~335 页）和疟疾（见 388~389 页）。DNA 疫苗和基因研究都有助于消除这些疾病，其中基因研究的一个例子是调查镰状红细胞贫血为什么可以保护人们免得疟疾。

80 年代，多数科学家估计人类基因组中基因总数超过 100 000 种。在人类基因组计划实施的过程中，科学讨论将这个总数降到了 60 000 到 70 000 之间，之后又降到 40 000 到 50 000 之间。2013 年，基因组计划完成近十年后，大部分的估计值都在 20 000~25 000 之间，这个数目与 20 年前的估计相比，小得让人难以相信，尤其是对于人类这样一种复杂而精密的生物体而言。此外，人类基因组中 DNA 有很大一部分实际上不属于基因序列。那些我们称之为基因的碱基序列被称为编码 DNA，占整个基因组的比例不到 2%。剩下的便是非编码 DNA，被假定为一组无害的剩余物或者意外的复制品，有时会被贴上"垃圾 DNA"的标签。近期，人们才清楚 DNA 的这一大部分实际上根本不是"垃圾"，而是包含了制造物质和分子的指令，用于控制基因是否工作、何时工作和如何工作（见 364~373 页）。这对于未来研究遗传疾病和设计基因疗法有巨大的启示。

基因编码

所有的生物都是由蛋白质这种复杂化合物组成的。细胞核中有一种物质可以控制这些蛋白质的合成方法，从而决定了人与人之间的差异，这种物质就是DNA（脱氧核糖核酸）。DNA有着规则的结构。1953年，詹姆斯·沃森（左）、弗朗西斯·克里克发现DNA是双螺旋结构，像两条互相缠绕的螺旋线圈。DNA存在于每个活细胞中，它包含一系列用于控制遗传特性的指令——基因。当一个生物体长大后，其细胞就会分裂，每个细胞都会有一份用于制造蛋白质的DNA指令。所以，每个人体内的基因都是一致的，但同一物种中不同的个体就会有很多的基因差异。科学家仍然在忙于理解基因密码，即它们是如何影响身体的化学组成（见338~347页），这也将引导我们更好地理解疾病和遗传病。

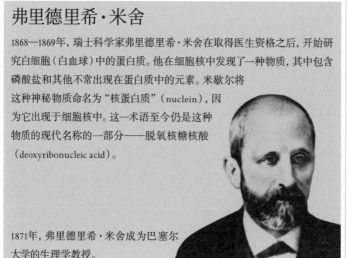

弗里德里希·米舍

1868—1869年，瑞士科学家弗里德里希·米舍在取得医生资格之后，开始研究白细胞（白血球）中的蛋白质。他在细胞核中发现了一种物质，其中包含磷酸盐和其他不常出现在蛋白质中的元素。米歇尔将这种神秘物质命名为"核蛋白质"（nuclein），因为它出现于细胞核中。这一术语至今仍是这种物质的现代名称的一部分——脱氧核糖核酸（deoxyribonucleic acid）。

1871年，弗里德里希·米舍成为巴塞尔大学的生理学教授。

双螺旋

DNA是一种长链分子，由重复的结构单元——核苷酸（见右上角）——组成。核苷酸的排列方式会影响蛋白质的合成。

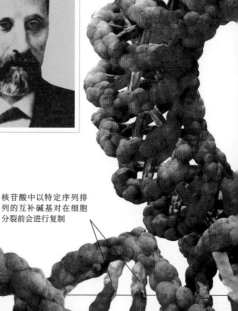

核苷酸中以特定序列排列的互补碱基对在细胞分裂前会进行复制

DNA的结构

核苷酸是DNA的组成单元,每个都是由一种糖类、一种磷酸盐和一种碱基组成。碱基一共有四种(见342页),因为其形状和大小,配对时只有两种组合形式。每一对都由一大一小两个碱基组成。

细胞核是细胞的控制中心,以染色体的形式存储DNA

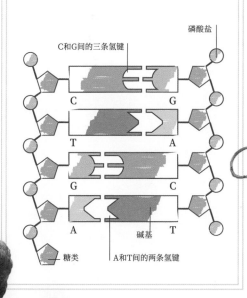

磷酸盐

C和G间的三条氢键

C G

T A

G C

A T

碱基

糖类

A和T间的两条氢键

DNA缠绕着被称为组蛋白的蛋白质

腺嘌呤和胸腺嘧啶的连接(A—T碱基对)

鸟嘌呤和胞嘧啶的连接(G—C碱基对)

组蛋白充当缠绕在周围的大量DNA的支架

双螺旋DNA由两条核苷酸链组成。这些核苷酸链由两旁的糖类、磷酸盐和核心的碱基对的单元组成

机器人与远程医学

在未来战场上，一辆装甲车到达前线附近，这是一种战地手术室，已经准备就绪。装甲车里面是一间微型手术室，安装了各种诊断设备和外科手术设备。每个被带进来的伤员，都会被连接到监控设备上，对伤情进行更详细的评估，然后医学界几乎各分支的顶尖会诊医生就会把快速且专业的治疗措施（包括外科手术）应用在病人身体的几乎每一部分。这个军医设施只能装载少量几名医护人员（虽然经过高度训练）。医学专家都在远离战场的地方，通过超高速卫星通信和机器人手术技术来提供远程医疗服务。这是远程手术的一种场景，其本身也是远程医疗（telemedicine）的一个分支。远程医疗只是一场由计算机与信息技术所驱动的医学变革中的很小一部分，这场变革开始于 20 世纪初，至今依然势头强劲。

第一台远程手术实施于 2001 年，手术横跨了大西洋。纽约的外科医生通过高速光纤连接到了法国斯特拉斯堡的病人和手术团队。纽约的外科医生在摄像机捕捉到的手术区域特写以及病人监控系统的读数和双向音频的指导下，操作一个远程手术控制台，这一控制台的动作会复制到斯特拉斯堡的机械操纵臂和设备上。他们为一位 68 岁的女性患者进行了腹腔镜胆囊切除术——通过一个极小的切口切除了胆囊。因为这主要是为展示远程手术潜力的一次首创的尝试，所以在法方医院有一支富有经验的医疗团队随时待命，以防发生任何问题。远程外科医生面临众多挑战，其中之一是在将近 4 350 英里（7 000 千米）的距离下使医生的动作能够几乎实时地复制到机械操纵设备上。测试显示，从操纵者的动作，到机械臂动作并通过摄像头返回到操纵者的显示屏上，这其中如果有超过 250~300 毫秒（约 0.25 秒）的时间延迟，就会使外科医生有分离感和迷惑感。"纽约—斯特拉斯堡—纽约"一次往返的延迟为155毫秒，这是可以接受的。同样至关重要的还有一个独立的通信连接，与通常世界范围内的网络通路不同，这一通信连接不会减慢速度或者被打断，它同时传输着机械控制、医疗监控、双向音频和视觉通信等手术所需的大量数据。整个操作过程用了不到一个小时，而且两天后患者就出院回家了。这一里程碑式的事件被称为"林德伯格手术"，以1927年独自一人不间断飞渡大西洋的查尔斯·林德伯格（Charles Lindbergh）的名字命名。欧洲远程手术研究所（European Institute of Telesurgery）的专家雅克·马雷斯科（Jacques Marescaux，即从纽约远程实施手术的医生）说："这奠定了外科手术全球化的基础，让我们可以想象，一名外科医生可以给全世界任何地方的病人做手术。"

　　林德伯格手术使用的是一个名为"宙斯"的远程三臂机器人系统，由外科医生的手部动作进行控制。"宙斯"的两个臂控制着手术器械（包括腹腔镜），另外一个臂则控制着腹腔镜的定位器，被称为"自动最优定位内窥镜系统"（AESOP）。腹腔镜是一种细长、纤薄的管子，可以携带光源、摄像头和各种手术工具——包括钳子、链钩、破碎机、刀片和烧灼头，它通过腹壁上的一个小切口插入到病人体内。腹腔镜手术是一种典型的微创手术（MIS），或者被称为"洞眼手术"，与大切口的传统方法相比，这类手术极大地减少了组织溃烂、血液流失、术后疼痛、恢复时间和疤痕程度。AESOP主要被设计用来帮助外科医生

林德伯格手术
在2001年历史性的林德伯格手术期间，"宙斯"外科手术机器人的远程控制机械臂在做腹腔镜胆囊切除手术，一队医生正在待命。

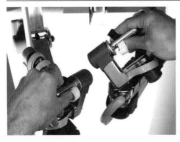

远程心脏手术
一名外科医生操纵一台"达·芬奇"机器人，
演示使用这一系统进行第一次器官移植手
术。这一手术发生于2004年伦敦的圣托马斯
医院。

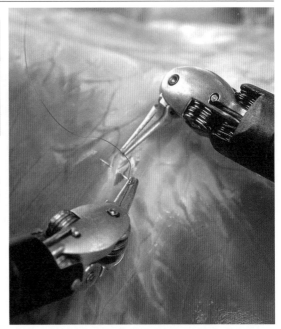

引导腹腔镜，因此，这也是早期的计算机辅助下的机器人手术。在 AESOP
和 ZEUS 之后，"达·芬奇系统"（da Vinci system）于 2000 年问世。"达·芬
奇系统"使用的是美国国家航空航天局最初用于战场环境的空间技术，有
三个或四个机械臂。一个臂携带着腹腔镜和用于 3D 视觉成像的双摄像头，
另外的臂控制着各种手术器械。它的臂和手腕利用了许多枢轴和关节，有
着比任何人类的臂和手腕更广的运动范围。外科医生使用手、脚、头和声
音去控制腹腔镜、器械、显示器、照明和其他设施。

　　通过"达·芬奇系统"每年实施成千上万例手术，尽管其中的大部
分并不是超远距离的操作，外科医生和控制台往往就在病床旁边。这种计
算机或机器人接口对于很多医疗中心来说过于昂贵，但据说它与亲手操作
相比有着很多好处。比如，它可以帮助减少即使经验最丰富的外科医生都
有的正常的手部细微颤抖，它可以将动作"减速"，使手的大动作转化为
很多细小的机器动作，从而提高显微手术的精度；还可以帮助探测和消除
罕见的偶然疏忽，而且外科医生可以处于一种舒服、有效率的状态，使疲
劳最小化。这种设备也允许外科医生在控制台上进行演习；系统从真实的

病人身上采集详情，通过数据库得到预测结果，在一个虚拟病人上展示出来。如果一切就绪的话，外科医生就会命令操纵器执行操作。

21 世纪初，远程手术的复杂程度达到了一个新的高度，出现了触摸敏感性或者触觉反馈技术。阵列式传感器会通过操纵装置探测到最低程度的振动，收集包括组织阻力和流体滑度等信息。这些信息会进行反馈，表现为外科医生控制器的阻力，有效地使外科医生感受到正在发生的情况。

计算机化机器人辅助的外科手术种类，在逐渐增加。子宫切除等妇科手术、心脏瓣膜和冠状动脉旁路移植术、肿瘤切除手术和神经外科手术，都已经用这种方法实现过了；病人和外科医生相距甚远的远程手术也在不断增加。当世界各地的实习生在动物、计算机模拟的虚拟病人，甚至（考虑到所有保障措施）实际病人身上练习时，远程辅导和远程教学能够让经验丰富的外科医生给予他们建议，实现对他们的监控甚至协助。外科医生也可以通过这项技术彼此观察，互相支持，讨论个例，共享他们的知识。

计算机在医学上的使用日益增多，远程手术即其技术成果。在全世界的很多地方，计算机在后台兢兢业业地工作，帮助着医生和病人。它们分析有潜力成为新型药品的微粒和化合物，给出其药效及副作用的数据，并将其形象化。它们能挖掘数据，以追踪传染病的暴发，为流行病学家分析其因果关系（见 180~187 页）。同样依赖于计算机能力的扫描设备得到图像，再由计算机进行锐化、上色和解析，并且给出基于这些图像的诊断建议。计算机自动化病史问卷帮助医生更高效地利用时间，而且有证据表明，病人回答机器的提问要比他们回答人类医生的提问更加诚实，特别是在一些敏感话题，如酒精或毒品摄入、性关系等方面。从提醒一名初级护理医生一种药物可能对特定病人有副作用，到在地球上给宇航员做远程急救手术，这些电子设备可能有一天会替代人类医生。与此同时，我们也越来越难以想象，如果没有这些电子设备，医学——特别是外科——将会是什么样。

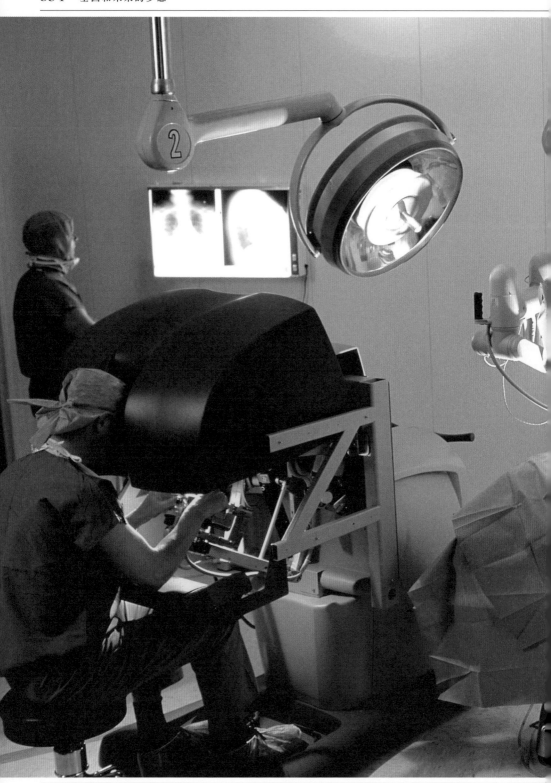

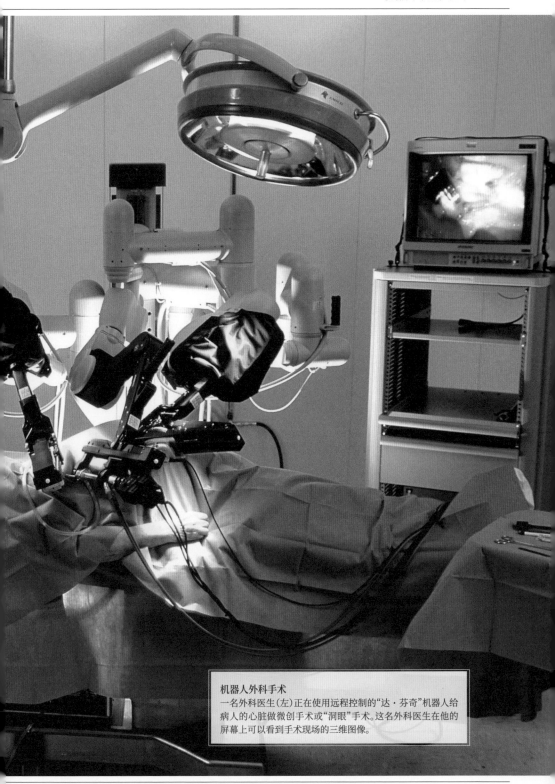

机器人外科手术
一名外科医生(左)正在使用远程控制的"达·芬奇"机器人给病人的心脏做微创手术或"洞眼"手术。这名外科医生在他的屏幕上可以看到手术现场的三维图像。

急诊医学

"**发**生重大事故。通知所有的急救员、护理人员和其他急诊医生。迅速启用空中救护。联系好 ER（急诊室）、ICU（重症监护病房）、CCU（冠心病监护病房）、HDU（血液透析室）。做好伤员分类，准备 SCA（心脏骤停）、MI（心肌梗死）、CAB（冠状动脉旁路移植术）、CPR（心肺复苏）、defib（除颤器）、AED（自动体外除颤器）。检测 BP（血压）和其他重要生命体征，检测 sats（血氧饱和度）……"医学充满了首字母缩略词、缩写和术语，急诊医学是其中缩写词最丰富的分支，或者说，在一定程度上，这是为了在这个时间最宝贵的医疗领域缩短说、读、写的时间。

从古罗马、古波斯和古中国战场上的急救程序（主要是在伤口附近绑紧止血带，或用匕首和从衣服上撕下的线来粗略地缝合伤口）到如今复杂的 EMS（急诊医疗），经历了一段漫长的历程。特别是 20 世纪 80 年代以来，由于手机和互联网实时通信的实现，运输病人和工作人员的快车、直升机、飞机和快艇速度不断加快，以及在诊断和治疗方案中使用计算机，急诊医学加速发展。急诊医疗人员也越来越专业化，逐渐从记不清急救方法

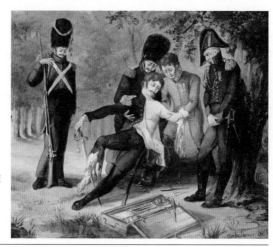

战地外科医生
1813年的哈瑙(Hanau)战役中，拿破仑军队的首席外科医生多米尼克·让·拉雷男爵在抢救一名士兵。

而惊慌失措的业余人员，向如今训练有素、合格、不断自我完善的急诊专家转变。目前权威认可的急救医务从业人员范围很广，其专业名称因国家和地区而异，包括临时急救员、持证急救员、现场急救员、基础 EMT（急救医疗技术员）、高级 EMT 和护理人员等，此外还有医疗中心和医院急诊科、急诊室的工作人员，如护士、实习医生和高级会诊医师。

作为医疗系统的一个正式分支，急诊医学相对比较年轻。20 世纪 50 年代，才委任了这个领域的第一批医院专家。在此之前，由来自其他专业领域的工作人员在急诊室或 A & E（急症科）履行他们的轮岗职责。自 70 年代起，美国、欧洲、加拿大、澳大利亚和日本的主要医院大多都建立了急诊科。美国的《美国急诊医学杂志》（*American Journal of Emergency Medicine*）创刊于 1983 年，英国《急诊医学杂志》（*Emergency Medicine Journal*）的第一期出版于 1984 年，截至 2010 年，一项重要调查显示，世界上约 1/3 的国家已将急诊医学设置为一门正式专业。

急诊医学源于何地？第一次十字军东征期间（1096—1099 年），欧洲军队组织了诸如耶路撒冷圣约翰骑士团（医院骑士团）等团体，他们专门负责抢救战斗中受伤的士兵，帮助需要医治的朝圣者。英国的主要急救组织之一，圣约翰救护机构（St. John Ambulance）的起源，即可上溯到这一时期。尤其是在欧洲，这种秩序贯穿于中世纪晚期，直到文艺复兴（见 126~131 页）。19 世纪初，战地外科医生多米尼克·让·拉雷及其顾问开创了救护车的理念，他们用快速马车来运输拿破仑军队中的伤员。他们安排医务人员做前线人员，并建立了战斗医疗设施，或者说战地医院的雏形。拉雷的团队，改进了伤员分类的理念，在面对数量巨大的伤亡时，快速评估并排列伤员治疗顺序。那些最可能得救的人会被优先考虑，优先于那些不做医疗处理也可能恢复的人，以及那些即使接受治疗也很可能死亡的人。如今，治疗和伤员分类的成功率都有了突飞猛进的提高，但基本准则和伦理问题一如既往，而武装冲突也仍然是推动急诊医学进步的催化剂。

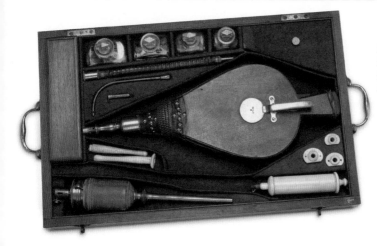

急救包
这种19世纪的装置通过将烟草产生的烟雾吹入患者肺部，来抢救心脏停跳和呼吸停止的人。

　　如今，急诊医学中最常见的疗法之一是口对口式人工呼吸，或称人工呼吸。这种做法历史悠久，在古代和中世纪都曾被人们提到，但直到18世纪，它才成为常规做法。

　　1744年，苏格兰外科医生威廉·托萨赫（William Tossach）记录了一个他抢救一名昏迷煤矿工的实例："他的心脏和动脉都没有半点儿搏动，且没有一点儿可被观测的呼吸……我把我的嘴靠近他的嘴，尽可能地朝他吹气，但忘了堵住他的鼻孔，所有的空气都从那里泄漏出来；因此我用一只手捂住他的鼻孔……我再次吹起来……完全用气息来使他的胸部鼓起……我立刻感觉到他六七次非常快的心跳。"18世纪60年代和70年代，因为"救援组织"的建立，这种做法传遍欧洲和北美——主要是为了救治冬季掉入冰河冻僵的人。有时人们会使用鼓风机（其可以用于吹烟雾而非空气）为其通气，但口对口的方法被证明更为有效。

　　这就是急诊医学中最知名、最引人注目的技术之一——心肺复苏的演化历程。20世纪早期，在辅助呼吸的"肺"部分之上，又添加"心"部分——胸外心脏按压。在胸骨上施加有规律的按压，挤压下面的心脏，迫使血液沿动脉流出心脏。心脏中的瓣膜和主静脉（见134~143页）中的血液保持某种单向循环流动，并且保证将一些氧气分配至重要器官——关键是分配给大脑。到了60年代，心肺复苏建立在了更科学的基础上，不仅适用于溺水者，而且也适用于心脏骤停等紧急情况。

心脏骤停有多种病因，它是心脏病发作的常见形式。当动脉内称作动脉粥样硬化的一块脂肪沉积物脱落，并形成血块，阻塞供应心肌的动脉时，就会导致心肌梗死。抢救心脏骤停是医疗急救的主要工作之一。

心肺复苏是被称作"ABC"的治疗方案的一部分，"ABC"治疗方案用于治疗没有可检测呼吸或脉搏的无知觉患者。ABC 是气道（air way）、呼吸（breathing）、循环（circulation）的首字母缩写：A，确保通入肺部的气道畅通无阻；B，通过口对口来辅助呼吸；C，通过胸部按压来促进循环。每个步骤都与下一个环节的成功息息相关——例如，如果呼吸道被呕吐物等物阻塞，那么辅助呼吸就没有任何意义。ABC 是 20 世纪 50 年代彼得·沙法（Peter Safar）和詹姆斯·伊拉姆（James Elam）医生在美国阐释的概念。沙法著有《抢救 ABC》（*ABC of Resuscitation*，1957 年），而伊拉姆著有《人工呼吸》（*Rescue Breathing*，1959 年）。2010 年，美国心脏协会（AHA）和其他美国专家建议将 ABC 改为 CAB（除新生儿外），并将按压频率从每分钟 60 次提高至每分钟 100 次。这使得第一个任务从检查呼吸道并辅助呼吸，变成了按压和保持循环。美国心脏协会解释说："在 A—B—C 顺序中，急救者打开气道以进行口对口人工呼吸，或取出心肺复苏屏障物及其他通气设备时，通常会延误胸部按压。通过将顺序改变为 C—A—B，就能较早地进行胸部按压，而辅助通气则延迟至胸部按压的第一周期完成（应该在大约 18 秒内完成 30 次按压）。"先进行胸部按压，辅助呼吸的开始只会被延迟不到 20 秒，而大多数人可以屏息比这更长的时间。最近的另一个趋势是忽略辅助呼吸，一旦呼吸道清理干净就集中进行胸部按压，因为按压也会使一些空气进出肺部。

"为人类服务"

圣约翰救护机构格言

一种 CAB / ABC 的变体加上了 D，D 指"defib"，即心脏除颤——对胸腔和心脏进行谨慎控制下的电击，试图使心脏的电控制系统恢复正常（见 362~363 页）。心脏除颤器已经存在了一个多世纪，虽然最初人们只打算将其用于动物身上。

1947 年，医院对在开胸手术期间暴露出来的心脏，第一次使用了除颤器。从 50 年代中期开始，除颤器开始用于闭合的胸腔，方法是将电极片紧贴在皮肤上。在接下来的十年中，便携式除颤器出现，很快就装备在大多数救护车和急诊医疗运输工具上。70 年代，在俄勒冈州的波特兰，医生阿奇博尔德·沃伦·"阿奇"·迪亚克（Archibald Warren "Arch" Diack）及其合作者设计出了一台新型装置——现在被称为自动体外除颤器，在英国，80 年代试用的早期版本名为"救心机"（Heart Aid）。电子设备使自动体外除颤器更小、更易于使用，它们在连接到患者之后，可以进行紧急诊断并进行适当治疗。如今，只接受过初级培训，甚至没有接受过培训的人都可以使用自动体外除颤器，它被安装在办公室、工厂、商场、游泳馆和健身房等各种场所。

除了除颤器和其他硬件设备外，还有许多药物可用于急诊病人。例如，溶栓剂（或称"血栓通"）可以溶解、分散血栓或血块，恢复血液供应。血块导致许多医疗急重症，包括心肌梗死、中风和深静脉血栓的形成。早在 1933 年，美国巴尔的摩市约翰·霍普金斯大学的威廉·史密斯·蒂利特（William Smith Tillett）就发现某些细菌会生成溶解血块的物质，他称该物质为链激酶。50 年代末，该物质被用于救治急性心肌梗死患者，不过由于当时其副作用尚不明确，70 年代它才被批准在一定限制下使用，80 年代末才被广泛使用。此时，另一种被称为 rtPA（重组组织型纤溶酶原激活剂）的溶栓剂，这是最早的"基因工程"药物之一。它衍生自 40 年代发现的人体中的天然血块溶剂——tPA（组织型纤溶酶激动剂）。尽快服用这些溶栓剂，现在每年可以拯救无数人的生命，并减少血栓造成的长期损害。

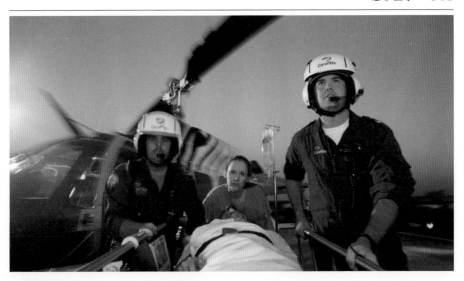

黄金一小时
医护人员将病人送至急诊室的过程中,用途中的时间评估其状况并提供初步治疗。

　　医院急诊评估准备完善而快速。传统上,急诊评估中检查的四个主要生命体征是体温、心率(脉搏)、血压和呼吸(呼吸频率)。一些评估方案中还有瞳孔反应、疼痛体验和血氧饱和度(血液携带的氧气比例)。

　　除脉率外,脉搏血氧仪还用于无创、便捷、连续地测量血氧饱和度;在指尖或耳垂处的微型夹式传感器,用特定波长的光来检测红细胞中有多少血红蛋白是含氧的氧合血红蛋白的形式。最需要治疗的急诊病人,可能会被送入 ICU、CCU 或类似部门(其确切名称因地而异)进行治疗。例如,危及生命的心脏病可能需要被送入 CICU(心脏重症监护病房),而新生儿则会被送入 NICU(新生儿重症监护病房)。

　　"黄金一小时"概念已经深入人心,这一理论认为,在受伤后 60 分钟内实施急救,成功率最大。后来,又进一步产生了"白金十分钟"的概念,这是急救医疗技术员或护理人员对急诊病人进行病情评估、处理和启动运输应花费的时间。简而言之,就是辅助人员花费时间在黄金一小时应占的比例。随着救护车队伍变得更加训练有素,他们的设备变得越来越全面、复杂,挽救生命和改善最终治疗结果的机会,就取决于急诊医疗的最初几分钟。

冲击心脏系统

心脏病发作的人，其心肌通常会不规律地收缩，这种症状被称为心室颤动。19世纪末，科学家发现通过对心脏施加电击，可以停止这种颤动、救活他们的实验对象——一只狗。1947年，这种技术首次应用于人类。美国外科医生克劳德·贝克（Claude Beck）成功地将电击和胸内心脏按压结合起来，救活了在手术期间心脏骤停的孩子。50年代，不需打开病人胸部的外部除颤器开始投入使用。一些现代装置能够自动计算患者心律，因此它们可以在紧急情况下为几乎没有接受过训练的人所用。

试错法

20世纪之前，医生曾尝试许多让病人心脏恢复跳动的方法，包括放血和使其喉咙发痒等等。18世纪时，开始提倡向口内吹气和按压腹部的方法，但没有被广泛接受。这种方法启发了自20世纪60年代初开始使用的方法——即口对口人工呼吸和胸部按压，以人工血液循环来保持大脑活性的现代心肺复苏。

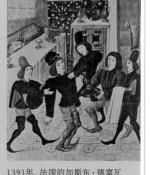

1391年，法国的加斯东·德富瓦（GASTON DE FOIX）伯爵死于心脏骤停

type 180 C

defibrillate

DANGER HIGH VOLTAGE

patient

CARDIAC RECORDERS LTD. LONDON ENGL

电极被包裹在带有绝缘塑料手柄的板状物中，以保护操作者

除颤器

1970—1980年

到70年代，带有充电电池的便携式除颤器投入使用。它们小巧便携，在急救服务和医院中非常实用。

电压和电池指示灯

电池测试和电容器充电开关

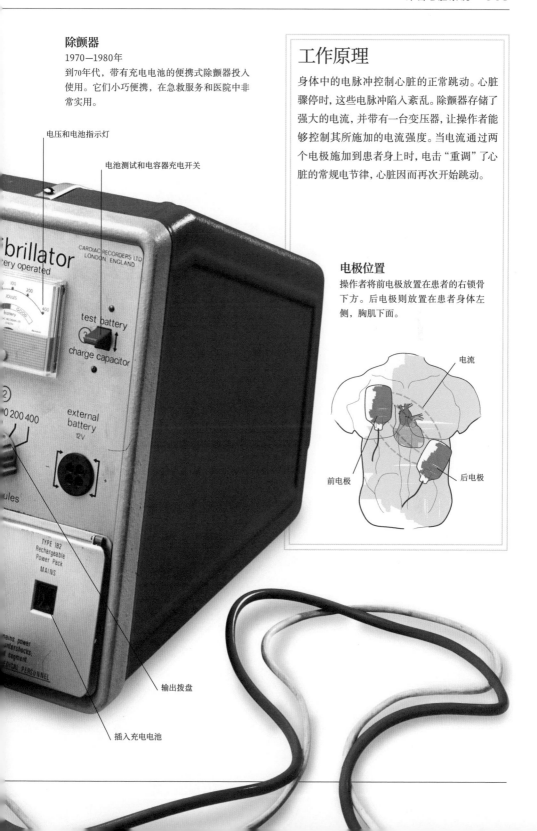

test battery

charge capacitor

external battery 12V

TYPE 182
Rechargeable
Power Pack
MAINS

输出拨盘

插入充电电池

工作原理

身体中的电脉冲控制心脏的正常跳动。心脏骤停时，这些电脉冲陷入紊乱。除颤器存储了强大的电流，并带有一台变压器，让操作者能够控制其所施加的电流强度。当电流通过两个电极施加到患者身上时，电击"重调"了心脏的常规电节律，心脏因而再次开始跳动。

电极位置

操作者将前电极放置在患者的右锁骨下方。后电极则放置在患者身体左侧，胸肌下面。

电流

前电极

后电极

干细胞治疗

一颗植物种子发芽，从一根茎长成整个植株。这个过程看似平凡无奇，却是一个精妙的过程，芽、侧芽、叶和精致复杂的花朵等具有特定功能的部分逐渐生长出来。植物的茎或干，可以很恰当地比作人类和其他动植物的干细胞。干细胞是一种"通用"细胞，它尚未为某种专门的功能发展出任何特征——例如，干细胞不像神经细胞（神经元）那样通常有分支（树突）和一个较长的轴突（一种特殊的细胞延伸），并且专门发送和接收神经冲动；也不像红细胞那样呈圆盘状，且富含用以携带氧气的血红蛋白。不过，干细胞的确有易于识别的特征：它们可以自我更新——通过分裂保持自身数量，或通过分裂制造更多和自己一样的细胞——并且在一定的条件下，它们可以变成许多其他类型的特化细胞。

从某种意义上说，最初的干细胞是受精卵，一个已受精的卵细胞。它分裂成两个，然后变成四个，依此类推。首先，它的子代细胞看起来都差不多，它们组成一个被称作桑葚胚的黑莓状球体。子代细胞继续增殖，并形成一个被称作囊胚的细胞空心球。细胞继续分裂，但此时各种细胞开始特化，它们的外表不再相似，且彼此间分工也不同——这一过程被称为分化。接下来，在胚胎阶段，成千上万迅速增殖的细胞变成数以百万计的特化细胞，并最终构成了身体的 200 多种组织。此时细胞完全特化，比如，已经成为神经细胞或红细胞，它们通常不能再做任何改变，甚至不能通过分裂产生更多同类细胞来更新自己。在某种程度上，它们已经到达了"终点站"，只能进行特定的工作，然后死亡。因为大多数细胞，尤其是特化

人类干细胞
这些早期胚胎干细胞看起来都很相似。当它们继续增殖，会产生数以百万计的特化细胞，这些特化细胞将形成人体的每一种组织。

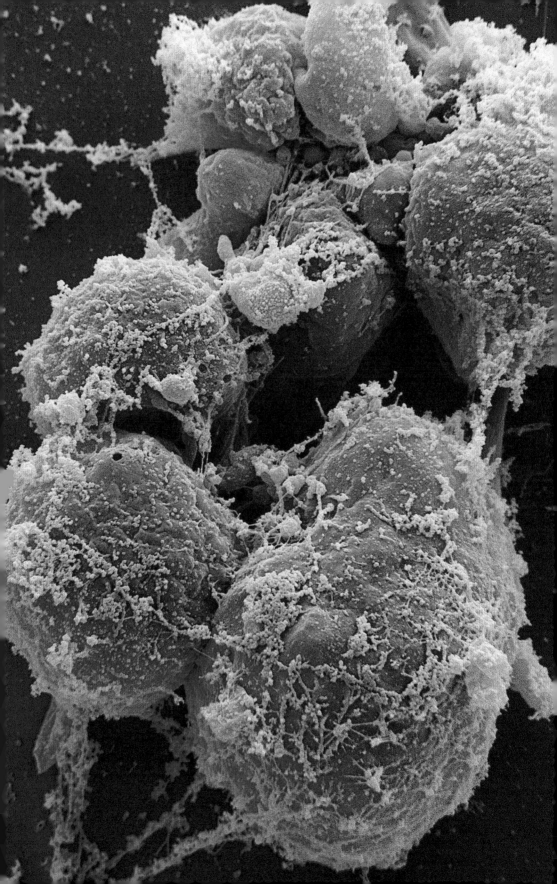

细胞，寿命有限。譬如，血液中的红细胞，寿命大约是三个月，而肠道内的细胞活不过一个星期，所以必须产生新的细胞来替代它们。

以红细胞为例，它们的产生速率是每秒钟 300 万个。这就是成人体内的干细胞的工作。与最初的受精卵不同，它们不能形成任意类型的细胞或组织，而是有一个更有限的功能——创造一系列相关的祖细胞。为血液服务的干细胞被称为造血干细胞。它们主要见于骨髓中，会持续分裂，供应血液循环中的十几种不同类型的血细胞——红细胞、血小板（有助于凝血），以及机体免疫系统中抵抗疾病和入侵微生物的几种白细胞。由于造血干细胞的存在贯穿人的一生，而不仅存在于胚胎阶段，所以被称为成体（体细胞）干细胞。因此，有两大类干细胞：胚胎干细胞和成体干细胞。

一个干细胞的可塑度——其能够创造的特化细胞的数量和种类——被称为它的"潜能"。受精卵细胞和其发育过程中桑葚胚阶段制造的细胞，被称为万能干细胞。万能干细胞可以产生体内所有类型的细胞，以及胚胎赖以生长和发展的支持细胞和组织，如胎盘、脐带、周围的膜和子宫内的液体。接下来是所谓的多能干细胞，它能产生除子宫内组织外的每一种类型的体细胞（所以，一个多能干细胞不能通过在子宫内生长而创造一个人类）。单能干细胞更加受限，它们可以制造一系列相关细胞，但这些细胞差异不大。拿造血干细胞来说，它能产生各种血细胞，但不能产生肌细胞、肝细胞等。单能干细胞，或前体细胞，甚至更加受限，只能产生一种特化细胞。

因此，干细胞类型多样，从那些潜能广阔却几乎不分化的，到那些非常特化却几乎没有潜能的，各不相同。为什么一些细胞系分化了，而另一些却仍是干细胞？几乎所有的人类细胞，在其遗传物质 DNA（见 348~349 页）中，都具有整个人类基因组的全套 20 000~25 000 个基因，这些基因会发出构建和运行一个人体的指令（见 338~347 页）。分化（或特化）看来并不会导致细胞丢失或损坏一些基因，也不涉及创建或复制其他基因。尽管

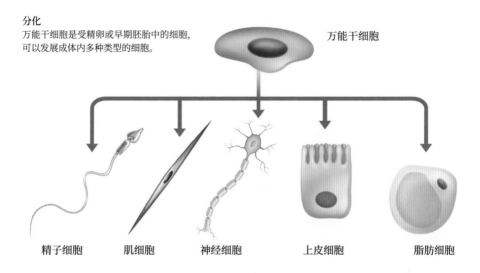

分化
万能干细胞是受精卵或早期胚胎中的细胞，
可以发展成体内多种类型的细胞。

万能干细胞

精子细胞　　　肌细胞　　　神经细胞　　　上皮细胞　　　脂肪细胞

所有的基因都保持完整，但全套基因中只有一些基因亚群"启动"。例如，在一个神经细胞中，用来创建神经细胞、使它们工作的基因是激活的，但其余的则没有激活；而在一个骨细胞中，用以创造和维系骨组织的基因起作用，其他的则不起作用。在一个干细胞中，这些特化基因的亚群并没有启动，但已为将来某天的激活做好了准备；起作用的都是使细胞持续分裂并制造自身副本的基因。干细胞医学用途的关键，在于知道如何操控不同的基因亚群，使它们可以按需启动或关闭。

日本的广岛、长崎在 1945 年遭到原子弹轰炸之后，科学家发现：暴露在辐射中会导致血液和免疫系统受损，白细胞不再再生，而且促凝血的血小板数量也减少了。这引发了人们进行小鼠实验，这些实验发现，新的、健康的血细胞的来源是骨髓，即造血干细胞。一些内科疾病也会影响造血干细胞，扰乱它们繁忙的造血生产线。这些疾病包括再生障碍性贫血，这种疾病会损害骨髓及造血干细胞；疾病还包括各种类型的白血病，这是影响白细胞的恶性癌症，会使白细胞过度增殖或丧失功能，并排挤或破坏其他正常细胞。放射疗法或药物治疗可以破坏这些不守规矩的细胞，但是正如原子弹爆炸的辐射，这种疗法也会杀死非常重要的造血干细胞。

移植造血干细胞能治疗这些疾病吗？如果从一个人的骨头中取出骨髓，并注入另一个病人体内，干细胞会"适应"并补充病人的特化血细胞吗？这个过程，被称作造血干细胞移植（HSCT），或称骨髓移植。1956年，在纽约的玛丽·伊莫金·巴塞特医院（Mary Imogene Bassett Hospital），E. 唐纳尔·托马斯医生（Dr. E. Donnall Thomas）和他的团队第一次实施了造血干细胞移植。手术的对象是同卵双胞胎，其中一个患有白血病。因为是同卵双胞胎，没有出现排斥的问题（被视为外来物质而被接受者的免疫系统攻击的问题）。这是被称作干细胞疗法的新型疗法的第一次成功试验，而托马斯医生因"关于器官和细胞移植在治疗人类疾病的发现"当之无愧地获得了 1990 年度诺贝尔生理学或医学奖。

开展造血干细胞移植要克服许多困难，其中包括排斥反应，这可以通过免疫抑制措施来应对。得益于此，1968 年非同卵双胞胎之间的第一次移植得以实施，1973 年进行了非亲属关系但组织匹配的捐献者和接受者之间的移植。如今，有若干种形式的造血干细胞移植，其中一些是给病人回输自体干细胞，也就是在化疗或放疗清除骨髓病变细胞之前收集、储存的造血干细胞。造血干细胞重新进入骨髓，并重新开始生产血细胞。从一个人到另一个人的造血干细胞移植程序与此相同，但为了避免排斥反应，需要对免疫系统进行抑制。在这两种情况下，造血干细胞都可以从捐赠者的血

"在需要积极探索（干细胞研究）方面，科学家们没有分歧。"

道格拉斯·梅尔顿博士（DR. DOUGLAS MELTON）
哈佛干细胞研究所

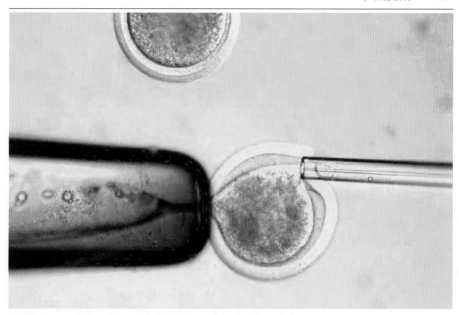

核移植
一个成体干细胞被注入一个去核的人卵细胞中。这创造了一个新的"克隆"
人类胚胎,从这个胚胎上,可以获得干细胞。

液中获得,通过一个在离心机中快速旋转血液去除白细胞的设备,不同液体和细胞分离成不同层。干细胞还可以从捐赠者的骨髓中获得,骨髓通过插入一块大骨头——通常是髋骨——的粗针抽出。最近,干细胞也可以取自脐带血。

造血干细胞移植仍是干细胞疗法中最常见的,但在这个快速发展的医学领域,人们希望干细胞也能有更多常规用途。研究胚胎干细胞如何起作用、为何起作用,揭示了早期人类胚胎发展的方式,这转而又引起了对如脊柱裂、某些心脏畸形等先天性疾病的探究。严重的疾病(如癌症)起因于细胞异常增殖,而不能像原来一样分化。同样,干细胞研究可能有助于确定这些细胞中的"错误"基因如何、为何被激活,从而探索新的疗法。干细胞研究也可以提供更多测试潜在药物、有毒化学物质的方法。多年来,在实验室内培养生长的某些类型细胞已被用来甄别药物效果(既用于甄别正面效果,又用于甄别负面效果)。20 世纪 50 年代,科学家用这种方式培养了几种癌细胞,这对新抗癌药物的发展一直起着重要作用。各种干

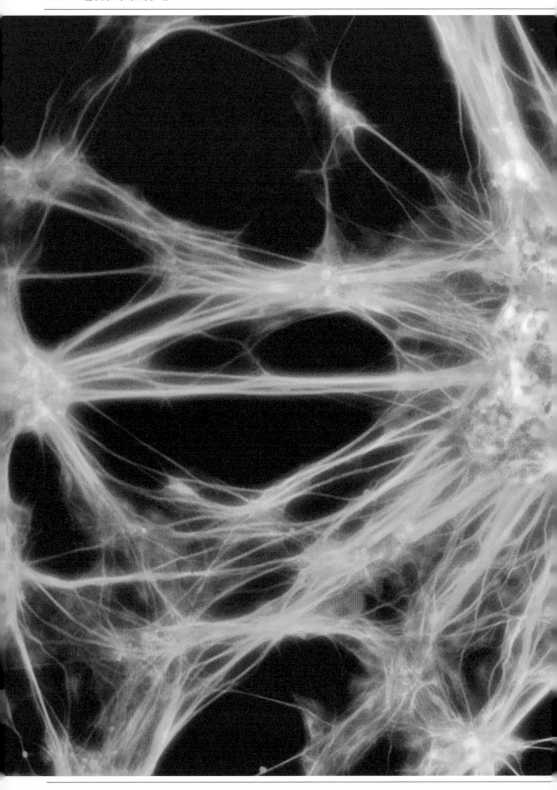

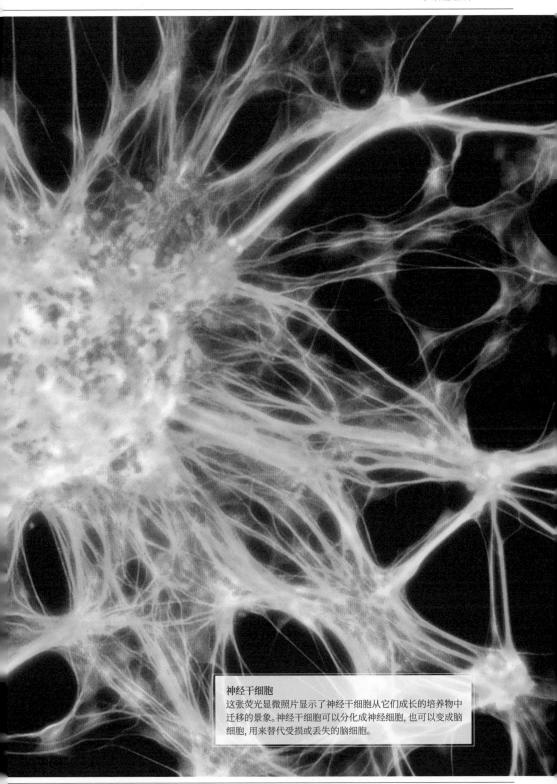

神经干细胞
这张荧光显微照片显示了神经干细胞从它们成长的培养物中
迁移的景象。神经干细胞可以分化成神经细胞，也可以变成脑
细胞，用来替代受损或丢失的脑细胞。

细胞现在也加入这个体外培养细胞系库内，包括诱导多能干细胞（iPSC）。

正如前面所解释的，胚胎中的一个多能干细胞，可以增殖成任何人体组织（除了那些胚胎外部的组织，如胎盘组织）。诱导多能干细胞通常是一个取自成人体内的成熟特化细胞。当其在实验室中受到某种条件或物质影响时，它会回到多能状态，就像它在早期胚胎中似的。2007 年，通过处理或"重新编程"（reprogramming）名为"纤维细胞"（这种细胞生成了包括人体结缔组织中胶原等纤维蛋白在内的各种结构成分）的成人细胞，人们首次获得了人类诱导多能干细胞。2012 年，日本医生、研究者山中伸弥和英国干细胞研究者约翰·格登（John Gurdon），因"发现成熟细胞可以被重新编程为诱导多能干细胞"而获得诺贝尔生理学或医学奖。同年，科学家用肾脏内壁脱落的细胞制造出了诱导多能干细胞，所有这一切只需一份尿液样本，而无须使用针管、手术刀或类似的侵入性技术。

令人兴奋的是，人们可以在实验室内操控诱导多能干细胞，使它们开始变成特化细胞，就像它们是胚胎干细胞一样。细胞可以被诱导，形成治病所需的特定类型细胞和组织，病人便是原细胞的所有者。如果特化细胞

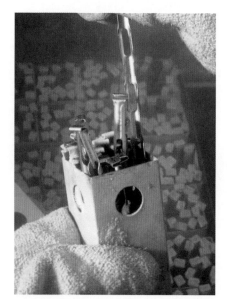

和组织来自从他人身上移植的胚胎干细胞，它们可能会被排斥，因为胚胎来自一个基因不同的个体。解决方法是从患者身上取成人的特化细胞，使其回复到像胚胎一样的干细胞状态，即诱导多能干细胞，然后诱导它们发展成用于治疗

冷藏
干细胞包含着危重病细胞基础疗法的新希望，可以先将它们保存起来，直到需要动用它们的时候取出。其保存方法是浸入液氮冻存。

病人的细胞、组织，然后将其植回病人体内。

造血干细胞不是唯一的成体干细胞。到 20 世纪 60 年代，人们已经发现了间充质干细胞（骨髓成体干细胞）。这些细胞可以生成骨骼、软骨、脂肪及许多其他类型组织。此后，发现了更多类型的成体干细胞，它们每个都能增殖，用于自我更新，或产生能变为特化细胞的种类。人们已在皮肤、血管、肌肉、心脏、牙齿、肠、肝脏、卵巢和睾丸中发现了这些干细胞。我们现在已经知道，即使是充满高度特化神经细胞的成人大脑，也包含干细胞，这种干细胞可以产生其组织中的三种主要类型细胞。许多成体干细胞会保持休眠状态，直到它们在正常的细胞更新时，或是在机体受伤、患病的情况下，按需分化和补充细胞。和诱导多能干细胞一样，成体干细胞似乎是干细胞疗法的最佳候选，但是它们数量都很少，都难以在其自然环境之外增殖，而且要让它们按照指令分化也很困难。但无论如何，成体干细胞在用于皮肤灼伤和角膜（眼睛前部的半球形"窗口"）损伤的治疗方面，有令人鼓舞的迹象。

干细胞技术会为移植培养出组织，甚至整个器官的"备件"吗？在提取一位病人的几个细胞，就能制造出新的心、肝、眼睛，或修复脊髓的补丁之前，还有一段很长的路要走。这里也存在着法律和道德上的问题，比如，如果说应该有人掌控操纵干细胞的专利的话，那么应该是谁？无论如何，目前提出可以通过诱导多能干细胞和成体干细胞治疗的疾病，已有成百上千种，包括阿尔茨海默病、脱发、某些癌症、脑瘫、乳糜泻、听力和视力缺陷、1 型糖尿病、心脏衰竭、不孕不育、帕金森病、类风湿性关节炎、脊髓损伤、中风、系统性红斑狼疮和蛀牙——这是一份正在不断增长的名单，代表了医疗的一次革命。

尊严和死亡

人固有一死。死亡通常令人伤感，有时带有悲剧色彩。如果死亡发生在医疗系统内，其情况也可能很复杂。无论如何，死亡的日常意义、哲学概念和科学定义，都随时间推移而变化，也因地域的差别而有所不同。

例如，宗教信仰中往往包含"来生"的概念，这使死亡成为一个纯粹的、在此世和来生之间的过渡阶段。按照这种观念，灵魂不灭，在出生时化为人形，死亡时，灵魂继续前进，也许是向上走，也许是向下走，这取决于其在地球上的所作所为。古埃及人把死亡看作一种复活前的暂时状态。死者第一次进入可怕的冥界，在那里，在俄西里斯（Osiris）的监督下，他或她会被一个由 42 名成员组成的评审团评估，或许还会得到阿努比斯

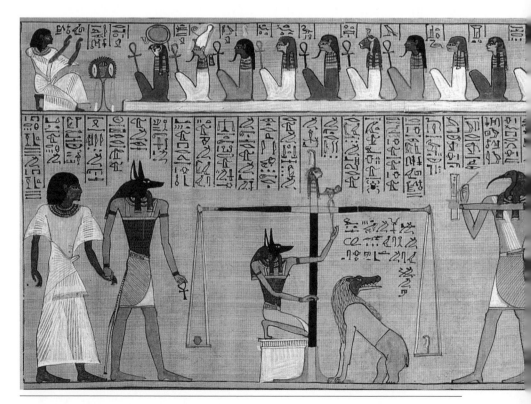

（Anubis）的帮助，阿努比斯是掌管木乃伊和来世的胡狼头人身的神。在一个被称作"称量心脏"的仪式上，阿努比斯会用一台天平来衡量死者之心和一根羽毛孰轻孰重，这根羽毛象征着女神玛亚特（Maat）的正义和真理。

　　如果天平显示死者的善行占上风，死者就会被允许进入芦苇平原——永恒幸福的天堂。但是，如果恶行占主导地位，那么心脏就会被喂给阿米特（Ammit）——死人的吞噬者——而其身体的其余部分会被托付给厄运、忧郁、黑暗、无序和混乱之神——赛特（Seth）。

　　"心是一个人的生命本质"这种思想在古埃及之前就已出现，并在古代一直盛行，直到中世纪以后。11世纪，阿拉伯哲学家、医生伊本·西拿（见100~105页）把灵魂描述成通过心脏调控身体来发挥作用的、敏感的、自然存在的、有形的"精神"。正常呼吸也被视为是生命所必需，而当一个人呼吸或心跳停止时，他就被宣告死亡了。直到20世纪20年代初，科学医学界仍盛行这一判断死亡的标准；但早在12世纪，犹太学者、

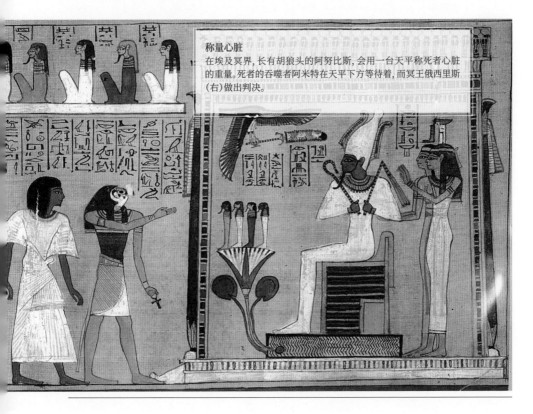

称量心脏
在埃及冥界，长有胡狼头的阿努比斯，会用一台天平称死者心脏的重量。死者的吞噬者阿米特在天平下方等待着，而冥王俄西里斯（右）做出判决。

"生死之隔，是含混而模糊的。"

埃德加·爱伦·坡（EDGAR ALLEN POE）

教师、医生穆萨·伊本·梅穆恩［Musa ibn Maymun，也被称为迈蒙尼德（Maimonides）］就已提出还需考虑另一项因素。他指出，当一个人被斩首后，其心脏和肺还会工作一小段时间，但若说它们还活着，肯定是大错特错。他认为，人行为的"中枢控制机构"已经消失，而这意味着死亡，预示了约 800 年后出现的"脑死亡"的概念。

从中世纪晚期直到 19 世纪，流传着"因心跳、呼吸停止而被判断已死亡的人实际上仍可能活着"的观点，这源于被误诊为已死的人遭到活埋的故事。这种最严重的误诊成了恐怖小说和所谓写实故事的主要内容。1844 年，美国作家埃德加·爱伦·坡发表了《过早埋葬》（*The Premature Burial*），文中主角因强直性昏厥失去意识而被错误埋葬，之后坚强地苏醒过来。这篇短篇小说加深了当时人的恐惧，启发人们发明了一种"安全棺材"，其中的设备可使里面"起死回生"的人向外界发出信号。在一些设计中，倒霉的"尸体"可以拉动一根连着铃铛或旗帜的绳索，从而发出信号。

1952 年，骨髓灰质炎疫情席卷丹麦。有些病人染病后呼吸肌麻痹，而死于窒息。为了拯救生命，丹麦麻醉师比约·易卜生（Bjorn Ibsen）改造了已有的机械通气设备"铁肺"（人工呼吸机）。铁肺先将脊髓灰质炎患者置于负气压下，以此促进呼吸，然后易卜生变负压为正压，在药物硫喷妥钠的协助下，迫使空气进入病人肺部。使用该设备治疗的患者死亡率从超过 80% 下降到少于 20%，易卜生继而建立了世界上第一个专门的内科和外科重症监护病房（见 356~363 页）。

他的成果也被用来帮助脑损伤严重导致呼吸障碍的病人。研究这种昏迷病人的医生，还有巴黎克劳德·贝尔纳医院（Claude Bernard Hospital）的彼埃尔·莫拉雷（Pierre Mollaret）和马塞尔·古隆（Marcel Goulon）。昏迷通常被定义为一种无意识状态，持续几个小时或更长，陷入昏迷的人无法被唤醒。

1959 年，莫拉雷和古隆提出术语"不可逆性昏迷"（le coma dépassé/irretrievable coma），来形容深度无意识且脑内电活动极少或没有的状态。在不可逆性昏迷状态下，心脏可能还会跳动，也可能会停跳——这时需要通过心脏除颤来使其重新跳动（见 362~363 页），肺部可能还会呼吸，而大脑却没有康复的希望。这种生与死之间的边缘状态被称为"脑死亡"——心脏和肺还在工作，但大脑已经停止运行了。在该状态下，多亏了改良的生命维持机，可以使身体保持正常运转几个小时、几天甚至几个星期。

1968 年，马萨诸塞州的哈佛医学院对晚期病人进一步研究，设置了一个研究死亡定义的特别委员会。委员会的报告不仅讨论了死亡，而且讨论了器官捐献这一敏感话题。科学家认为，不可逆性昏迷表明死亡已至；而针对不可逆性昏迷的状况，主席亨利·比彻（Henry Beecher）认为："当无望苏醒的病人可用来救治其他无药可医但仍可挽救的人时，社会能将其组织和器官弃置不用吗？……最好能选择一个尽管大脑死亡，但其他器官功能仍在的一

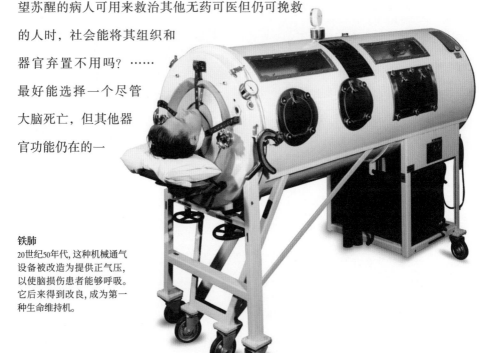

铁肺
20世纪50年代，这种机械通气设备被改造为提供正气压，以使脑损伤患者能够呼吸。它后来得到改良，成为第一种生命维持机。

有史以来最长的昏迷时间

42 年

种状态。"

这改变了判断死亡的标准，从基于心肺征象（即循环或呼吸停止）的判断，转向基于大脑和神经系统功能衰竭的征象进行判断。

1970 年，堪萨斯州成为美国第一个将脑死亡纳入法定概念的州。1971 年，欧洲的芬兰紧随其后。几十年间，大多数医疗先进的国家提出以脑死亡为基础的标准，判断一个人正式死亡——此时就可以开始摘除用作移植的组织、器官。脑死亡标准因国家而异，其中可能包括不可逆性昏迷、缺乏脑干部位的某些反射（见下文）、无自主呼吸或应答活动、脑电图上显示必要电活动停止等特征。同时也会考虑到所有这些特征的原因，在一段合适的时间间隔后再次检查。这一过程必须至少有两个有资质的医生参与，并应征得其护理人员和协助人员的同意。

医学鲜有简单的定论。即使其他器官仍在为维持生命发挥作用，大脑死亡也可以用作一个人死亡的标志——但是，是大脑哪一部分的死亡呢？是整个大脑、脑干，还是高级大脑（大脑皮层）？传统的生命迹象包括自主呼吸、对言语或疼痛等刺激的反应，以及自动反射——比如瞳孔会在明亮光线下收缩。以上这些都表明大脑的一些部位在工作，而它们停止工作及脑电活动停止，就可以作为全脑死亡的证据。维持呼吸、心跳和其他基本功能的中枢位于脑干，脑干是大脑最底层的部分，恰在上部脊髓顶部。这一区域也负责产生知觉，协助调节体温和血压，并协调诸如吞咽、咳嗽、打喷嚏和眼球运动之类的活动。当脑干停止工作时，许多甚至所有这些重要功能都会停止。大脑皮层，或称高层大脑，包括大脑顶部大家熟悉的大大的、有褶皱的"圆顶"大脑半球，这是大多数感觉和精神活动产生的地方。如果高层大脑停止运作，较低层的部分——如脑干——可能会继续为器官提供呼吸、心跳和生命支持功能，但意识、个性和其他令人体独立为人的属性，都会消失。

随着医学接受了脑死亡的概念，科学家确定了更多生与死之间的灰色地带。其中包括"持续性植物状态"。该术语在 1972 年由美国神经学家弗雷德·普拉姆（Fred Plum）、苏格兰神经外科医生布莱恩·詹尼特（Bryan Jennett）提出，用以描述在完全有意识和昏迷之间的状态。这种状态的患者并非全然不活动、无反应，他们可能会完成反射动作，如睡觉、醒来、抓住人的手或物体，还能做出面部动作，但他们仍意识不到其周围环境，身体没有感觉。如果这样的状况持续超过几个月，此人会被认为处于永久性植物状态。1966 年，由弗雷德·普拉姆和另一位意识障碍方面的专家、美国神经学家杰罗姆·波斯纳（Jerome Posner）提出并确立了另一种中间状态——闭锁综合征（LIS）。在这种状态下的患者可以接受诸如声音、景象、气味、触摸之类的刺激，但大范围肌肉麻痹，不能说话，可能除其眼球或眼睑外，无法做出任何动作。波斯纳总结道："在闭锁状态中，病人看起来无意识，但实际上有意识。"

1969 年美国律师路易斯·库特纳（Louis Kutner）提出的"生前预嘱"（living will）在早期就得到了弗雷德·普拉姆的支持。"生前预嘱"是由仍然心智健全的人撰写的一份文件，用来说明若他们未来无法对自身健康问题做出明智、重要决策，应该如何对待他们。这催生了一个极其复杂的医学法律领域，包括许多关系到医患双方的问题：自愿死亡、保持生活质量和尊严、被允许死去、DNR（拒绝心肺复苏）和 AND（允许自然死亡）预嘱、拒绝治疗或营养、配偶和近亲的愿望、辅助自杀、关闭生命维持设备的时间、安乐死，以及捐献组织和器官的可能。这时，临床的考量越来越多地和伦理、法律和宗教问题纠缠在一起。目前，自愿安乐死合法的国家只有比利时、卢森堡和荷兰，而辅助自杀合法的地区只有瑞士和美国的一些州。在大多数国家，关于谁有权做这样的生死决定，还是一个几乎没有解决迹象的、正在进行争论的一部分。

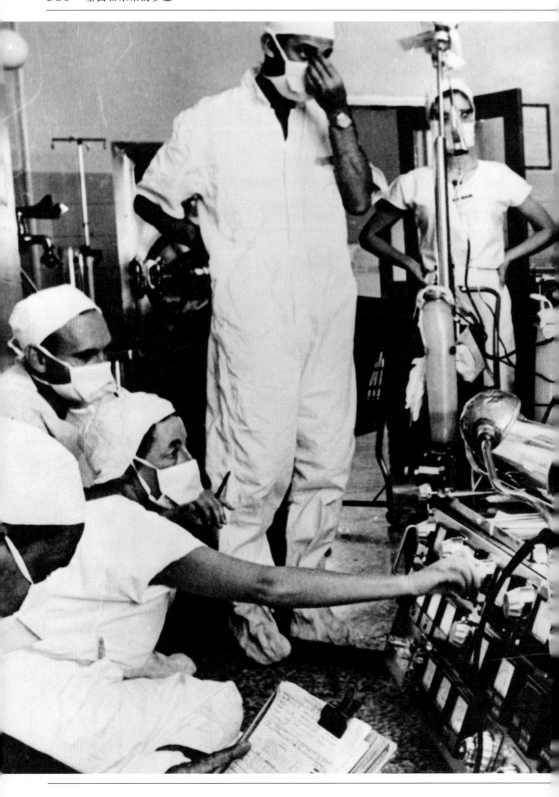

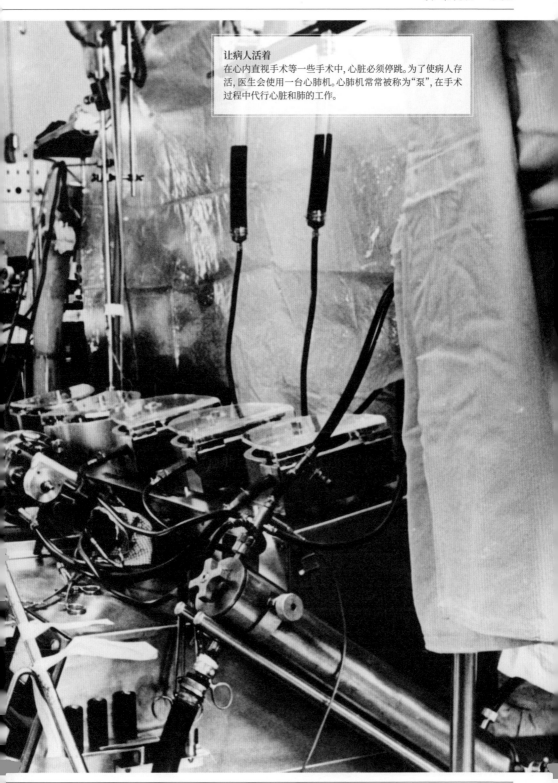

让病人活着
在心内直视手术等一些手术中,心脏必须停跳。为了使病人存活,医生会使用一台心肺机。心肺机常常被称为"泵",在手术过程中代行心脏和肺的工作。

第三个千年的医学

回顾历史，我们会发现：预测未来的挑战是多么棘手。直到 20 世纪后期，人们才知道埃博拉病毒（1976 年）、引发消化道溃疡的微生物幽门螺杆菌（1982 年）、艾滋病（1983 年）、SARS（2002 年）。直到 1977 年，阿尔茨海默病还被诊断为一种早发性痴呆症，这也是大多数民众都不熟悉的一个术语。1978 年实现的体外受精，对某些研究人员来说恍如昨日。1958 年扫描成像设备出现之前，唯一的体内成像方法是标准 X 射线。肾脏移植 1950 年才刚刚起步，当时在处方中开抗生素，几乎不会考虑微生物可能产生的耐药性。无论好坏，下个世纪又会发生什么呢？

抗生素耐药性增强，是医学的"定时炸弹"之一。抗生素不仅使感染性疾病的治疗方式彻底革新，也使外科手术（见 252~257 页）和其他医学领域发生了变革。然而，微生物变异得十分迅速，以至于第一个"设计出的抗生素"甲氧西林（methicillin）于 1959 年首次推出之后，三年内就出现了耐甲氧西林金黄色葡萄球菌（MRSA）。后来又有许多新菌株加入了"超级细菌"的行列。在欧洲，对曾用于对付它的主要抗生素具有耐药性的淋病奈瑟

流感暴发
在日本东京，一名上班族戴着口罩，以免自己在流感暴发时被感染。

球菌（*Neisseria gonorrhoeae*，性传播淋病的罪魁祸首）菌株数量，在 2009—2010 年翻了一倍。一种导致腹泻的肠道细菌——艰难梭状芽孢杆菌（*Clostridium diffcile*）是另一个愈加危险的恶魔，其在 21 世纪第一个十年中期出现的菌株，对氟喹诺酮（fluoroquinolone）类抗生素体现出耐药性。

全球范围内，具有耐药性的微生物菌株日益频繁地出现——这是一场灾难，因为抗生素已完全融入我们的医疗系统。有害微生物的另一个新的潜在来源是基因操作技术、基因工程技术，以及为农业、畜牧业，甚至分解油污而创造的转基因生物（GMO）。新闻里偶尔会出现能够抵抗任何已知的抗生素，或其他药物的人造"超级细菌"的骇人消息。

应对抗生素耐药性的危机需要在几个方面采取行动。2001 年，世界卫生组织（WHO）发布了《控制抗菌剂耐药性全球战略》，其中写道："许多国家日益关注抗生素耐药性问题……尽管有大量文献……但令人沮丧的是，几乎没有真正的投资用于应对耐药性，也基本上没有有效的干预措施。鉴于这种数据的缺乏……需要现在就采取行动，以避免未来的灾难。"发明新的、更强效的抗生素，似乎是明摆着的解决办法，但开发任何新药都是一项大工程。近期而言，如将失败情况考虑在内，生产新抗生素总成本估计接近 50 亿美元，而一些人估计，真实成本是这个数字的两倍。即使这种策略短期内成功，它也只是延迟了必然发生的结果而已，因为微生物会变异，会变得对新抗生素也产生耐药性。医生经常收到新的处方指南，其中会考虑到抗生素耐药性增强的情况。世界卫生组织强调：对未来至关重要的，是进行更好的患者教育。患者须严格遵照医嘱服用抗生素或其他药物，不得随便更改剂量；即使已经感觉好多了，也要完成疗程；不要共享处方药物，也不要留存剩余药物以备后用；至关重要的是：在医生认为不必要时不要要求用药，并遵循最卫生、最具预防性的措施，如洗手、小心准备食物，及使用蚊帐、驱虫剂。这种基本建议，我们已经听了半个世纪，但不知何故，仍未达到入脑入心、根深蒂固的效果。

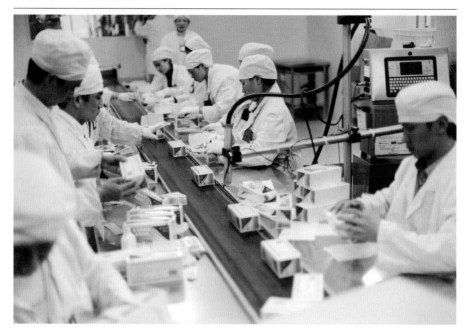

制药生产线
中国工人在制药生产线上包装药品。中国是世界第三大处方药市场。

在过去的几十年里，信息技术和通信网络的发展，继续为医疗决策带来巨大变化。循证医学（EBM）系统评估现有临床研究，据此为病人提供最佳治疗。这些证据源自临床医生及其同事的个人经验，源自明智的推理和直觉，特别是源自在医学和临床数据库里发布的信息。这些数据库不仅包含了研究、试验、诊断、治疗和结果各方面的数据，而且还在不断扩大、更新，以提供最新信息。循证医学使医生能在一个健全、科学的体系下，权衡风险和益处，然后采取最适合病人的措施。循证医学依据的信息，不仅有（各种疾病的）发病率、死亡率这些比较容易量化的统计数字，还有更复杂的测量，如对生活质量的测量。其基本原则是：用总体上能证明有益的方式治疗一个病人，而不要用缺乏这种证据的方式治疗。

就未来的高科技硬件而言，最普及的设备——智能手机——一定会发挥主要作用。2012 年开始，已经有用来记录心率和心律（一个简单的心电图）的应用程序，并能把数据传给医疗中心，以供专家评估。智能手机的医疗功能，预计在未来几十年将以指数形式增加，智能手机上的传感器和应用程序，将可以用来分析呼吸、血压和血氧饱和度（见 360~361 页）、拍摄可能的皮肤癌的图像，且通过对语声的详细分析，甚至能提醒用户如帕金森病、运动神经元病和阿尔茨海默病等情况。

不过，最大的进步预计会来自纳米技术，这将改变医学的许多领域。"纳米"级要比人体细胞的"微米"级小得多，其尺度是一毫米的几百万分之一，达到单个分子甚至原子的级别。在纳米医学的奇妙新世界里，"量子点"（quantum dot）纳米粒子已经能被设计为可由特定的组织（如肿瘤组织）吸收，然后在相应波长的扫描检查下，可以清晰显示出惊人的细节。现在能生产出有一个覆盖层的纳米胶囊，当它们到达受损身体部位内部的适当环境时，覆盖层会分解，释放出其中的药物。有朝一日，我们可能会设计出可以导向体内特定位置的纳米壳，在特定位置，可以用特殊的调谐波击打它们，在壳上制造出微孔，使其能够吸出致病物质，从而进行安全处置。这项技术的顶峰，也许将是纳米机器人，它能执行重建受损组织、去除脂肪沉积等简单的机械动作。

组织工程，存在于生物和非生物之间的交界处。人们把活细胞和人造的生物友好型材料放在一起，通过组织工程制造新组织，甚至制造完整的新器官。细胞对其环境中的许多因素都能做出反应，不仅包括温度、化学物质、营养物浓度，还有物理因素，如相互接触、接触一个合适表面或某种形状的框架。结合适宜的化学和物理条件、特定的生长因子和激素，以及一个合适的、它们可以在上面蔓延并形成细胞层和形状的生物支架，就能使它们按照要求增殖和生长，变成具有三维结构的一个或几个组织，甚至整个器官。移植患者

移植第一例干细胞生成的器官

2011年

遭受缺乏供体（见 294~301 页）的困扰，而器官工程，尤其是诱导多能干细胞（见 364~373 页）的使用，可以弥补供需上的失衡。

一个像眼睛一样复杂的器官是如何形成的？相关细胞胚层研究表明，如果对细胞进行适当处理，那它们就知道该做什么：它们能增殖、移动、特化或分化，并自行排列。也许人们可以引导诱导多能干细胞在生物支架上，生长成整个器官（如肾脏、肝脏、心脏），然后重新将其引入它们所来自的身体，从而避免异体移植中遇到的排斥问题。

另一项发展中的技术是 3D 打印。目前，工程师使用这项技术来制作 3D 模型和原型，但总有一天，它将发展为可以用活细胞打印，而非无机复合材料。成型的细胞层可以被构建成组织，最终形成一个完整器官。目前，研究人员正在探索在烧伤或创伤的部位上制造细胞层，以促进其更快愈合的可能性。有朝一日，3D 打印设备甚至可能随内窥镜进入人体内部，并从其尖端打印出细胞层，在原位形成组织。

同新技术相比，医学的前沿进步更多是关于扩展现有医疗实践的。例如在免疫研究领域，研究人员正致力于开发疟疾（见 388~389 页）、艾滋病（见 334~335 页）和其他疾病的疫苗，而克隆可能有更多的用途。人类基因图谱是另一个巨大的进步，可能会带来个性化医疗。譬如，一个人的基因组可能被鉴定出携带了一个使他更容易罹患某种癌症的基因序列，这种信息可以让人采取预防措施，如改变饮食、避免接触特定致癌物等。如果出现了恶性肿瘤，就可以针对这种病情，选择已知最有效的抗癌药物。超声波技术也已经应用在手术过程中，而非简单地用于做出诊断。超声波被聚焦在一个特定目标上，用来分裂或破坏肿瘤等组织。无须制造切口，因为声波可自体外传导至体内，且被设定为在某一精确的点以最大能量汇集在一起。这种技术被称为高强度聚焦超声（HIFU），是目前医学界正在探索的利用集中能量作用替代传统手术的几个领域之一。

医学与时俱进，随着社会需求的不断变化而做出改变。尖端研究标志

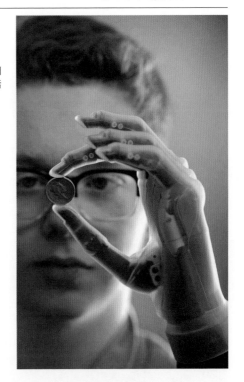

仿生手
最近的技术进步，已经带来了革命性的产品，用手机控制的优卓仿生手（i-LIMB）——让人们有可能创造一个灵活性无与伦比的假手。

着可能性，之后，这些可能性会演变成实用性。新的目标和技术创新不断出现，医学的发展速度一年比一年快。在每一个阶段，政治家、利益集团和社会会发表他们的种种意见；医学也总是无法摆脱伦理问题、立法和诉讼的磨难。这是一个长期、艰苦、成本高昂的事业，而目前的创新浪潮（包括基因治疗、组织工程、个性化医疗、不流血的快速愈合手术、器官培养，以及治疗肥胖、脱发和几乎所有其他状况的良药）会产生惊人的影响，这种影响之大，堪比免疫、麻醉、抗生素、电子成像、生育控制影响的总和。只要坚持不懈，我们可能就会发现那些最佳的良药。

蚊子传播疟疾

疟疾是一种危险的热带热病，由一种通过蚊子传播的寄生虫引起，仅一次叮咬，就可以让一个人被传染，如果不尽快治疗，可能置人于死地。疟疾仍是当今世界上最致命的杀手之一，每年全球有10％的人口感染疟疾。药物能够有效地治疗疟疾，但在疫情最严重的热带、亚热带地区，并不总能得到药物。

携带疟疾病原体的蚊子

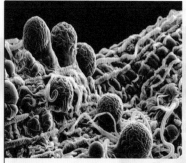

1880 年，法国军医夏尔·路易·阿方斯·拉韦朗（Charles Louis Alphonse Laveran）在疟疾患者的血液中，发现了微小的**寄生生物**。

1906−1910年，隔蚊帘的系统使用和积水的排空，减少了**巴拿马运河**建设工人中的疟疾病例。

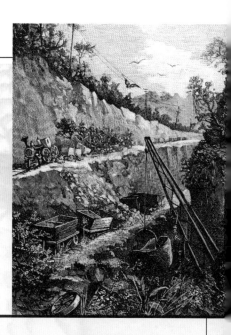

1632年，耶稣会传教士巴拿贝·德科沃（Barnabé de Cobo）**把金鸡纳树皮**从秘鲁带回西班牙，将其入药。

1820年，法国化学家卡文图（Caventou）和佩尔蒂埃（Pelletier）分离出了金鸡纳树皮中的活性成分——**奎宁**。

1885−1886年，意大利科学家卡米洛·戈尔吉（Camillo Golgi）指出，根据发烧周期的不同，存在**不同形式的疟疾**。

1898年，一个在罗马工作的研究小组证实，人类疟疾由按蚊属（Anopheles）蚊虫**传播**。

1712年，意大利医生弗朗切斯科·托尔蒂（Francesco Torti）宣布，金鸡纳树皮能有效治疗**"间歇热"**（intermittent fever, 指疟疾）。

19世纪**50**年代，人们尝试人工**合成奎宁**，以降低抗疟治疗的成本。

1897年，英国医官罗纳德·罗斯（Ronald Ross）表明疟疾可通过**蚊子**传播。

1902年，罗斯被授予诺**贝尔医学奖**，以表彰其研究。

估计每年死于疟疾的
人数
700 000

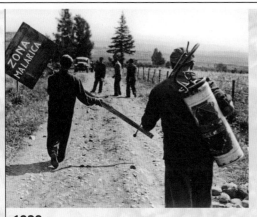

1939 年，意大利暴发疟疾，人们试图用**熏蒸法**来控制疫情。

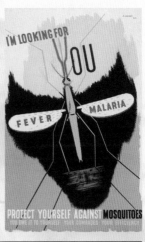

20世纪**40**年代，海报呼吁英时派驻有疟疾危险国家的**军队**，应该采取措施预防蚊子叮咬。

1946 年，美国**疾病预防控制中心**（CDC）成立，致力于在美国控制疟疾。

1972 年，DDT由于喷洒破**坏环境**而在美国被禁，被除虫菊酯等其他杀虫剂取代。

2007 年，每年4月25日被定为世界疟疾日，以鼓励人们投资遏制乃至**根除**疟疾。

1951 年，美国在疾病预防控制中心的努力下，**消灭**了疟疾。

1939 年，在瑞士工作的保罗·穆勒发现了化学制剂DDT（双对氯苯基三氯乙烷）的杀虫性能。

1955 年，世界卫生组织着手通过杀虫剂和药物治疗，在**全球范围**内消灭疟疾。

1981 年，中国药理学家屠呦呦公布其发现：**青蒿素**是一种有效的抗疟药物。

20世纪**80**年代，研发出快速**诊断**疟疾的技术。

20世纪**30**年代，德国公司法本公司（I.G.Farben）生产了奎宁的一种**合成替代品**。

词汇表

AGONIST DRUG: 激动剂, 模拟体内天然物质, 并复制其作用的药物。

ALTERNATIVE MEDICINE: 替代医学, 主流科学医学之外的保健、诊断和治疗系统。

ANESTHESIA: 麻醉, 为了进行手术, 用药物使机体整体(全身麻醉)或局部(局部麻醉)暂时失去感觉, 包括触摸和疼痛。

ANALGESIA: 镇痛, 减轻疼痛。

ANTAGONIST DRUG: 拮抗剂, 阻断体内天然物质产生效果的药物。

ANTIBIOTIC: 抗生素, 能够杀死或抑制细菌和其他有害微生物的物质。

ANTIBODY: 抗体, 血液中能够杀死、中和或鉴别外来物质(如微生物和移植的组织)的物质。

ANTIGEN: 抗原, 刺激机体产生抗体的异物。

ANTISEPTIC: 消毒剂, 杀死或使微生物无害的物质, 常用于皮肤和外科器械。

ARTERY: 动脉, 把血液从心脏输出的血管。

BACTERIUM: 细菌, 一种小到看不见的、没有细胞核的微生物。

BIOPSY: 活检, 抽取体液或组织样本进行分析。

BLOOD PRESSURE: 血压, 血液在循环系统中流动的推进力。

BLOOD TYPE/GROUP: 血型, 个体红细胞抗原和血液(血浆)中抗体的特异性组合。

CANCER: 癌症, 以细胞失控地快速增殖, 失去正常功能为特征的一类疾病。

CARDIOVASCULAR SYSTEM: 心血管系统, 包括心脏、血管和血液。

CELL: 细胞, 生物体的基本微观结构和功能单位。人体有250多种不同的细胞。

CHEMOTHERAPY: 化疗, 用化学药物治疗癌症和其他某些疾病的。

CHROMOSOME: 染色体, 包含遗传信息编码基因的线状DNA。人体有46条染色体。

CIRCULATION: 血液循环, 血液通过心脏和血管的过程。

CONTAGION: 传染, 各种通常是微生物的病原体, 在人与人之间传播并导致疾病。

CT/CAT SCANNING: CT/CAT扫描, 即计算机(轴向)断层扫描, 一种使用低能X射线的计算机扫描形式, 使体内呈现为平面、二维及通过连续断层图像合成的三维图像。

DIASTOLIC: 舒张期, 心动周期中, 心脏弛缓、血压最低的时期。

DNA: 脱氧核糖核酸, 一种长而细的包含遗传信息的双螺旋分子。

ELECTROCARDIOGRAM (EKG): 心电图, 显示或记录心脏的电活动, 特别是心肌活动。

ELECTROENCEPHALOGRAM (EEG): 脑电图, 显示或记录大脑的电活动, 尤其是脑神经冲动。

ENDOCRINE SYSTEM: 内分泌系统, 由内分泌腺产生, 能够控制身体许多组织和器官活动的化学信使(激素)。

ENDOSCOPE: 内窥镜, 通过自然孔口或外科切口, 插入人体内进行观察、取样等操作的仪器。

ENZYME: 酶, 能加速或减缓体内化学反应(如食物消化过程中)速率的一种物质。

EPIDEMIC: 流行病, 广泛迅速传播的传染病的暴发。

EPIDEMIOLOGY: 流行病学, 研究疾病的分布、原因、影响, 以及如何防治的学科。

GENE: 基因, 以化学形式控制物质合成或体内进程的指令。

GERM: 致病微生物, 有害的微生物, 如病毒、细菌、真菌孢子或原生生物。

HISTOLOGY: 组织学, 对细胞和组织的研究, 尤指用显微镜研究。

HORMONE: 激素, 内分泌腺中产生的、在血液中循环的控制生物过程或活动的物质。

IVF: 体外受精, 卵子与精子在体外结合。

IMMUNE SYSTEM: 免疫系统, 包括淋巴液、淋巴结、胸腺、脾和白细胞的防御网络, 保护身体免受感染和其他疾病。

IMMUNIZATION: 免疫, 使个体能够抵抗会导致感染性疾病的微生物的攻击。

IMMUNOSUPPRESSANT: 免疫抑制剂, 削弱免疫系统功能的物质。

IMPLANT: 植入物, 通过外科手段置入身体的物体, 植入物可能是有活性的(如骨髓细胞)、机械的(例如人工髋关节)、电子的(如心脏起搏器)或所有三者的组合。

IN VITRO: 离体, 字面意思是"在试管中", 即在实验室容器内, 如试管, 而不是活组织中。

IN VIVO: 在活体内, 字面上是"在活组织中", 在体内, 而不是在实验室容器中。

INFECTION: 感染, 如细菌、病毒、原生菌类或类似的微生物入侵体内, 引起疾病。

INOCULATION: 接种, 给机体注入疫苗, 抗原物质或血清, 通常用于免疫。

LAPAROSCOPE: 腹腔镜, 一种插入腹腔的内窥镜。

LESION: 病变, 组织或器官中的一种异常状态, 如溃疡或肿瘤。

MRI: 磁共振成像, 一种使用强磁场和无线电脉冲的计算机扫描技术, 使体内情况呈现为平面、二维及通过连续断层图像合成的三维图像。

METABOLISM: 新陈代谢,体内所有化学过程的总和,包括食物消化、利用能量使肌肉动作等等。

METASTASIS: 转移,癌细胞从身体的一个部位扩散到另一个部位。

MICROBE: 微生物,在显微镜下才可见的微小生命形态。

MITOCHONDRIA: 线粒体,细胞内的香肠状细胞器,为细胞的生命过程和功能提供能量。

MUSCULOSKELETAL SYSTEM: 肌肉骨骼系统,身体的肌肉、骨骼和关节。

MYOCARDIAL INFARCTION: 心肌梗死,一种常见心脏病发作形式,是由于心肌供血不足,导致心肌细胞损伤或死亡。

NERVOUS SYSTEM: 神经系统,大脑、脊髓和人体的周围神经系统。

NUCLEOTIDES: 核苷酸,组成DNA和RNA的化学子单位,它充当遗传信息的"代码字母"。

NUCLEUS: 细胞核,细胞中储存遗传信息的部分。

OBSTETRICS: 妇产科,关于妊娠、分娩和产后护理的医学分支。

ONCOLOGY: 肿瘤学,关于癌症和类似疾病的医学分支。

PANDEMIC: 大流行,影响地区广、规模非常大的疾病暴发。

PATHOGEN: 病原体,有害的微生物,如病毒、细菌、真菌孢子,或原生菌类。

PET: 正电子发射断层扫描,一种利用注入身体的放射性物质进行计算机扫描,可识别非常繁忙或代谢活跃的细胞和组织。

PLASMA: 血浆,血液中让血液细胞悬浮其中的液体部分。

PLATELETS: 血小板,在血液凝固过程中至关重要的血液中的细胞。

PROSTHESIS: 假体,用于替代或替换部分机体的人造物品。

PROTEINS: 蛋白质,由氨基酸构成的化学物质,构成身体的某些基本的结构和功能部位,包括头发、指甲和酶等等。

RNA: 核糖核酸,一种长而细的螺旋状分子,在体内具有多种功能,包括蛋白质生产和基因控制。有些病毒利用RNA携带遗传信息。

RED BLOOD CELLS: 形似甜甜圈的血细胞,从肺部携带氧气到组织,并把二氧化碳从组织携带到肺部。

RESPIRATORY SYSTEM: 呼吸系统,负责呼吸的身体部位,包括鼻子、咽喉、气管(气管)、主要的下呼吸道(支气管)、肺。

STEM CELL: 干细胞,一种"一般的"、有多种潜能的细胞,可以特化或分化成各种特定功能的细胞,如神经细胞、肌细胞或皮肤细胞。

STETHOSCOPE: 听诊器,听体内声音(如呼吸、心跳、血流、肠鸣音)的装置。

SUTURE: 缝合,将破裂的组织封闭或缝合在一起。

SYSTOLIC: 收缩期,在心动周期中,心脏收缩泵出血液,是血压最高的时期。

TRANSFUSION: 输血,全血或血液中的成分(如血浆和红细胞)从一个机体转移到另一个机体。

TRANSPLANT: 移植,从一个机体到另一个机体,或同一个机体中从一个部位到另一个部位的细胞、组织或器官的转移。

TUMOR: 肿瘤,异常细胞增殖或肿块,有良性的(非癌性),也有恶性的(癌)。

ULTRASOUND: 超声波,人类听不到的高频率声波。一种基于这种声波在活组织发生反射的成像技术。

VACCINATION: 接种,接种疫苗以期在未来获得免疫,或抵抗传染病。

VACCINE: 疫苗,人工制备的低能或无害化的细菌(或其他有害物质),可使身体对其免疫。

VARIOLATION: 人痘接种,利用天花病毒本身预防天花的早期疫苗形式。

VEIN: 静脉,把血液输送回心脏的血管。

WHITE BLOOD CELLS: 白细胞,保护人体,对抗入侵的细菌和其他异物的血细胞。

VIRUS: 病毒,最小的一类致病微生物,由包裹在保护层中的遗传物质组成。病毒只能通过入侵活细胞繁殖。

X-RAYS: X射线,波长很短的电磁波,可以穿透许多材料,包括大多数生物物质;利用这种射线可以产生图像。

参考文献

本书包含大量信息来源和参考资料，包括一手和二手的，印刷的，数字和在线的。下面是一个简单的摘选。

印刷文献

Roberta Bivins, *Alternative Medicine? A History*, Oxford University Press, 2007

William Bynum and Helen Bynum, eds, *Great Discoveries in Medicine*, Thames & Hudson, 2011

James Le Fanu, *The Rise and Fall of Modern Medicine*, Little, Brown Book Group, 2011

Mark Jackson, ed, *The Oxford Handbook of the History of Medicine*, Oxford University Press, 2013

Peter E. Pormann, *Medieval Islamic Medicine*, Georgetown University Press, 2007

Roy Porter, ed, *The Cambridge Illustrated History of Medicine*, Cambridge University Press, 2006

Larry Trivieri, John W. Anderson, Burton Goldberg, eds, *Alternative Medicine: The Definitive Guide* (second edition), Celestial Arts, 2013

在线数据

American Association for the History of Medicine
www.histmed.org

Department of History and Philosophy of Science, University of Cambridge
www.hps.cam.ac.uk/medicine

European Association for the History of Medicine and Health (EAHMH)
www.eahmh.net

Traditional Medicines
ca.traditionalmedicinals.comsystems_of_THM

University College London – UCL Centre for the History of Medicine
www.ucl.ac.uk/histmed

US National Library of Medicine, National Institutes of Health
www.nlm.nih.gov/hmd

Wellcome Library, History of Medicine Collection
wellcomelibrary.org/about-us/about-the-collections/history-of-medicine-collection

Wellcome Unit for the History of Medicine, University of Oxford
www.wuhmo.ox.ac.uk

医院、医疗中心的档案和文章

Bethlem Royal Hospital Archives and Museum Service
www.bethlemheritage.org.uk

Groote Schuur Hospital
www.gsh.co.za/christiaan-barnard

Johns Hopkins School of Medicine
webapps.jhu.edu/jhuniverse/academics/schools/school_of_medicine

Massachusetts General Hospital
www.massgeneral.org/history

Papworth Hospital
www.papworthhospital.nhs.uk/content.php?/about/history

St Christopher's Hospice
www.stchristophers.org.uk/about/history

Wrightington Hospital
www.wwl.nhs.uk/Internet/Home/wrt/john_charnley.asp

组织、博物馆和展览

American Cancer Society (History of Cancer)
www.cancer.org/cancer/cancerbasics/thehistoryofcancer/index

Aphorisms by Hippocrates
classics.mit.edu/Hippocrates/aphorisms.html

Cancer Research UK
www.cancerresearchuk.org/cancer-info/cancerandresearch/progress/a-century-of-progress

Elizabeth Garrett Anderson Hospital for Women
www.english-heritage.org.uk/discover/people-and-places/womens-history/women-and-healthcare/elizabeth-garrett-anderson-hospital-for-women

Florence Nightingale Museum
www.florence-nightingale.co.uk

Galen and Greek Medicine
www.greekmedicine.net/whos_who/Galen.html

Human Fertilisation and Embryology Authority (HFEA)
www.hfea.gov.uk/history-of-ivf.html

Institut Pasteur
www.pasteur-international.org/ip/easysite/pasteur-international-en/institut-pasteur-international-network/history-in-movement

Nobel Prize Foundation
www.nobelprize.org/nobel_prizes/medicine

Robert Koch Institute
www.rki.de/EN/Content/Institute/History/history_node_en.html

Royal College of Midwives
www.rcm.org.uk/midwives/by-subject/midwifery-history

Royal College of Nursing
www.rcn.org.uk/aboutus/our_history

Royal College of Physicians
www.rcplondon.ac.uk/about/history

Royal College of Surgeons
www.rcseng.ac.uk/museums/hunterian/history

Stem Cells (National Institutes of Health)
stemcells.nih.gov/Pages/Default.aspx

World Health Organization (WHO)
www.who.int/research/en

致 谢

DK出版社感谢以下机构、个人对本书的支持：菲利普·威尔金森提供了辅文；萨图·福克斯在编辑上的协助，凯蒂·加凡纳、史蒂芬·贝尔和彼得·劳斯在设计上的协助，玛格丽特·麦考马克编辑了索引目录。

出版社感谢以下机构、个人允许使用他们的图片：

a–上，b–下/底端，c–中，f–远，l–左，r–右，t–顶端

2–3 Getty Images: De Agostini . 5 The Bridgeman Art Library: Musée d'Histoire de la Médecine, Paris, France / Archives Charmet. 9 Science & Society Picture Library: Science Museum. 12 Science Photo Library: S. Plailly / E. Daynes. 15 Science Photo Library: Mauricio Anton. 16 akg-images: Florilegius; 17 Getty Images: Gamma-Rapho. 19 Getty Images: The Bridgeman Art Library. 20–21 Science & Society Picture Library: Science Museum (c). 20 Science & Society Picture Library: Science Museum (bc, bl). 21 Alex Peck Medical Antiques: (r). 22 Getty Images: G. Dagli Orti / De Agostini (br). 24 Getty Images: De Agostini. 25 akg-images: Francis Dzikowski. 26 Science & Society Picture Library: Science Museum. 28–29 akg-images: Bildarchiv Steffens (b). 28 Getty Images: Marwan Naamani / AFP (bl). 29 Getty Images: De Agostini. 31 Corbis: Gianni Dagli Orti. 32 Getty Images: De Agostini. 34–35 Scala, Florence: White Images. 37 Getty Images: A. Dagli Orti / De Agostini. 38 Corbis. 40 Corbis: Ken Welsh / Design Pics. 42 akg-images: Nimatallah. 44 Corbis: Araldo de Luca. 45 Getty Images: A. De Gregorio / De Agostini (tr). 46–47 Courtesy of Historical Collections & Services, Claude Moore Health Sciences Library, University of Virginia. 49 akg-images: Erich Lessing. 51 Science Photo Library: Jean-Loup Charmet (t). 53 The Art Archive: Biblioteca Augusta Perugia / Gianni Dagli Orti. 54–55 (background) Getty Images: Photo12 / UIG; Wellcome Library, London: (c). 54 Corbis: (c); Science Photo Library: (cla). 55 Corbis: Dr. Robert Calentine / Visuals Unlimited (cr); 55 Science Photo Library: Eye of Science (c). 57 akg-images: Erich Lessing. 59 Scala, Florence: Ann Ronan / Heritage Images. 60 akg-images: IAM. 62-63 Getty Images: Josef Mensing Gallery, Hamm-Rhynern, Germany / The Bridgeman Art Library. 64 akg-images: R. u. S. Michaud. 67 Wellcome Library, London. 69

Scala, Florence: Digital Image Museum Associates / LACMA / Art Resource NY. 70–71 akg-images: Erich Lessing. 73 Ancient Art & Architecture Collection: Heojun Museum / EuroCreon. 74 Getty Images: Musee Guimet, Paris, France. 76 akg-images: British Library. 79 akg-images: R. u. S. Michaud. 80–81 The Bridgeman Art Library: Luca Tettoni. 83 Getty Images: Universal History Archive / UIG / The Bridgeman Art Library. 84 akg-images: Rabatti Domingie. 85 Getty Images: The Bridgeman Art Library. 87 The Bridgeman Art Library: Collection of the Lowe Art Museum, University of Miami / Gift of the Institute of Maya Studies. 88 The Bridgeman Art Library: Collection of the Lowe Art Museum, University of Miami / Gift of the Estate of Ann M. Grimshawe (cl); Getty Images: UIG via (bl); Science & Society Picture Library: Science Museum (tr). 89 The Bridgeman Art Library: Werner Forman Archive (cr); Corbis: Werner Forman (cl); Getty Images: Werner Forman / UIG (crb); Science & Society Picture Library: Science Museum (clb, tl, tr). 90 Getty Images: Robert Harding World Imagery. 92 Corbis: Bowers Museum (tl). 93 Alamy: Zev Radovan / BibleLand Pictures. 94–95 Getty Images: Hulton Archive. 97 akg-images: africanpictures. 98 Getty Images: M. Seemuller / De Agostini. 100 Wellcome Images. 103 Getty Images: De Agostini. 104 akg-images: Erich Lessing. 106–107 akg-images: British Library (c). 106 The Bridgeman Art Library: Bibliotheque Nationale, Paris, France / Archives Charmet (bl). 107 The Art Archive: Saint Stephen's Cathedral Vienna / Dagli Orti (br, ca, cb,cr). 109 The Art Archive: Bodleian Library Oxford. 110 Getty Images: De Agostini. 112–113 akg-images: Erich Lessing. 114 Scala, Florence: Ann Ronan / Heritage Images. 115 Wellcome Images. 116 Getty Images: Universal History Archive. 118 Corbis. 121 The Bridgeman Art Library: Christie's Images. 124–125 The Bridgeman Art Library: Musee des Beaux-Arts, Marseille, France. 126 akg-images. 129 The Art Archive: Museo del Prado Madrid / Gianni Dagli Orti. 130 The Bridgeman Art Library: British Library, London, UK / © British Library Board. All Rights Reserved. 132–133 Science & Society Picture Library: Science Museum (c). 132 Wellcome Library, London. 133 Getty Images: Visuals Unlimited, Inc. / Scientifica (bl); Science & Society Picture Library: Science

Museum (br, ca); **Wellcome Library, London. 134 Wellcome Library, London. 137 The Bridgeman Art Library:** Bibliothèque des Arts Décoratifs, Paris, France / Archives Charmet. **139 Wellcome Images. 141 Wellcome Images. 142–143 akg-images:** Album / Oronoz. **144 Getty Images:** Hulton Archive. **145 Getty Images:** De Agostini. **149 Corbis:** Bettmann. **150 Science & Society Picture Library:** Science Museum (br, cr, l, tr); **Wellcome Images:** (br). **151 Science & Society Picture Library:** Science Museum (b, r). **152 Science & Society Picture Library:** Science Museum. **153 Science Photo Library:** NYPL / Science Source. **154 Wellcome Images. 157 Wellcome Images. 160–161 (background) Corbis:** Bettmann. **160 Science Photo Library:** NYPL / Science Source (cl); **Science Photo Library:** CCI Archives (cla); **Wellcome Library, London:** (cr). **161 Getty Images:** Leemage (cl); **Getty Images:** Lynn Pelham (cr); **162 Corbis:** Bettmann. **165 Getty Images:** Werner Forman / UIG. **166 The Bridgeman Art Library:** Biblioteca Universitaria, Bologna, Italy / Archives Charmet. **168 Getty Images:** Time & Life Pictures. **169 Getty Images:** Hulton Archive. **170–171 Wellcome Library, London. 173 Wellcome Library, London. 175 Wellcome Library, London.** (t); **176 Science & Society Picture Library:** Science Museum. **178 Science & Society Picture Library:** Science Museum (br, cr, l); **Science & Society Picture Library:** SCM (cl). **179 Science & Society Picture Library:** Science Museum. **181 U.S. National Library of Medicine, History of Medicine Division. 182 Science & Society Picture Library:** Science Museum. **184 Alamy:** Neil Setchfield. **186–187 Wellcome Library, London. 188 Getty Images:** Time & Life Pictures. **190 Getty Images:** Universal History Archive. **193 Getty Images:** Universal History Archive. **194–195 Science & Society Picture Library:** Science Museum (c). **194 Mary Evans Picture Library:** INTERFOTO / Bildarchiv Hansmann. **196 Getty Images:** Roger Viollet Collection. **199 The Art Archive:** Eileen Tweedy (t). **201 Getty Images:** BSIP / UIG. **202 The Bridgeman Art Library:** Musée Pasteur, Institut Pasteur, Paris, France / Archives Charmet. **204–205 (background) U.S. National Library of Medicine, History of Medicine Division. 204 Wellcome Library, London:** (cl); **Science Photo Library:** Dr P. Marazzi (cla); **Corbis:** Bettmann (cr). **205 Corbis:** Dr. Fred Murphy /Visuals Unlimited (cl); **Science Photo Library:** Simon Fraser (cr). **206 Science & Society Picture Library:** Science Museum. **209 Corbis:** Bettmann (t). **210 Science & Society Picture Library:** Science Museum. **211 Science & Society Picture Library:** Science Museum. **212–213 The Bridgeman Art Library:** Deutsches Historisches Museum, Berlin, Germany. **214 U.S. National Library of Medicine, History of Medicine Division. 216 Wellcome Library, London. 217 Wellcome Library, London. 218–219 U.S. National Library of Medicine, History of Medicine Division. 221 Wellcome Library, London. 222 Corbis:** Bettmann. **224 Getty Images:** Universal History Archive. **227 Wellcome Library, London. 228 Science Photo Library. 229 Corbis:** Visuals Unlimited (ftr, tc, tl); **Corbis:** Dennis Kunkel Microscopy, Inc. / Visuals Unlimited (tr). **231 Getty Images:** Hulton Archive. **232 Science & Society Picture Library:** Science Museum. **233 Getty Images:** Buyenlarge. **234 Scala, Florence:** White Images. **237 Corbis. 238–239 Corbis:** Burstein Collection. **240 Science Photo Library:** Dept. of Microbiology, Biozentrum. **242 Getty Images:** Universal History Archive. **245 U.S. National Library of Medicine, History of Medicine Division. 247 Science & Society Picture Library:** Science Museum. **249 Corbis:** Bettmann. **250–251 Science & Society Picture Library:** Science Museum (c). **250 U.S. National Library of Medicine, History of Medicine Division (bl). 253 Getty Images:** Davies. **254 Science & Society Picture Library:** Science Museum. **257 Library of Congress. 258 Corbis:** Bettmann. **261 Alamy:** BSIP SA. **262 Getty Images:** Esther Bubley / Time & Life Pictures. **265 U.S. National Library of Medicine, History of Medicine Division. 267 Alamy:** ZUMA Press, Inc. **268 Wellcome Images:** Yorgos Nikas, (bl); **Wellcome Images:** K. Hodivala-Dilke & M. Stone (br); **Wellcome Images:** Annie Cavanagh (cl); **Wellcome Images:** Steven Pollard (cr). **269 Science Photo Library:** Steve Gschmeissner (br); **Wellcome Images:** Anne Weston, LRI, CRUK (bl, tl); **Wellcome Images:** Dr. Yi Feng, University of Bristol (tr). **270 Science & Society Picture Library:** Science Museum. **273 Getty Images:** Steve Allen. **274 Science & Society Picture Library:** Science Museum. **276 Science**

& Society Picture Library: Science Museum (bl, cr); Wellcome Library, London: (cl). 277 Science Photo Library: James King-Holmes (br); Science & Society Picture Library: Science Museum (bl, t); Wellcome Images: (cl); 279 Getty Images: Universal History Archive. 282 Courtesy of St Christopher's Hospice, London. 284–285 The Bridgeman Art Library: Musée de l'Assistance Publique, Hopitaux de Paris, France / Archives Charmet. 286 Corbis. 288 U.S. National Library of Medicine, History of Medicine Division. 289 Science Photo Library: AMI Images. 290 Getty Images: Archive Photos (br). 292 Getty Images: Evans / Three Lions. 293 Science & Society Picture Library: Science Museum. 294 Getty Images: Charles H. Phillips / Time Life Pictures. 297 Corbis: Bettmann. 298 Corbis: Mediscan. 300–301 Science & Society Picture Library: Science Museum (c). 300 Corbis: Bettmann (bl). 302 Science & Society Picture Library: Science Museum. 303 Getty Images: Universal History Archive. 304 Wellcome Library, London: (tr). 308 Science Photo Library: Arno Massee. 310 Corbis: Zephyr / Science Photo Library (cr); Getty Images: Dirk Freder (cl); Science Photo Library: Zephyr (br); Science Photo Library: CNRI (bl). 311 Alamy: Chad Ehlers (br); Science Photo Library: GJLP (bl); Science Photo Library: Wellcome Dept. of Cognitive Neurology (tr); Wellcome Images: Mark Lythgoe & Chloe Hutton (tl). 313 Getty Images: Gamma-Keystone. 314 Rex Features: Sipa Press. 317 Science Photo Library: Colin Cuthbert. 318–319 Rex Features: Image Broker. 321 Corbis: Hero Images. 322 The Bridgeman Art Library: Société d'Histoire de la Pharmacie, Paris, France / Archives Charmet. 325 Science Photo Library: Thierry Berrod / Mona Lisa Production. 326–327 Scala, Florence: White Images. 328 Getty Images: Michel Clement / AFP. 330 Getty Images: BSIP / UIG. 333 Getty Images: Patrick Lin / AFP. 334–335 (background) Science & Society Picture Library: Science Museum. 334 akg-images: Paul Almasy (cr); Corbis: Wavebreak Media Ltd. (cla); Science & Society Picture Library: Science Museum (cl). 335 Wellcome Library, London: (cl, cr). 336 Science Photo Library: Riccardo Cassiani-Ingoni. 339 Corbis: Thomas Deerinck / Visuals Unlimited. 340 Science Photo Library: A. Barrington Brown. 343 Corbis: Karen Kasmauski. 344 Corbis: Tek Image / Science Photo Library. 346 Science Photo Library: David McCarthy. 348 Alamy: INTERFOTO. 351 Corbis:

epa. 352 Rex Features: Intuitive Surgical. 354–355 Science Photo Library: Peter Menzel. 356 The Bridgeman Art Library: Musée du Val-de-Grace, Paris, France / Archives Charmet. 358 Science & Society Picture Library: Science Museum. 361 Getty Images: DreamPictures. 362–363 Science & Society Picture Library: Science Museum (c). 362 Wellcome Library, London: (c). 365 Corbis: David Scharf / Science Faction. 369 Corbis: epa. 370–371 Science Photo Library: Riccardo Cassiani-Ingoni. 372 Corbis: Dan McCoy, Rainbow / Science Faction. 374–375 The Art Archive: British Museum / Jacqueline Hyde. 377 Corbis: SuperStock. 380–381 Corbis: Hulton-Deutsch Collection. 382 Getty Images: Adam Pretty. 384 Corbis: Yang Liu. 387 Getty Images: Jeff J. Mitchell. 388–389 (background) Getty Images: BSIP / UIG. 388 Science Photo Library: (cr); Wellcome Images: Hugh Sturrock (cla); Wellcome Library, London: (cr). 389 Corbis: Studio Patellani (cl); Wellcome Library, London: (cr).

All other images © Dorling Kindersley
For further information see: www.dkimages.com

翻译致谢

《DK医学史》简体中文版译文，感谢以下翻译、校对者的辛勤工作。

校对组

赵增智　山东淄博人，厦门大学仪器与电气系毕业，中国科学技术大学自动化系研究生。

林悦桢　福建福清人，北京中医药大学硕士，厦门市中医院住院医师。

史连国　河北定兴人，复旦大学上海医学院病理学博士，厦门大学附属第一医院病理科副主任医师。

翻译组

李　虎　自然资源部第三海洋研究所

林悦桢　北京中医药大学、厦门市中医院

史连国　复旦大学医学院、厦门大学附属第一医院

李付海　北京大学医学部、厦门大学附属第一医院

张霄琛　厦门大学人文学院

赵增智　中国科学技术大学自动化系

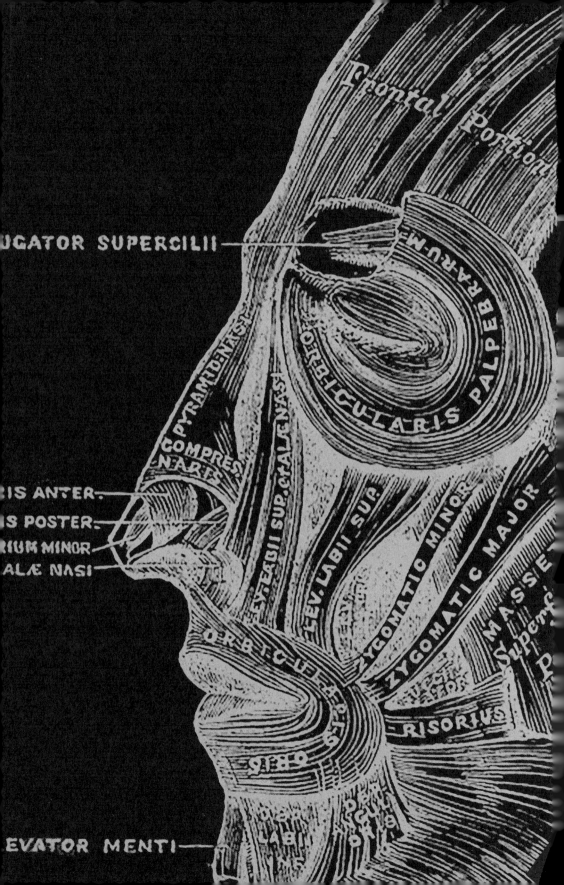